Kretschmer · Herzog
Gesunde Ernährung
bei Krebs

Die Autoren

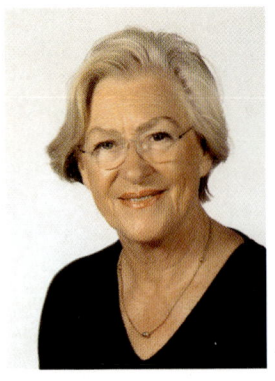

Christine Kretschmer ist staatlich geprüfte Hauswirtschaftslehrerin, Ernährungs- und Diätberaterin, u. a. absolvierte sie verschiedene diätetische Aus- und Weiterbildungen bei Dr. Anemüller, L. Kretschmer-Dehnhardt und M. Weber an der Reformhaus-Fachakademie sowie der Fachakademie für Ernährung und Diätetik. Schon früh galt ihr hoher Einsatz der Einhaltung ernährungsphysiologischer Grundsätze, und so gründete sie 1969 das Studio für moderne Ernährung und Diätetik. Neben der Produkt- und Rezeptentwicklung für Neuform und andere Firmen gab Frau Kretschmer persönliche Ernährungsberatung für das Kneipp-Zentrum, die Kneipp-Schule, verschiedene Sanatorien sowie Kurhotels; später folgten die Gesellschaft für biologische Krebsabwehr, die Bayerische Krebsgesellschaft und weitere Krebskliniken. Zudem leitete sie Fortbildungen und Schulungen für Köche und Heilpraktiker in München und Bayern und hielt zahlreiche Vorträge. Durch ihre langjährige Praxis verfügt Christine Kretschmer über profundes Wissen bezüglich vollwertiger und laktovegetabiler Ernährung sowie deren Anwendung bei Krebspatienten.

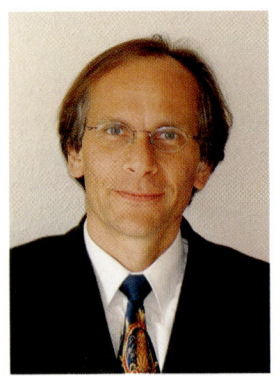

Dr. med. Alexander Herzog, Arzt für innere Medizin, Naturheilverfahren und Sportmedizin, wurde 1958 in Hamburg geboren. Im Anschluss an sein Medizinstudium an der Ruprecht-Karls-Universität in Heidelberg und der Royal Infirmary in Edinburgh arbeitete er einige Jahre in der experimentellen Grundlagenforschung am Deutschen Krebsforschungszentrum Heidelberg. Er promovierte über T-zellvermittelte Immunreaktionen gegen Tumorzellen. Danach absolvierte er die Facharztausbildung zum Internisten an der Universitätsklinik in Heidelberg. Von 1993 bis 2002 folgten Stationen in diversen Fachkliniken für Onkologie. Er war Oberarzt an der Veramed-Klinik in Brannenburg, Chefarzt der Klinik St. Georg in Bad Aibling und Chefarzt der Klinik Benediktusquelle in Ortenberg-Selters, einer Fachklinik für integrative Onkologie, Hyperthermie und Naturheilverfahren. Seit 2002 leitet er die Fachklinik Dr. Herzog in Nidda-Bad Salzhausen (integrative Onkologie und Hyperthermiezentrum). Darüber hinaus ist Dr. Herzog seit vielen Jahren wissenschaftlich tätig in den Gebieten Onkologie, Hyperthermie, Palliativmedizin, Komplementärmedizin, Immunologie, Ernährung, Psychologie, Endokrinologie und Sportmedizin und hält zu diesen Themen nationale und internationale Vorträge.

Christine Kretschmer
Dr. med. Alexander Herzog

Gesunde Ernährung bei Krebs

Essen, was Ihr Körper braucht:
- So stärken Sie Ihr Immunsystem
- Optimal ernährt in jeder Phase Ihrer Behandlung
- Mit speziellen Empfehlungen für verschiedene Krebsarten

14., völlig neu bearbeitete Auflage

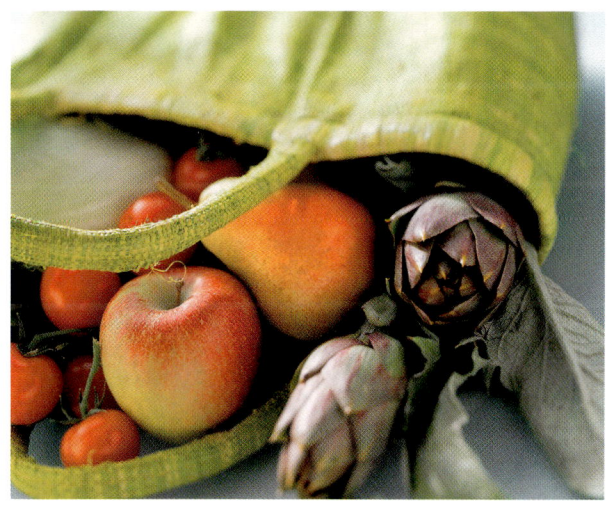

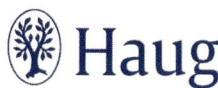

Inhalt

Ernährung und Krebs

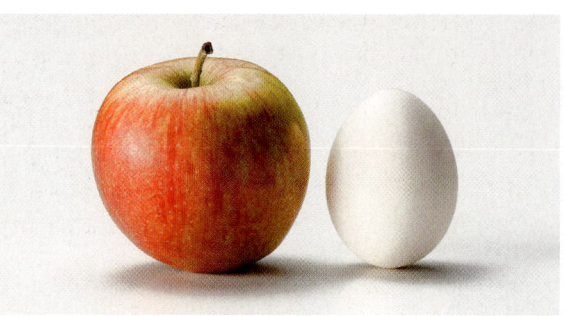

Wie entsteht Krebs?	12
Was unterscheidet Krebszellen von gesunden Zellen?	12
Wie entstehen Krebszellen?	12
Welche Rolle spielt das Immunsystem?	14
Hängen Ernährung und Krebsentstehung zusammen?	16
Wer hat ein erhöhtes Krebsrisiko?	17
Kann man sich gegen Krebs schützen?	18
Ernährung zur Krebsvorbeugung	20
Wo sind unsere Instinkte geblieben?	20
Spezial: Heilfastenplan	22
Die Grundprinzipien einer gesunden Ernährung	24
Spezial: Reich an Antioxidanzien	32
Ernährung in der Praxis	40
Ihr Energie- und Nährstoffbedarf	40
Grundnährstoffe und Vitalstoffe, Säure-Basen-Haushalt	42
Die richtige vollwertige Ernährung – praktisch umgesetzt	59
Spezial: Einkaufshilfe	60
Hilfen für eine Umstellung der Ernährung	62
Bekömmlichkeit von Speisen	63
Richtige Zubereitung der Speisen	66
Natürliche Ergänzung und Aufwertung der Nahrung	68
Zusätzlich Vitamin- oder Mineralstoffpräparate?	72
Food Design, gentechnisch manipulierte Lebensmittel, bestrahlte Lebensmittel	73
Was können Krebspatienten tun?	74
Diagnose Krebs – wie geht es weiter?	74
Kann Ernährung das Rückfallrisiko beeinflussen?	77
Spezial: Was Patienten wissen wollen	78
Spezielle Probleme	81
Sinnvolle Ernährung bei Chemotherapie oder Bestrahlung	81
Bei und nach Magenkarzinom sowie Magenoperationen	87
Operation der Bauchspeicheldrüse oder Bauchspeicheldrüsenkrebs	89
Leberkrebs oder Krebsbefall der Leber durch Metastasen	90
Nach Darmoperation und bei künstlichem Darmausgang	91

Inhalt

▍ Kau- und Schluckschwierigkeiten nach Operation im Mund- oder Halsbereich	92
▍ Problem Verstopfung	93
▍ Problem Blähungen	95
▍ Übermäßiger Flüssigkeitsverlust	96
▍ Muskelschwund und Gewichtsabnahme	96
▍ Wenn normale Ernährung nicht mehr genügt	98
Krebsdiäten	**100**
▍ Gefährliche Diäten	100
▍ Problematische Diätformen	101
▍ Medizinisch unbedenkliche Diäten	102
▍ Unterstützende Diäten	103
▍ Test: Ernähren Sie sich richtig?	105

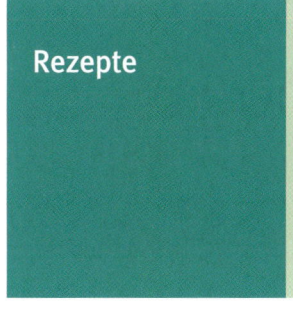

Rezepte

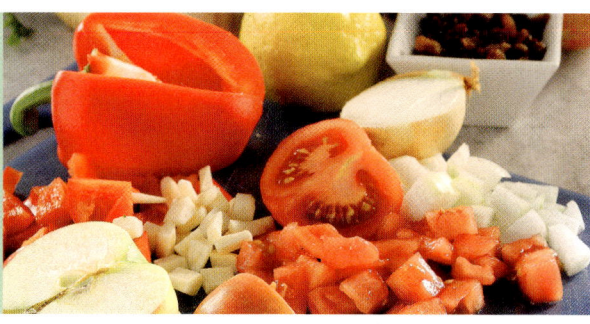

Ernährung – ein Teil der Therapie	**110**
▍ Zu den Rezepten	110
Säfte	**111**
Salate und Rohkost	**121**
Salatsoßen	**134**
Gemüse	**137**
▍ Spezial: Gerichte aus milchsaurem Gemüse	152
Hülsenfrüchte	**161**
Kartoffelgerichte	**165**
Getreide- und Hirsegerichte	**170**
Reisgerichte	**182**
Teigwaren	**188**
Fleischgerichte	**191**
Fischgerichte	**198**
Vegetarische Speisen	**202**
Suppen und Fruchtsuppen	**214**
Nachtische aus Obst	**222**
Quarkspeisen und Quarkgetränke	**226**
Milchgetränke	**243**
▍ Spezial: Diät-Kurmolke	245
Teegetränke	**247**
▍ Spezial: Heilpflanzen-Apotheke nach Apotheker Pahlow	250
▍ Test: Essen Sie gesund?	253
Anhang	
▍ Adressen	256
▍ Literatur	258
▍ Stichwortregister	259
▍ Rezeptregister	261

Ein Wort zuvor

Liebe Leserin, lieber Leser,

»Bei der Krebsbehandlung ist Ernährung die Grundlage, ohne die sich keine andere Behandlungsmethode voll auswirken wird – sie stellt jedoch keinen Ersatz dar.«
Zitat nach Prof. Zabel

Die richtige Ernährung ist für die Vorbeugung von Krebserkrankungen von enormer Bedeutung – darüber herrscht Einigkeit. Zahlreiche Untersuchungen zeigen, dass Menschen, die weder rauchen noch Alkohol trinken, sich fettarm und selten mit Fleisch ernähren, dabei häufig Gemüse und Salat zu sich nehmen, ein Risiko von nur 23 % haben, an Krebs zu erkranken. Hingegen erkranken bei Rauchern und Menschen, die viel Alkohol trinken, sich fettreich, fleischreich und gemüsearm ernähren, bis zu 56 % an Krebs.

Ist die Krebskrankheit erst einmal ausgebrochen, dann gibt es hinsichtlich der Ernährung die widersprüchlichsten Therapieempfehlungen. Sie reichen von »essen, was einem schmeckt« über Kostformen wie »biologisch«, »vollwertig«, bis hin zu speziellen Diäten wie die »Schnitzer-Kost« oder die »makrobiotische Diät« oder schließlich bis zur »Krebskur total« nach Breuß, wobei bei Letzterer durch Verzicht auf Nahrung der Krebs »ausgehungert« werden soll.

Dabei ist es bei der Ernährung wie bei der Krebstherapie: Genauso wie sich die Krebstherapie an dem individuellen Krankheitsstadium und der Krebsausbreitung orientiert, so muss sich auch die Ernährung des Krebskranken an den ganz individuellen Erfordernissen orientieren.

Auch bei der Ernährung ist ein ganzheitlicher Ansatz notwendig, der nicht nur biologische Fakten wie Nährstoffe, Vitamine und Kalorien, sondern auch die psychosoziale und kulturelle Bedeutung des Essens beinhalten muss. Damit wird die Ernährung zu einem wichtigen Bestandteil einer ganzheitlichen Krebstherapie.

Es gibt also keine einheitliche »Ernährung für Krebskranke«. Die Ernährung muss vielmehr speziell auf die Erfordernisse des Einzelnen ausgerichtet werden. Hier sind folgende Gruppen zu unterscheiden:

- Der Gesunde und der Krebsgefährdete, der durch die richtige Ernährung und Lebensweise eine Krebskrankheit möglichst vermeiden will.
- Der »geheilte« Krebspatient, der nach erfolgreicher Operation, Be-

Ein Wort zuvor

strahlung, Chemotherapie tumorfrei ist und ein Wiederaufflammen der Erkrankung verhindern will.
- Der Krebskranke mit Tumor oder Metastasen, der im Kampf gegen seine Tumorkrankheit die Möglichkeiten einer optimalen Ernährung nutzen will.
- Der Krebskranke, der bestimmte Symptome seiner Erkrankung durch Umstellung der Ernährung günstig beeinflussen möchte.
- Der Krebskranke, der durch seine Krankheit so eingeschränkt ist, dass die Ernährung an sich schon zum Problem wird.

Jeder dieser Patienten braucht eine auf seine individuellen Bedürfnisse zugeschnittene Ernährung. Das bedeutet, dass generelle Empfehlungen wie beispielsweise »Vollwertkost« allenfalls allgemeinen Charakter haben können, für den einzelnen Patienten jedoch wenig hilfreich sind.

Mit der Ihnen vorliegenden komplett überarbeiteten 14. Auflage dürfen wir Ihnen eine ernährungsphysiologische Hilfe im Kampf gegen Krebs anbieten, in die die neuesten wissenschaftlichen Erkenntnisse eingearbeitet sind und die die unterschiedlichen Wünsche und Bedürfnisse der Betroffenen berücksichtigt. Die vorgeschlagene vollwertige und vorwiegend laktovegetabile Ernährung, bei der unsere Lebensmittel so naturbelassen und schonend wie möglich behandelt verwendet werden, sollte jede Ihrer Mahlzeiten zu einer Quelle der Freude, Abwechslung und steten Gesundheit werden lassen.

Lassen Sie es sich schmecken!

Christine Kretschmer
Dr. med. Alexander Herzog

Geleitwort

Der Arzt der Zukunft wird keine Medikamente mehr geben, sondern wird seine Patienten dazu bringen, ihren Körper zu bewegen, sich gesund zu ernähren, und sie über die Ursache und die Vorbeugung von Krankheit unterrichten.

Thomas Edison

An der Krebsentstehung sind zweifelsohne viele Faktoren beteiligt. Der Einfluss der Ernährung bei der Entstehung und Prävention von Krebs ist inzwischen allgemein anerkannt. Danach kann davon ausgegangen werden, dass etwa 35 % der Krebsfälle durch eine geeignete Ernährungsweise verhindert werden könnten. Nach Untersuchungen der Weltgesundheitsorganisation sind etwa ein Drittel aller Krebserkrankungen ernährungsbedingt.

Auch wenn es keine allheilmachende Krebsdiät gibt, so ist heute eindeutig nachgewiesen, dass durch Ernährungsfaktoren die Selbstheilungskräfte im Organismus entscheidend gefördert werden können. Da das Auftreten verschiedener Krebsarten weltweit sehr stark variiert – zum Beispiel kommen im asiatischen Raum Brust-, Darm- und Prostatakrebserkrankungen sehr viel weniger vor –, untersucht die medizinische Forschung endlich intensiver den Einfluss von Nahrungsbestandteilen auf die Erkrankungsrate bei Krebs.

Die Forschung erkennt zunehmend die Bedeutung der sogenannten sekundären Pflanzenstoffe, von denen die bekanntesten die Carotinoide, Phytosterine, Saponine, Glucosinolate, Flavonoide, Lykopine und Polyphenole sind. Die sekundären Pflanzenstoffe sind eine Gruppe von chemisch ganz unterschiedlichen Substanzen, die ausschließlich in Pflanzen zu finden sind und für die Pflanzen eine breite Palette von Funktionen erfüllen – von der Wachstumsregulation bis zur Abwehr von Krankheiten. Sie geben Obst und Gemüse ihre leuchtenden Farben. Man schätzt die Anzahl der Einzelsubstanzen auf über 60 000. Mit einer ausgewogenen Ernährung nehmen wir täglich circa 1,5 Gramm dieser sekundären Pflanzenstoffe zu uns. Man rechnet damit, in den nächsten Jahrzehnten noch einige tausend weitere zu entdecken und zu untersuchen. Wissenschaftlich belegt ist, dass sie für den Organismus wertvolle Schutz- und Hemmstoffe darstellen, die den Stoffwechsel anregen, die Abwehrkräfte fördern und auch einem Krebswachstum entgegenwirken können.

Geleitwort

Nicht zu Unrecht vertreten naturheilkundlich orientierte Ärzte schon seit Jahrtausenden die Auffassung, dass die Verdauungsvorgänge und das Darmgeschehen eine wesentliche Rolle bei der Entstehung aller Krankheiten spielen. Jede naturheilkundliche Therapie ist zum Scheitern verurteilt, wenn sie Ernährungsaspekten bei der Behandlung keine Beachtung schenkt. Gerade der Krebskranke möchte nicht nur den verschiedenen medizinisch notwendigen Therapien ausgeliefert sein, sondern selbst zu seiner Gesundung aktiv beitragen.

Wie wichtig es allerdings ist, die Ernährung nicht mit zu viel Ideologie zu beladen, drücken die erleichterten Worte einer ehemaligen Leukämiepatientin aus: »Ich bin so froh, endlich keine Heilnahrung mehr essen zu müssen, die in den letzten Wochen aus gekeimtem, getrocknetem Getreide mit Olivenöl bestanden hatte und die mir des Öfteren Wunschträume nach Butterbrezeln und gemischtem Salat beschert hatte. Endlich essen! Alles essen, was mein Herz begehrt ...«

Das vorliegende Buch macht deutlich, dass nicht eine extreme, einseitige Kostform, sondern eine auf den Einzelnen abgestimmte ausgewogene, gesundheitsfördernde Ernährung den Kranken in seinem Heilungsprozess unterstützen und einer erneuten Erkrankung vorbeugen kann. Gesunde Ernährung ist nur dann wirklich gesund, wenn sie mit Freude und Genuss aufgenommen wird. In diesem Sinne möchten Ihnen die folgenden Seiten wertvolle Ratschläge und Informationen vermitteln.

Dr. med. György Irmey

Ärztlicher Direktor der Gesellschaft für Biologische Krebsabwehr

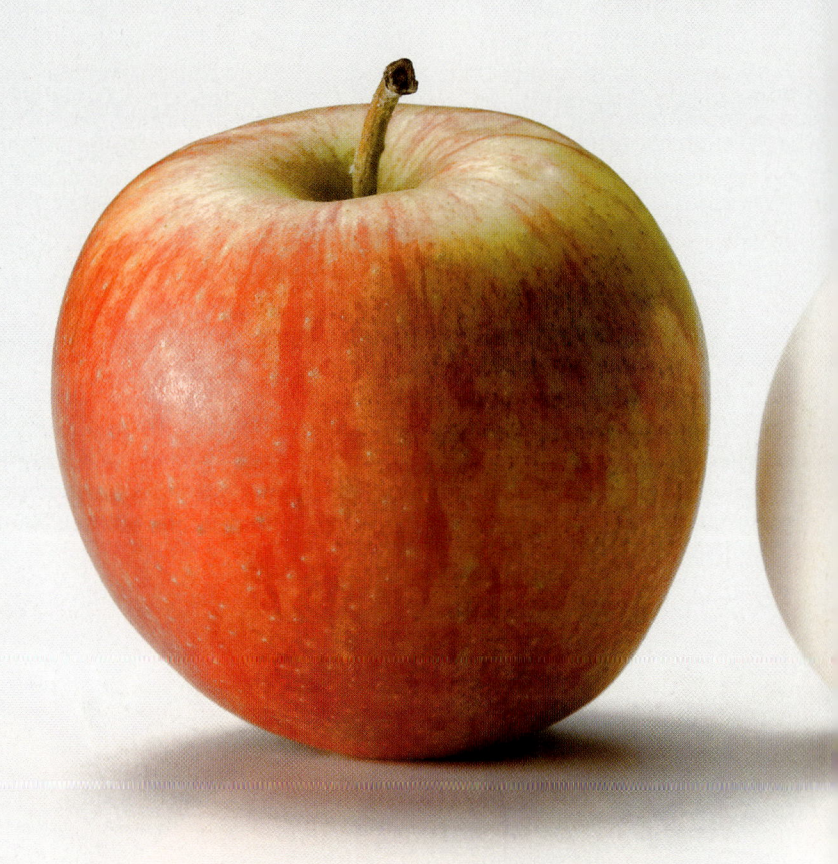

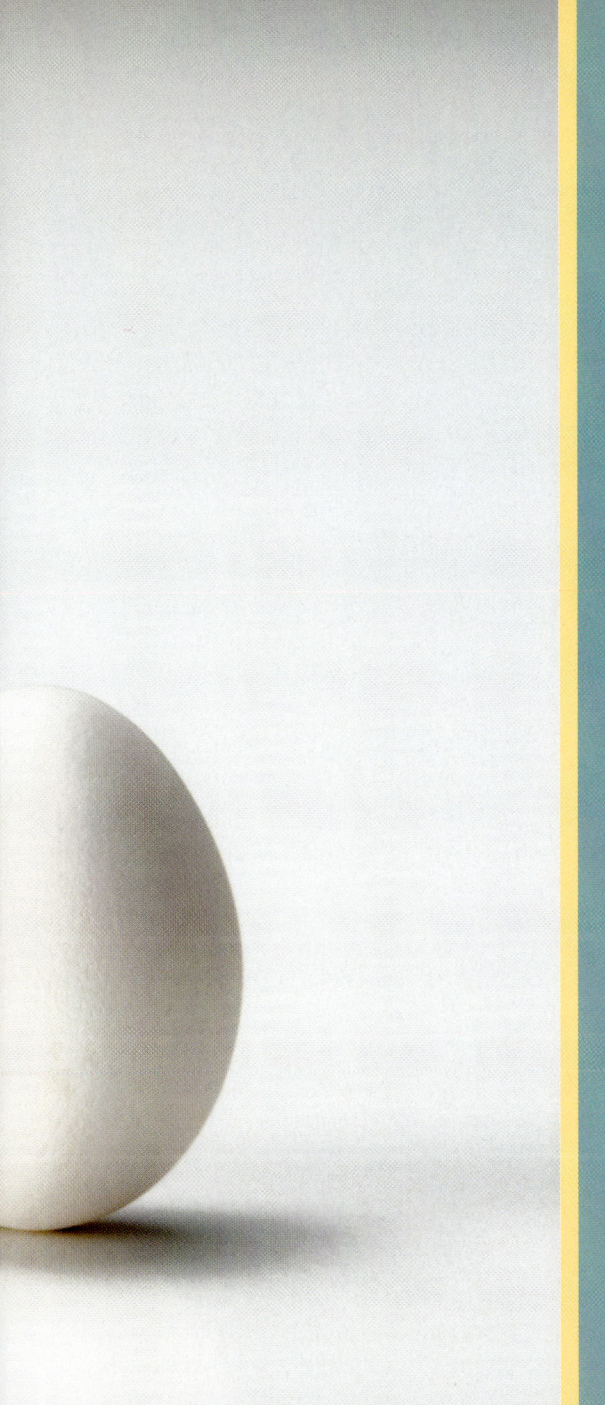

Ernährung und Krebs

Trotz intensivster Forschung sind bis heute nicht alle Entstehungsmechanismen der Krebskrankheit aufgeklärt. Sicher ist nur: Sie ist das Resultat eines vielfältigen Zusammenwirkens aus Umweltbedingungen, zellbiologischen Veränderungen, genetischen Faktoren und anderen. Auch eine falsche Ernährung kann die Entstehung von Krebs fördern. Unser Körper ist diesen Belastungen keineswegs hilflos ausgesetzt, es gibt Möglichkeiten der Vorbeugung wie das Meiden toxischer Substanzen, die Stärkung des Immunsystems und – eben eine gesunde Ernährung.

Wie entsteht Krebs?

Das Wissen, wie Krebs entsteht und wie Sie durch richtige Ernährung und durch richtige Lebensweise auf die Krebsentstehung Einfluss nehmen können, ist der erste Schritt zur Senkung des Krebsrisikos.

Was unterscheidet Krebszellen von gesunden Zellen?

Unser Körper besteht aus Millionen von Zellen. Nach einer genau festgelegten Ordnung wachsen diese Zellen oder erneuern sich in bestimmten Zeitabständen. Jede einzelne dieser Zellen hat ihre eigene Aufgabe. So bilden beispielsweise Hautzellen eine spezielle Schutzschicht vor Sonnenlicht, Fettzellen dienen der Isolation und der Speicherung von Energie, Drüsenzellen produzieren Sekrete aller Art, Nervenzellen dienen zur Informationsübertragung, Knochenzellen geben dem Körper ein Gerüst und Muskelzellen ermöglichen uns Bewegung und Arbeit. Alle Zellen respektieren bei ihrem Wachstum und ihrer Ausbreitung die Nachbarzellen und das Nachbargewebe. Bei Wunden oder Verletzungen wachsen die Zellen nur bis zur Reparatur des Defekts; dann wird das Wachstum wieder beendet.

Ganz anders verhält es sich mit Krebszellen. Bei Krebszellen ist der Respekt vor der Grenze des Nachbarn aufgehoben, ebenso ist die Steuerung für das Wachstum und die Vermehrungsrate der Zelle verloren gegangen.

- Krebszellen vermehren sich unkontrolliert, dringen in Nachbargewebe ein, senden über die Blutbahnen oder Lymphbahnen Ableger in den übrigen Körper, die dort als Metastasen parasitenartig zu wachsen beginnen.

Wie entstehen Krebszellen?

Nahezu jede Zelle des Körpers kann zur Krebszelle werden. Der Wandel von einer normalen Zelle zur Krebszelle ist charakterisiert durch eine Änderung der Erbsubstanz, wodurch die Regulation der Zellvermehrung aufgehoben wird. Nun beginnt ein ungebremster Vermehrungsprozess, jede neue Krebszelle teilt und vermehrt sich aufs Neue, und so entsteht immer schneller wachsendes Krebsgewebe.

Als Ursache spielen äußere und innere Faktoren eine Rolle. Zu den von außen einwirkenden Faktoren gehört die radioaktive Strahlung. Hier gibt es zum einen die natürliche radioaktive Strahlung, die aus dem Weltraum kommt und mit zunehmender Höhe (Flugreisen) an Intensität zunimmt. Hinzu kommen vom Menschen erzeugte radioaktive Belastungen, wie nach den Atombombenabwürfen im Zweiten Weltkrieg oder nach Reaktorunglücken wie in Tschernobyl erschreckend klar wurde.

Risikofaktor Umweltschäden

Viele Ursachen für Krebserkrankungen kommen aus der Umwelt. So wird die im Sonnenlicht enthaltene ultraviolette Strahlung für die zunehmende Entwicklung des Melanoms (schwarzer Hautkrebs) verantwortlich gemacht. Diese Gefahr wird mit der Abnahme der Ozonschicht in der Atmosphäre weiter steigen.

Auch chemische Substanzen fördern die Krebsentstehung. Am bekanntesten sind im Zigarettenrauch enthaltene Teerverbindungen, die zu Lungenkrebs führen können, ebenso wie Asbestverbindungen. Weitere Krebs erzeugende Substanzen sind Benzol und Dioxin.

Und bestimmte Viren können zur Krebsentstehung beitragen. So tritt nach Virushepatitis gehäuft Leberzellkrebs auf, nach Papilloma-Virusbefall des Gebärmutterhalses gehäuft Gebärmutterhalskrebs. Aber auch Bakterien können die Krebsentstehung begünstigen wie beim Helicobacterbefall des Magens.

Gefahr durch freie Radikale

Ein weiterer Mechanismus der Krebsentstehung ist ein Überschuss an sogenannten freien Radikalen. Freie Radikale sind aggressive und reaktionsfreudige kleinste Teilchen, die in der Lage sind, andere Zellbestandteile, vor allem aber auch die Erbsubstanz, zu schädigen. Diese freien Radikale entstehen zum Teil auf natürliche Weise bei der Zellfunktion, werden jedoch normalerweise ständig durch körpereigene Schutzmechanismen (antioxidative Enzyme) abgefangen und neutralisiert.

Unter bestimmten Bedingungen wie radioaktive Bestrahlung, chemische Einflüsse, Rauchen oder übermäßiger Stress kann die Zahl dieser freien Radikale aber stark ansteigen – mit dem entsprechenden Resultat einer erhöhten Krebsgefährdung.

- Auf der anderen Seite kann durch eine Ernährung mit hohem Antioxidanziengehalt der Abbau dieser

Ernährung und Krebs

gefährlichen freien Radikale unterstützt werden.

Weiterführende Informationen hierzu finden Sie in der Tabelle »Lebensmittel – reich an Antioxidanzien« auf Seite 32 ff. Innere Faktoren, die zur Krebsentstehung beitragen, sind Vererbung, Veranlagung und bestimmte Krankheiten.

Welche Rolle spielt das Immunsystem?

Der Körper steht der Krebsentstehung keineswegs wehrlos gegenüber. So ist bekannt, dass sich ständig irgendwo im Körper Krebszellen entwickeln, die jedoch durch Abwehrzellen des Immunsystems bereits frühzeitig erkannt, geortet und vernichtet werden. Anders als bei Infektionskrankheiten, bei denen der Körper gegen ein bestimmtes Virus eine Immunität entwickeln kann, ist dies bei der Krebserkrankung nicht möglich. Bei jeder Krebszellentwicklung muss sich der Körper auf eine neue Zellart einstellen.

Je häufiger sich nun im Körper Krebszellen entwickeln, umso höher ist die Wahrscheinlichkeit, dass eine solche Krebszelle nicht oder nicht rechtzeitig vom Immunsystem entdeckt und vernichtet wird. Zusätzlich kann jede Schwächung des Immunsystems zu einer höheren Wahrscheinlichkeit einer Krebsentstehung führen. Ein gesundes Immunsystem kann hingegen vor Krebs schützen.

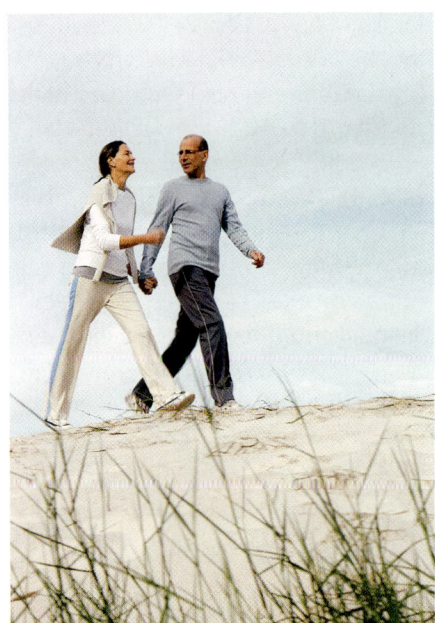

Regelmäßige Bewegung an frischer Luft hilft das Immunsystem zu stärken.

Der Darm als Immunorgan

Der Darm und der gesamte Verdauungstrakt mit seinen Schleimhäuten gehören zu den wichtigen Immunorganen des menschlichen Körpers. An der Darmschleimhaut wird schließlich getrennt zwischen Nahrungsbestand-

Stärken Sie Ihr Immunsystem!

Sie können Ihr Immunsystem durch eine gesunde Lebensweise mit viel Bewegung an frischer Luft, durch Meidung von Nikotin und Alkohol, ausreichend Schlaf und eine gesundheitsfördernde Ernährung aufbauen. So zeigen Experimente, dass ein regelmäßiges Ausdauertraining wie Walken, Radfahren, Schwimmen zu einer gesteigerten Aktivität von natürlichen Killerzellen und anderen Immunzellen führt. Auf der anderen Seite kann durch intensiven Stress die körpereigene Kortisonausschüttung so verstärkt werden, dass es zu einer Schwächung des Immunsystems kommt.

teilen, die aufgenommen werden sollen, wie Nährstoffe, Vitamine, und schädlichen Nahrungsbestandteilen, die nicht für die Aufnahme in den Körper bestimmt sind, wie Bakterien, Viren, Pilze und Giftstoffe.

Wie wichtig die Funktion des Darmes als Immunbarriere ist, kann man erkennen, wenn diese Immunbarriere beispielsweise als Folge einer Chemotherapie oder Bestrahlung des Darmes ausfällt. Dann durchdringen plötzlich sonst völlig harmlose Darmbakterien die Darmschleimhaut, gelangen ins Blut und führen dort zu einer lebensbedrohlichen Blutvergiftung (Sepsis).

Aber auch ohne Chemotherapie oder Bestrahlung kann die Funktion des Immunorgans Darm durch falsche Ernährung oder eine Fehlbesiedelung mit den falschen Bakterien oder Schimmelpilzen gestört werden. Bei Besiedelung mit falschen Bakterien, vor allem Gas bildenden, kommt es zu Gärungs- und Fäulnisvorgängen mit Bildung von Ammoniak. Ammoniak ist ein Zellgift, das vor allem bei eingeschränkter Leberfunktion gefährlich werden kann.

Eine Fehlbesiedelung des Darmes kann infolge von Antibiotikatherapien, Chemotherapien, Bestrahlungen oder bei Fehlfunktion von Leber oder Bauchspeicheldrüse entstehen.

Ist die Fehlbesiedelung des Darmes auf Funktionsstörungen, beispielsweise der Bauchspeicheldrüse, zurückzuführen, so kann diese durch die Gabe von Verdauungsenzymen behoben werden. Bei Fehlbesiedelung als Folge einer Antibiotika- oder Chemotherapie ist eine Normalisierung meist nach einigen Wochen zu erwarten. Manchmal ist es auch erforderlich, diese Fehlbesiedelung medikamentös zu behandeln, etwa durch Antipilzmittel und anschließende Regeneration der Darmflora durch lebende Bakterien in der richtigen Mischung.

Ernährung und Krebs

> **GUT ZU WISSEN**
>
> **Hilfe bei der Ursachenklärung**
>
> Eine gestörte Darmflora kann gefährlich sein. Nach einer Fehlbesiedelung sollte daher in jedem Fall gefahndet werden, wenn gehäuft Blähungen bestehen oder der Stuhlgang von ungewöhnlicher Form, Beschaffenheit und übel riechend ist. Unter Umständen kann zur Klärung der Ursache dieser Beschwerden eine mikrobiologische Stuhluntersuchung durchgeführt werden, welche Anzahl und Art der verschiedenen Darmbakterien und so Fehlbesiedlungen oder andere Ursachen der Verdauungsstörung aufdecken kann.

Hängen Ernährung und Krebsentstehung zusammen?

Unsere Ernährung hat in vielfacher Weise Einfluss auf die Entstehung von Krebs. So kann durch Zufuhr von »Genussgiften« wie Alkohol oder Zigarettenrauch die Krebsrate erhöht werden, beispielsweise Speiseröhrenkrebs bei Rauchern entstehen. Durch die Zufuhr Krebs erzeugender Substanzen (Karzinogene) aus der Umwelt in Nahrungsmitteln wie Nitrosamine, Aflatoxine, Benzpyrene und andere wird die Krebsentstehung, beispielsweise Magenkrebs, begünstigt.

Zudem werden durch fehlerhafte Ernährung Körperfunktionen gestört, sodass Krebs entstehen kann, wie beispielsweise Darmkrebs bei zu wenig Ballaststoffen in der Nahrung.

Und durch eine unausgewogene Ernährung kann auch das Immunsystem geschwächt werden, sodass es eher zur Krebserkrankung kommt. Dies wirkt sich insbesondere bei Menschen aus, die durch erbliche Veranlagung, durch Krebs erzeugende Umweltfaktoren oder durch ihre berufliche und persönliche Situation bereits ein erhöhtes Krebsrisiko haben.

Wenn Sie sich hingegen gesund und karzinogenarm ernähren und für eine ausreichende Zufuhr von vor Krebs schützenden Vitaminen, Mineralien und Ballaststoffen sorgen, können Sie Ihr persönliches Krebsrisiko deutlich senken.

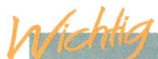

Das Krebsrisiko lässt sich beeinflussen

Hohes Risiko		Niedriges Risiko	
Rauchen		Nichtraucher	
Alkohol		Antialkoholiker	
Täglich Fleisch	56 %	Nie Fleisch	23 %
Nie Gemüse		Immer Gemüse	
Nie Salat		Immer Salat	
Fettreich		Fettarm	

Wer hat ein erhöhtes Krebsrisiko?

Krebs ist nach den Herz-Kreislauf-Erkrankungen die zweithäufigste Todesursache, wird jedoch in den kommenden Jahren möglicherweise zur Todesursache Nummer eins werden. Das liegt zum einen an den besseren Behandlungsmöglichkeiten für Herz-Kreislauf-Erkrankungen, zum anderen an dem steigenden Durchschnittsalter der Bevölkerung.

Gerade mit höherem Alter tritt Krebs immer häufiger auf. Dies bedeutet, dass keiner sicher sein kann, nicht irgendwann in seinem Leben an Krebs zu erkranken. Allerdings haben manche Menschen ein höheres Risiko.

- Die Veranlagung ist der bedeutendste Risikofaktor. Sind beispielsweise ein oder mehrere Familienmitglieder an Krebs erkrankt, dann besteht für deren Blutsverwandte ein erhöhtes Krebsrisiko.

Dies gilt insbesondere beim Brustkrebs, der häufigsten Krebserkrankung der Frau. Hier konnten gentechnologisch Krebsgene isoliert werden, die für die Krebsentstehung verantwortlich sind.

Auch die Abwehr und Entsorgung von Krebs erzeugenden Stoffen kann Defekte aufweisen. So gibt es sogenannte Entgiftungs-(Detoxifikations-)Enzyme. Wenn deren Funktion gestört ist, dann reichern sich mit der Nahrung aufgenommene Giftstoffe im Körper an. Gerade hier ist eine bewusste Ernährung sinnvoll und wichtig, um möglichst wenige dieser Giftstoffe aufzunehmen.

Ernährung und Krebs

Kann man sich gegen Krebs schützen?

Außer durch eine entsprechend gesunde Ernährung können Sie der Entstehung einer Krebserkrankung auch durch eine bewusste und gesunde Lebensweise entgegenwirken. Achten Sie darauf, dass Sie Krebs erzeugende Schadstoffe (Karzinogene) meiden. Die weitaus gefährlichsten Karzinogene findet man im Zigarettenrauch. Neben Lungenkrebs begünstigt Rauchen auch Harnblasenkrebs, Bauchspeicheldrüsenkrebs, Speiseröhrenkrebs und Magenkrebs. Selbst wenn der Rauch nicht inhaliert wird, kann Krebs entstehen; typische Beispiele sind hierfür Lippen- oder Zungenkrebs bei Pfeifen- oder Zigarrenrauchern.

Neuere Studien zeigen, dass auch Passivrauchen, vor allem wenn es bereits in der Kindheit erfolgt, eine spätere Krebsentstehung begünstigt. Alleine in Deutschland wird jährlich mit etwa 3000 Todesfällen durch Passivrauchen gerechnet. Auch übermäßiger Alkoholgenuss kann zur Krebsentstehung beitragen, besonders Leberkrebs und Darmkrebs. In Verbindung mit Rauchen ist hochprozentiger Alkoholgenuss besonders gefährlich, hier kann es zu Mundhöhlenkrebs, Speiseröhrenkrebs oder Magenkrebs kommen.

Übergewicht ist ein wichtiger Risikofaktor für Darmkrebs und auch für Brustkrebs. Übergewicht ist meist die Folge einer fehlerhaften, zuckerreichen, fettreichen und ballaststoffarmen Ernährung. Die Ballaststoffarmut der Nahrung führt zu einer längeren Verweildauer des Stuhls im Dickdarm. Dadurch haben giftige Abbaustoffe, die zur Ausscheidung bestimmt sind, eine zu lange Kontaktzeit mit der Darmschleimhaut. Dies bewirkt eine Irritation der Darmschleimhaut, was zur Krebsentwicklung führen kann. Deshalb tritt Darmkrebs besonders in den afternahen Darmabschnitten auf – also

Blauer Dunst ist schädlich – das Risiko einer Krebserkrankung erhöht sich sowohl bei Aktiv- als auch bei Passivrauchern enorm.

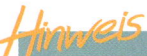

Regelmäßiger Sport schützt

Unzureichende körperliche Aktivität kann die Krebsentstehung fördern. So belegen Untersuchungen, dass Menschen, die regelmäßig sportlich aktiv sind, seltener an Krebs erkranken als Menschen, die keinen Sport treiben. Wahrscheinlich hängt dies mit einer Aktivierung des Immunsystems durch Sport zusammen. Eine wichtige Erkenntnis der Sportmedizin war, dass Sportler mit Krebserkrankung nach Operation, Chemotherapie und Bestrahlung sich rascher erholen und insgesamt eine bessere Lebensqualität haben. Dies führte zur Bildung von »Krebssportgruppen«, in denen Krebspatienten mit und nach überstandener Krankheit gemeinsam trainieren.

den Darmabschnitten, wo die Stuhlbewegung am langsamsten ist.

Das erhöhte Risiko für Brustkrebs bei Übergewicht wird dadurch erklärt, dass im Fettgewebe Nebennierenhormone wie Androstendion in weibliche Hormone umgewandelt werden. Weibliche Hormone stimulieren Brustdrüsenzellen zum Krebswachstum. Bei sexuell übertragbarem Krebsrisiko wie der Papilloma-Virus-Infektion des Gebärmutterhalses kann durch eine frühzeitige Impfung das Risiko des Gebärmutterhalskrebses (Zervixkarzinom) fast vollständig ausgeschaltet werden.

Ernährung und Krebs

Ernährung zur Krebsvorbeugung

Zahlreiche Studien zeigen mittlerweile, dass Ernährung ein wichtiger Aspekt bei der Krebsprävention ist. Durch richtige Ernährung kann das Krebsrisiko reduziert werden. Dies gilt auch für die Vermeidung eines Rückfalls oder eines Zweittumors nach überstandener Erkrankung.

Wo sind unsere Instinkte geblieben?

Es ist doch erstaunlich: Seit die Menschen in den reichen Ländern unserer Erde ständig genug zu essen haben, wird die Ernährung zum Risikofaktor für Krankheit und Krebs. Betrachten wir einmal unsere heutigen Ernährungsgewohnheiten und vergleichen sie mit der Ernährung früherer Zeiten.

Sehen wir uns heute in einem modernen Supermarkt um: Es gibt Konserven, Fertiggerichte (Fast Food), fettreiche Wurst und Fleisch, Süßigkeiten, süße Limonaden und gesüßte Säfte, künstlich mit Vitaminen angereicherte Produkte. Gehen wir in ein Restaurant, ist es nicht anders. Fast Food – schnelles Essen – und Mikrowellenkost sind die Devise. Wir haben uns mittlerweile an diese Form der Ernährung gewöhnt, und die Folge davon ist, dass ein Drittel der Deutschen übergewichtig ist und ein großer Teil der Menschen an ernährungsbedingten Krankheiten leidet.

▌ Das zeigt eindeutig, dass unsere heutige Zivilisationskost einen Risikofaktor für die Erkrankung an Krebs darstellt.

Die Mittagspause reicht oft nur für eine schnelle Mahlzeit. Fast Food – ein Risikofaktor für die Erkrankung an Krebs.

Ernährung zur Krebsvorbeugung ▶

»Entgiften« Sie Ihren Körper

Fastenperioden haben einen nachweislich positiven Einfluss auf die Gesundheit – sie tragen zur Entgiftung und zur Entschlackung des Körpers bei. Studien belegen, dass sich in Fastenperioden schon nach wenigen Tagen die Stoffwechselwerte wie Cholesterin und Blutzuckerspiegel verbessern. Auch erhöhte Blutdruckwerte können sich normalisieren. Oft findet sich sogar ein deutlich gesteigertes körperliches und psychisches Wohlbefinden während und nach Fastenperioden – vorausgesetzt, das Fasten wird richtig durchgeführt.

Sinnvoll sind ein bis zwei Fastenperioden jährlich, wobei das Fasten in Form eines Heilfastens mit Zufuhr von ausreichend Flüssigkeit, aber auch mit einer Mindestzufuhr an Vitaminen, Mineralien und Spurenelementen erfolgen sollte. Der umseitige 10-tägige Heilfastenplan soll Ihnen eine Anregung für ein solches Heilfasten geben.

Vor hundert Jahren sah die Ernährung anders aus. Da gab es vielleicht einmal in der Woche Fleisch und das nicht einmal jede Woche. Die Bevölkerung ernährte sich von Kartoffeln, Gemüse und heimischem Obst, Süßigkeiten gab es selten.

Ernährungsbedingte Krankheiten, abgesehen von den Mangelkrankheiten der ganz armen Leute, gab es kaum. Nur die Reichen machten eine Ausnahme. Sie ernährten sich zu jener Zeit genauso ungesund wie wir heute. Auch sie litten bereits damals an den so genannten Zivilisationskrankheiten wie Herzkrankheiten, Zuckerkrankheit (Diabetes) und »Zipperlein« (Gicht).

Nach dem Ersten und Zweiten Weltkrieg und den damit verbundenen Hungerzeiten entwickelte sich in der Nachkriegsgeneration eine besondere Einstellung zum Essen: Nie mehr hungern, nie mehr magere Rationen, immer reichlich Essen auf den Tisch! Diese Einstellung hat sich bei vielen Menschen bis in die heutige Generation erhalten. Ein gutes Essen wird nach der Größe der Portion und dem Grad der Sättigung bewertet. Entsprechend sind die Essensportionen in Restaurants und mehr noch zu Hause bemessen. Ballaststoffarme, fettreiche, leicht und schnell essbare Kost bestimmen unsere Nahrungsgewohnheiten. Und das weiterhin, obwohl die Folgen falscher Ernährung längst bekannt sind.

Ernährung und Krebs

Heilfastenplan

Tun Sie Ihrer Gesundheit etwas Gutes

Tag 1	Tag 2	Tag 3	Tag 4	Tag 5	Tag 6
Frühstück	Frühstück	Frühstück	Frühstück	Frühstück	Frühstück
2 Tassen Tomatensaft	1 Tasse Karottensaft	1 Tasse Tomatensaft	1 Tasse Gemüsesaft	1 Tasse Rote-Bete-Saft	1 Tasse Gemüsesaft
1 Banane					
Kamillentee	Fencheltee	Hagebuttentee	Kamillentee	Fencheltee	Pfefferminztee
Volvicwasser	Volvicwasser	Volvicwasser	Volvicwasser	Volvicwasser	Volvicwasser
Mittagessen	Mittagessen	Mittagessen	Mittagessen	Mittagessen	Mittagessen
2 Tassen Rote-Bete-Saft	1 Tasse Karottensaft	1 Tasse Fleischbrühe	1 Tasse Tomatensaft und 1 Tasse Karottensaft	1 Tasse Gemüsesaft	1 Tasse Tomatensaft
1 Banane	1 Banane	1 süßer Apfel			
Kamillentee	Pfefferminztee	Fencheltee	Hagebuttentee	Pfefferminztee	Fencheltee
Volvicwasser	Volvicwasser	Volvicwasser	Volvicwasser	Volvicwasser	Volvicwasser
Abendessen	Abendessen	Abendessen	Abendessen	Abendessen	Abendessen
1 Tasse Tomatensaft	1 Tasse Rote-Bete-Saft	1 Tasse Rote-Bete-Saft	1 Tasse Karottensaft	1 Tasse Tomatensaft	1 Tasse Gemüsesaft
Pfefferminztee	Hagebuttentee	Pfefferminztee	Pfefferminztee	Hagebuttentee	Kamillentee
Volvicwasser	Volvicwasser	Volvicwasser	Volvicwasser	Volvicwasser	Volvicwasser

Ernährung zur Krebsvorbeugung

SPEZIAL

Tag 7	Tag 8	Tag 9	Tag 10
Frühstück	Frühstück	Frühstück	Frühstück
1 Tasse Gemüsesaft oder Fleischbrühe	1 Tasse Tomatensaft	1 Tasse Karottensaft – Fasten unterbrechen	Freie Auswahl von 3 oder 4 Früchten: Bananen, Äpfel, Birnen
		1/2 oder 1 Banane mit 1 bis 2 Zwieback	
Kamillentee	Pfefferminztee	Pfefferminztee	Freie Auswahl von Tee
Volvicwasser	Volvicwasser	Volvicwasser	Volvicwasser
Mittagessen	Mittagessen	Mittagessen	Mittagessen
1 Tasse Rote-Bete-Saft	1 Tasse Karottensaft	2 Tassen Tomatensaft	Freie Auswahl von 4 Früchten wie am Morgen
		2 süße Äpfel	
		2 Stück Zwieback und wenig Butter und/oder Käse, 1 Scheibe Vollkornbrot mit vegetarischer Soße	2 oder 3 Scheiben Vollkornbrot mit freier Auswahl von vegetarischer Soße
Fencheltee	Hagebuttentee	Freie Auswahl von Tee	Freie Auswahl von Tee
Volvicwasser	Volvicwasser	Volvicwasser	Volvicwasser
Abendessen	Abendessen	Abendessen	Abendessen
1 Tasse Tomatensaft	1 Tasse Gemüsesaft	2 Bananen	Freie Auswahl von 3 Früchten
		3 Zwieback und 1 Scheibe Brot mit freier Auswahl an vegetarischer Soße	1 oder 2 Scheiben Vollkornbrot mit Auswahl von vegetarischer Soße
Hagebuttentee	Kamillentee	Freie Auswahl von Tee	Freie Auswahl von Tee
Volvicwasser	Volvicwasser	Volvicwasser	Volvicwasser

23

Früher gab es auch in Zeiten der Nahrungsknappheit in den christlichen Ländern bestimmte religiöse Fastenzeiten, an denen nur wenige Nahrungsmittel gegessen werden durften. Heute sind diese Fastenzeiten in Vergessenheit geraten. Fasten ist heute gleichbedeutend mit Hungern. Es dient nicht mehr zur körperlichen und seelischen Reinigung, sondern lediglich zum »Abspecken« bei Übergewicht. Hier gilt es umzudenken.

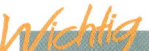

Gesunde Ernährung – Ihrer Gesundheit zuliebe

- Bevorzugen Sie vegetarische Nahrungsmittel.
- Essen Sie mehrmals täglich Obst oder Gemüse.
- Nehmen Sie mehrmals täglich Getreideprodukte zu sich.
- Achten Sie auf reichlich Ballaststoffe.
- Verwenden Sie hauptsächlich frische Lebensmittel.
- Achten Sie stets auf die Herkunft der Nahrungsmittel.
- Meiden Sie weitestgehend fettreiche Nahrungsmittel.
- Bereiten Sie Ihr Essen richtig zu.
- Regulieren Sie Ihren Zuckerkonsum.
- Schützen Sie sich vor Krebs durch antioxidanzienreiche Nahrungsmittel.
- Achten Sie auf eine ausreichende Versorgung mit bioaktiven Substanzen.
- Essen Sie richtig.
- Trinken Sie ausreichend.

Die Grundprinzipien einer gesunden Ernährung

Es ist zu unterscheiden zwischen allgemeinen Richtlinien für eine gesunde Ernährung und spezieller Ernährung zur Aktivierung bestimmter Organsysteme, wie beispielsweise des Immunsystems. Die Grundprinzipien einer gesunden Ernährung sind einfach und leicht zu befolgen.

Bevorzugen Sie vegetarische Nahrungsmittel

Es gibt zahlreiche Studien aus aller Welt, die eindeutig belegen, dass Menschen, die sich vorwiegend vegetarisch ernähren, seltener an Krebs erkranken als Menschen, die regelmäßig Fleisch und Wurst verzehren. Die Gründe hierfür sind vielfältig.

Ernährung zur Krebsvorbeugung

- So werden dem Körper bei vorwiegend vegetarischer Ernährung bedeutend mehr Vitamine, Mineralien und bioaktive Substanzen zugeführt, die vor Krebs schützen.

Eine vegetarisch betonte Ernährung enthält zudem einen hohen Anteil an Ballaststoffen, die die Verdauung unterstützen und bei der Vorbeugung gegen Darmkrebs eine wichtige Rolle spielen.

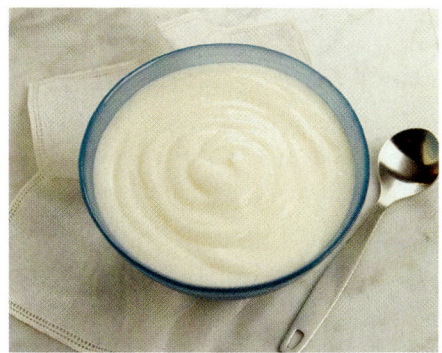

Milchprodukte sind gut für die Knochen.

»Vegetarische Nahrungsmittel bevorzugen« ist jedoch nicht gleichbedeutend mit strenger vegetarischer Kost. So konnten Untersuchungen zeigen, dass extreme Vegetarier, die ganz auf tierisches Eiweiß verzichten, also auch auf Milch oder Eier, ein höheres Risiko für Mangelzustände haben. Bei Verzicht auf Milchprodukte können Eiweißmangelzustände entstehen mit Muskelabbau und Muskelschwund. Ebenso besteht das Risiko einer ungenügenden Kalziumzufuhr, was einen Knochenabbau (Osteoporose) begünstigen kann.

»Vegetarische Nahrungsmittel bevorzugen« bedeutet eine Ernährung mit einem hohen Anteil vegetarischer Produkte. Die zum Muskelaufbau notwendige Eiweißzufuhr sollten Sie bevorzugt über Milchprodukte oder Eier decken, wobei bestimmte Kombinationen wie Kartoffeln und Eier eine besonders hohe Effektivität (hohe biologische Wertigkeit) besitzen.

»Vegetarische Nahrungsmittel bevorzugen« heißt nicht, dass Sie ganz auf Fleisch verzichten müssen. Ein oder zwei Fleischmahlzeiten pro Woche sind sicher nicht als schädlich anzusehen, können aber das Wohlbefinden und das Lebensgefühl steigern.

Obst und Gemüse gehören täglich dazu

Ihre Mahlzeit sollte mehrmals täglich Obst oder Gemüse enthalten – die Einhaltung dieser Richtlinie ist im Prinzip eine Frage der Gewohnheit und der Ernährungsplanung. Viele Menschen essen zwischendurch regelmäßig Süßigkeiten. Man kann aber ebenso ein Stück Obst als Snack zu sich nehmen.

Wer statt Süßigkeiten oder Schokoriegeln Obst isst, ernährt sich nicht nur gesünder, sondern verzichtet auch auf eine Menge Kalorien – Kalorien, die Sie

25

im Falle von Übergewicht wieder mühsam abhungern müssen.

Frisch zubereitete Salate nehmen eine Zwischenstellung bei Obst und Gemüse ein. Sie lassen sich weder unter Obst noch unter Gemüse einteilen. Salate haben eine wichtige Funktion als Ballaststoff- und Vitaminspender. Auch hier gibt es unzählige Variationen.

Am besten mit Salat beginnen!

Frische Salate sollten Sie idealerweise zu Anfang der Mahlzeit verzehren. Dies verbessert die Verdaulichkeit und führt bereits zu einem leichten Sättigungsgefühl. Sie essen die nachfolgenden Speisen dann langsamer und mit höherem Genuss.

Salate und Gemüse enthalten reichlich Ballaststoffe. Das fördert zum einen die Verdauung, zum anderen führen Ballaststoffe wegen der schnelleren Sättigung zu einer Verringerung der aufgenommenen Nahrungsmenge – ein Schutz vor Übergewicht.

Essen Sie mehrmals täglich Getreideprodukte

Getreide ist einerseits wegen seines Gehalts an B-Vitaminen ein wichtiger Bestandteil unserer Nahrung, zum anderen sollte es aber auch bevorzugt als Kohlenhydratspender dienen. Vor allem die Tatsache, dass die Kohlenhydrate aus Vollkorngetreide langsam freigesetzt werden, trägt zu einem besseren Sättigungsgefühl und zu einer günstigeren Verstoffwechselung der Energie bei. Greifen Sie hier hauptsächlich zu Produkten aus Vollkornmehl. Denn darin sind die Kornbestandteile mit allen wichtigen Mineralien, Spurenelementen und Vitaminen noch enthalten. Speisen aus Vollwertgetreide stellen so ein viel höherwertiges Nahrungsprodukt dar als reine Weißmehlprodukte.

- Essen Sie nur selten reine Weißmehlprodukte wie Weißbrot. Sie enthalten fast nichts außer Kalorien, denn bei der Herstellung von Weißmehl werden Vitamine und Ballaststoffe aus der Hülle des Korns entfernt. Vollkorn dagegen ist voller Vitamine.

Andere Getreideprodukte wie Haferflocken eignen sich hervorragend in Form von Müsli als Frühstück oder als Zwischenmahlzeit. Mit Joghurt und Obst kombiniert, entsteht so eine ideale Mahlzeit, die dem Körper neben zahlreichen Vitaminen und Mineralien auch einen anhaltenden Energieschub gibt.

Gerade diese anhaltende Energiebereitstellung und Sättigung ist in zweifacher Hinsicht von Bedeutung: Einerseits

Ernährung zur Krebsvorbeugung

bleiben Sie über eine längere Zeit gleichmäßig leistungsfähig, andererseits haben Sie durch das anhaltende Sättigungsgefühl weniger Appetit auf Süßes zwischendurch. Darüber hinaus nehmen kleine Zwischenmahlzeiten auch den großen Hunger.

Achten Sie auf reichlich Ballaststoffe

Ballaststoffe sind das A und O einer guten Verdauung. Sie belasten nicht, sondern fördern die Darmtätigkeit. Unsere gewohnte Zivilisationskost, Fertigküchengerichte und Fast Food hingegen enthalten kaum Ballaststoffe. Dadurch leiden viele Menschen an Verstopfung und Darmträgheit, was neben entsprechenden Beschwerden auch ein erhöhtes Darmkrebsrisiko bedeutet.

Ballaststoffe finden sich – wie bereits erwähnt – vor allem in Vollkornprodukten, Gemüse, Salat und Obst. Außerdem können dem Körper zusätzlich Ballaststoffe in Form von Weizenkleie, Haferkleie oder Leinsamen zugeführt werden, am besten vermischt mit Joghurt.

Die Zufuhr ausreichender Ballaststoffe ist nicht nur wichtig für eine schnelle Passage des Stuhls durch den Darm, sodass schädliche Reizungen der Darmschleimhaut gar nicht erst entstehen können, sondern sorgt auch für die

> *Wichtig*
> ### Ausreichend trinken
> Achten Sie unbedingt auf eine ausreichende Trinkmenge, da die zusätzlich zugeführten Ballaststoffe zum Quellen Flüssigkeit benötigen. Wenn Sie nicht genug trinken, tritt die gewünschte Wirkung – die Aktivierung der Verdauung – nicht ein. Sinnvolle Getränke sind vor allem Wasser, Mineralwasser, aber auch Tees oder Wasser-Fruchtsaft-Gemische wie Apfelsaftschorle. Nicht günstig sind dagegen Softdrinks wie Colagetränke und Limonaden wegen des hohen Zuckergehaltes sowie Alkoholika in größeren Mengen.

Erhaltung eines gesunden Bakterienmilieus im Darm. Wenn Ballaststoffe fehlen, wird die Bildung von Fäulnisbakterien gefördert. Dies ruft Blähungen und übel riechende Stühle hervor.

Bereiten Sie Nahrungsmittel frisch zu

Nur frisch zubereitete Nahrungsmittel bieten den vollen Nährwert. Generell gilt, je länger man Nahrungsmittel lagert, umso mehr Vitamine gehen verloren. Jegliche Form des Erhitzens oder der Konservierung führt zu einem Verlust an Vitaminen. Bereiten Sie daher Nahrungsmittel immer frisch zu und verzehren Sie sie gleich! Vermeiden Sie Konservenkost.

Ernährung und Krebs

Ernährungsschwerpunkt Krebs: Prävention I

Zum Schutz gegen Krebs gilt: Vegetarische Nahrungsmittel bevorzugen			
Mehrmals täglich Obst und Gemüse der Saison, am besten Bioware	Mehrmals täglich Getreideprodukte (Vollwert)	Fleisch, Fettes und Süßes durch Obst und Gemüse ersetzen	Reichlich Ballaststoffe
Nur frische Nahrungsmittel verwenden. Beim Kauf auf die Herkunft achten. Die Produkte richtig zubereiten. Auf Konserven am besten ganz verzichten.			

Die Herkunft der Nahrungsmittel

Durch unseren Reichtum und unbegrenzte Transportmöglichkeiten sind wir in der Lage, jederzeit jede Art von Gemüse und Obst auf den Tisch zu bekommen. So gibt es in Deutschland Erdbeeren zu Weihnachten zu kaufen oder Tomaten im Januar. Diese Gewächshausprodukte sehen zwar gut aus, sind oft sogar besonders groß, nur der typische Geschmack fehlt. Wenn man eine Januartomate untersucht, dann enthält sie kaum Vitamine, dafür einen hohen Anteil an Düngemittelrückständen (Nitraten).

Daher ist es wichtig, sich beim Einkaufen danach zu erkundigen, woher die Waren kommen. Im Gegensatz zum Supermarkt, wo die Herkunft auch oft nicht überprüfbar ist, werden auf heimischen Märkten eher frische Waren angeboten. Dort kann man direkt mit den Erzeugern über die Anbaumethoden sprechen. Wenn genug Menschen kritisch fragen, werden sich auch die Anbaugewohnheiten ändern.

Außerdem gibt es in Deutschland immer mehr Betriebe, die biologische Landwirtschaft betreiben und bewusst auf chemische Düngemittel, Pflanzenschutzmittel oder chemische Schädlingsbekämpfungsmittel verzichten. Noch sind die Preise für diese Produkte etwas höher, bei steigender Nachfrage wird sich dies aber sicher ändern.

Das schöne Aussehen verrät nichts über die oft hohen Rückstände an Pestiziden in Obst und Gemüse. Bevorzugen Sie besser biologisch angebaute Produkte – Ihrer Gesundheit zuliebe.

Ernährung zur Krebsvorbeugung

Meiden Sie fettreiche Nahrungsmittel

Fleisch ist ein hervorragender Eiweißspender, es enthält aber meistens reichlich Fett. So enthält Schweinefleisch bis zu 50 % und Salami bis zu 60 % Fett. Dieses Fett besteht vorwiegend aus gesättigten Fettsäuren, die der Körper selbst herstellen kann und die man daher nicht zuführen müsste. Diese reichliche Fettzufuhr trägt wesentlich zu dem Übergewicht in unserer Gesellschaft bei.

Auf der anderen Seite ist Fleisch meist mehrfach mit Schadstoffen belastet: Es enthält Rückstände von Düngemitteln, Pflanzenschutzmitteln und Insektenvertilgungsmitteln, Hormonen und Antibiotika. Vor allem in den Entgiftungsorganen der Tiere wie Leber oder Nieren sind diese Giftstoffe besonders konzentriert zu finden. Skandale wie ein hoher Östrogengehalt (weibliches Hormon) im Kalbfleisch haben zumindest in Deutschland zu gesetzlichen Regelungen geführt. Aber – wie wir seit BSE- und dem Gammelfleisch-Skandal wissen – verseuchtes Fleisch kann auf verschlungenem Wege doch auf unsere Teller gelangen.

Das heißt jetzt nicht, dass Sie auf Fleisch ganz verzichten müssen. Ein gutes Stück Fleisch kann wunderbar schmecken. Achten Sie jedoch auf die Qualität! Auch sollten Sie mageres Fleisch bevorzugen, wenn Sie öfter Fleisch essen möchten.

Andere wohlschmeckende Nahrungsmittel mit hohem Fettgehalt sind beispielsweise Süßspeisen, Schokolade, Sahne und Torten. Diese können Sie ruhig gelegentlich genießen, sollten

Entscheiden Sie sich für Qualität!

Gelegentlich ein gutes Stück Fleisch verbessert das Befinden. Erkundigen Sie sich beim Metzger nach der Herkunft der Tiere und nach eventueller Massentierhaltung. Es gibt mittlerweile zahlreiche Betriebe, die ihre Tiere auf natürliche Art und Weise halten und ernähren.

Ernährungsschwerpunkt Krebs: Prävention II

Zur Vorbeugung gehört auch: Fettreiche Nahrungsmittel meiden		
Fleischkonsum reduzieren, mageres und weißes Fleisch bevorzugen	Fettarme Milchprodukte, Quark, Joghurt, Kefir	Von fetten Nahrungsmitteln nur kleine Portionen
Kochen, Dünsten oder Garen statt Braten, Frittieren und Räuchern!		

Ernährung und Krebs

jedoch darauf achten, dass es bei eher kleinen Portionen bleibt.

Bereiten Sie Ihr Essen richtig zu
Der Zubereitung der Speisen kommt eine besondere Rolle zu. Neben Rohkost und Salaten sollten Sie mildes Erhitzen bevorzugen anstatt starker Erhitzung. Bei der Zubereitung von Gemüse gilt, dass beim Dünsten weniger Vitamine verloren gehen als beim Kochen oder Braten. Gleiches trifft auch für Kartoffeln zu. Günstiger als Bratkartoffeln sind daher Salzkartoffeln oder Pellkartoffeln.

Beim Braten, Frittieren und Grillen werden durch starkes Erhitzen des Fettes Krebs erregende Substanzen (Benzpyrene) erzeugt. Insbesondere wenn das Fleisch stark gebräunt wird, ist der Benzpyrengehalt hoch. Daher sollten Sie nicht zu häufig Gegrilltes, Frittiertes oder scharf Gebratenes essen. Wichtig beim Grillen ist auch, dass möglichst kein Fett in der Glut verbrennt, denn gerade dabei werden Benzpyrene freigesetzt.

Eine besondere Rolle spielen geräucherte und gepökelte Produkte. Diese sollten Sie nur ausnahmsweise verzehren. Geräuchertes enthält eine hohe Konzentration an Nitrosaminen, Substanzen, die besonders für das Auftreten von Magenkrebs verantwortlich gemacht werden.

GUT ZU WISSEN

Krebs erzeugende Stoffe meiden

Durch die Methoden des Anbaus, der Zubereitung und der Konservierung können an sich gesunde Nahrungsmittel so verändert werden, dass sie die Krebsentstehung begünstigen. So werden durch Düngemittel Gemüse und Salat mit Nitrat angereichert – übrigens auch das Trinkwasser! Auch im Pökelsalz finden Nitrate / Nitrite Anwendung zur Fleischkonservierung. Im Magen entstehen dann Nitrosamine, welche die Entstehung eines Magen-Karzinoms begünstigen.

Alfatoxine entstehen bei Schimmelbildung und Fäulnis von Getreide, Brot, aber auch Obst. Diese Giftstoffe sind vor allem für die Leber toxisch und können Krebs auslösen. Auch bei nur geringer oberflächlicher Schimmelbildung sollte das Produkt daher nicht mehr verzehrt werden.

Benzpyrene entstehen beim heißen Anbraten, wenn Fett und Fleisch verbrennen. Vor allem auch beim Grillen spielen Benzpyrene eine Rolle. Sie gelten beim Verzehr als Risikofaktor für Magenkrebs. Bei der Einatmung – Benzpyrene sind in hoher Konzentration auch im Zigarettenrauch enthalten – gelten sie als Risikofaktor für Lungenkrebs.

Verringern Sie Ihren Zuckerkonsum

Zucker selbst ist zwar nicht Krebs erzeugend, dennoch wirkt sich übermäßiger Zuckerkonsum negativ und schädlich auf die Gesundheit aus. Zucker führt als wertloser Kalorienspender dazu, dass Sie bald satt werden und dass dann nicht mehr ausreichend gesunde, vitamin-, mineral- und ballaststoffreiche Nahrungsmittel gegessen werden.

▌ Der zu hohe Zuckerkonsum unserer heutigen Gesellschaft ist mitverantwortlich für das verbreitete Übergewicht. Damit stellt übermäßiger Zuckergenuss einen Risikofaktor bei der Entstehung von Krebs dar.

Sie sollten daher möglichst wenig Zucker zu sich nehmen. Zucker braucht man nicht. Achten Sie vor allem auch auf versteckten Zucker, wie er beispielsweise in Limonaden- oder Colagetränken enthalten ist (siehe hierzu auch die Übersicht auf Seite 43). Wenn Sie nur gelegentlich Süßigkeiten genießen, können Sie das natürlich unbedenklich tun.

Antioxidanzienreiche Nahrungsmittel

Schützen Sie sich vor Krebs durch antioxidanzienreiche Nahrungsmittel – Antioxidanzien helfen dem Immunsystem bei der Abwehr von Krebs und andere Krankheiten erzeugenden freien Radikalen (siehe auch Seite 13). Zu den Antioxidanzien gehören vor allem Vitamin A und seine Vorstufe Betacarotin, die Vitamine E und C sowie die Mineralien Selen und Zink.

Sorgen Sie für eine ausreichende Zufuhr von Antioxidanzien, indem Sie Vitamin-C-haltiges Frischobst, betacarotinhaltiges Gemüse, hier vor allem gelbes und grünes Gemüse essen, und Vitamin-A- und Vitamin-E-haltige pflanzliche Öle wie Sonnenblumen- oder Olivenöl verwenden. Selen und Zink finden Sie hauptsächlich in Fischgerichten, Milchprodukten, Eiern, Vollkornprodukten und Nüssen.

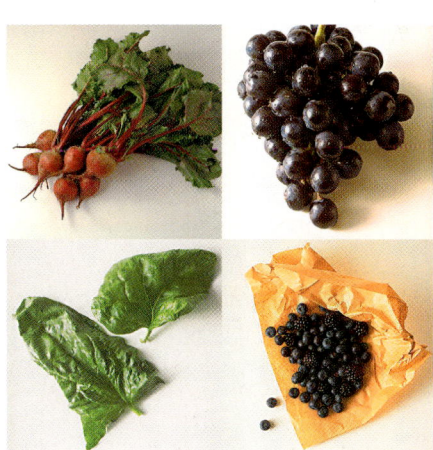

Viele Obst- und Gemüsesorten sind besonders reich an Antioxidanzien und daher besonders gesund.

Ernährung und Krebs

Reich an Antioxidanzien

Lebensmitteltabelle
Lebensmittel sind reich an Antioxidanzien, wenn sie einen sehr hohen Gehalt an Vitalstoffen und bioaktiven Substanzen (= sekundäre Pflanzeninhaltsstoffe) und Ballaststoffen haben.

Lebensmittel	Vitamin A, Betacarotin	Vitamin B	Vitamin C
Getreide-Vollkorn			
Dinkel	•	••	
Gerste		•	
Hafer		••	
Hirse	•	••	
Naturreis		••	
Roggen	•	•••	
Weizen	•	••	
Weizenkeime	•	•••	
Gekeimtes Getreide	••	•••	•
Vollkorn-Bioteigwaren (Hensel)	•	•	
Obst			
Apfel	•	•	•
Aprikose	•••	•	•
Birne	•	•	•
Brombeere	••	•	•
Honigmelone	•••	•	•
Hagebutte	•••	•	•••
Johannisbeere, Schwarze	•	•	•••
Kirsche	••	•	•
Kiwi		•	••
Mango	•••	•	•
Papaya	•••	•	•
Preiselbeere	•	••	•
Pflaume	••		•

Ernährung zur Krebsvorbeugung

SPEZIAL

Vitamin E	Mineralstoffe, Spurenelemente	Selen	Zink	Sekundäre Pflanzenstoffe	Ballaststoffe
••	••		•	••	•••
•	••	•	••	••	•••
••	••	•	••	••	•••
•	•••	•	•	••	••
•	••	••	•	••	••
••	•••	•	•	••	••
••	••	•		••	•••
•••	••		••	••	•
••	•••	•	•••	•••	•••
••	•••	•	••	••	••
•	••			••	•••
•	•••		•	•••	••
•	••		•	••	••
•	••			••	•••
•	••		•	••	•
••	••		••	••	•
•	•••		•	•••	•••
•	••			••	••
	•			•	•••
	••			••	•
•	••			•••	••
	•		•	••	••
•	••		•	••	••

Ernährung und Krebs

Lebensmittel	Vitamin A, Betacarotin	Vitamin B	Vitamin C
Sanddorn	•••	••	•••
Zitrusfrüchte (Grapefruit, Orange, Zitrone)	•	•	•
Öle, Nüsse, Samen (Öle: nur wenn 1. Pressung)			
Olivenöl	•		
Maiskeimöl	•	•	
Leinöl		•	
Rapskernöl (Fauser)	•		
Sojaöl	•		
Weizenkeimöl			
Nüsse, Mandeln	•	•	
Leinsamen		•	
Gemüse, Salat			
Artischocke	•	•	•
Avocado	•	•	•
Bohnen	••	•	•
Brokkoli	•••	••	•••
Chicorée	•••	••	•
Erbsen frisch (Schote und Samen)	••	••	••
Feldsalat	••	•	•
Fenchel	••	•	•
Grünkohl	•••	•	•••
Kohl	•	•	•
Kartoffeln	•	••	•

Ernährung zur Krebsvorbeugung ▶

Vitamin E	Mineralstoffe, Spurenelemente	Selen	Zink	Sekundäre Pflanzenstoffe	Ballaststoffe
	••			••	••
•	••		•	••	•
••				••	
••				•••	
•				•••	
••				•••	
•				•••	
•••				•••	
••	••		•	••	••
••	••			••	•••
•	••		•	•••	•
•••	••			••	•
•	••	•		•••	••
•	•••		•	•••	••
•	••		•	•••	••
	••	•	••	•••	•••
•	••		•	•••	•••
	••		•	••	••
	••		•	•••	•••
••	••		•	•••	•••
	••	•	•	••	••

Angaben nach der Lebensmitteltabelle Souci/Fachmann/Kraut (Wiss. Verlagsgesellschaft) und Leitzmann/Watzl (Hippokrates), in ein bis drei Punkten, wobei der effektive Gehalt gerade bei Obst, Gemüse und Salat differiert je nach Reifegrad bei Ernte und Lagerung.

Ausreichende Versorgung mit bioaktiven Substanzen

Neben Vitaminen, Mineralien und Spurenelementen gibt es in der Nahrung weitere gesundheitsfördernde Bestandteile, die sogenannten bioaktiven Substanzen. Neben den Ballaststoffen gehören hierzu die sekundären Pflanzenstoffe und die milchsauren Nahrungsmittel. Sie haben ähnliche Wirkung wie Vitamine und Antioxidanzien, unterstützen das Immunsystem, helfen Krebs erzeugende Stoffe zu neutralisieren und steigern die Verträglichkeit – und den Geschmack beispielsweise bei Knoblauch – des Essens.

Auch die Aufnahme von Vitaminen wird durch sekundäre Pflanzenstoffe gefördert. So zeigen Untersuchungen, dass die isolierte Gabe einzelner Vitamine keinen gesundheitsfördernden Effekt hat, während eine Steigerung der Vitaminaufnahme durch ausgewählte Nahrungsmittel gesundheitsfördernde Wirkungen hat.

Bioaktive Substanzen sind vor allem in Obst und Gemüse enthalten. Bisher ist nur ein Bruchteil der sekundären Pflanzenstoffe überhaupt bekannt, wahrscheinlich gibt es mehr als 60 000 verschiedene Substanzen. Viele davon

Sekundäre Pflanzenstoffe sind wichtig

Substanz	Wirkung	Enthalten in	Krebshemmend bei
Carotinoide	Antikanzerogen, antioxidativ, immunmodulierend	Orangen, gelbem und grünem Gemüse	Lungenkrebs, Magen- und Dickdarmkrebs
Lycopin	Antikanzerogen	Tomaten, Tomatenmark	Prostatakrebs
Phytosterine	Antikanzerogen	Kalt gepressten Ölen	Darmkrebs
Saponine	Antikanzerogen, antimikrobiell, immunmodulierend	Hülsenfrüchten	Darmkrebs
Glucosinolate	Antikanzerogen, antimikrobiell	Senf, Kohl, Meerrettich	Magenkrebs, Brustkrebs allgemein, Leberkrebs
Flavonoide wie Querzitin	Antikanzerogen, antioxidativ, immunmodulierend	Gemüse	Bronchialkarzinom, Magenkrebs
Phytoöstrogene wie Genestein	Antikanzerogen, antioxidativ	Sojabohnen	Brustkrebs, Gebärmutterkrebs, Prostatakrebs

Ernährung zur Krebsvorbeugung

haben gesundheitsfördernde Effekte, unter anderem wirken zahlreiche Substanzen auch krebshemmend. Die Wirkmechanismen hierbei sind bislang noch ungenügend erforscht. Auch ist nicht bekannt, in welcher Dosis sekundäre Pflanzenstoffe aufgenommen werden sollten.

Die Industrie ist auf die Veröffentlichungen über die vor Krebs schützende Wirkung von sekundären Pflanzenstoffen eingestiegen und produziert mittlerweile zahlreiche Einzelsubstanzen oder Kombinationen an bioaktiven Substanzen. Vorsicht ist in jedem Falle geboten bei der Einnahme von im Handel angebotenen Einzelstoffen zur Krebsvorbeugung oder gar zur Krebstherapie. Möglicherweise ist die Gabe von einzelnen Substanzen sogar schädlich. So ergab sich bei einer Studie der Verdacht, dass durch die isolierte Gabe von Betacarotin die Lungenkrebsrate sogar ansteigen kann, während bekannt ist, dass eine vollwertige vegetarische Ernährung die Erkrankungsrate senkt.

Essen Sie richtig

Unser Verdauungssystem ist ein hoch kompliziertes System mit vielen Funktionen. So wird die Nahrung zuerst im Mund zerkleinert, eingespeichelt und dabei gleitfähig gemacht und bereits mit den ersten Verdauungsstoffen (Enzymen) angereichert. Nach dem Schlucken gelangt der Speisebrei in den Magen, wo mithilfe der Magensäure eine weitere Andauung und Verflüssigung erfolgt.

Wird der so vorverdaute Speisebrei in den Dünndarm weitergegeben, werden dort unter Zufuhr von Gallensäften und Bauchspeicheldrüsenenzymen die Nährstoffe aus der Nahrung herausgelöst, sodass sie über die Darmschleimhaut in den Körper aufgenommen werden können. Im Dickdarm wird schließlich die Flüssigkeit entzogen, der Stuhl wird eingedickt und anschließend ausgeschieden.

Unser Verdauungssystem kann nur optimal arbeiten, wenn wir ihm auch ausreichend Zeit dazu lassen. Hier gelten folgende Grundsätze:

Essen Sie langsam!
Bei zu schnellem Hinunterschlingen der Nahrung wird zum einem die Nahrung nicht richtig zerkleinert, zum anderen kann die bereits in der Mundhöhle einsetzende Vorverdauung nicht richtig beginnen. Es kommt dadurch oft zu Völlegefühl und ungenügender Sättigung. Außerdem gehen dem Körper wertvolle Nährstoffe verloren, weil diese bei nicht ausreichender Zerkleinerung der Nahrung nur unvollständig aufgenommen werden können.

Ernährung und Krebs

- Für eine optimale Ernährung ist es daher wichtig, dass Sie sich Zeit zum Essen lassen, die Speisen richtig zerkauen und gut einspeicheln.

Ein Nebeneffekt des langsamen und gemütlichen Essens ist, dass das Sättigungsgefühl auf natürliche Weise einsetzt. Sie essen dadurch weniger und mit größerem Genuss. Richtig gegessen haben Sie, wenn Sie sich nach dem Essen munter statt müde fühlen.

Lieber kleine Portionen
Mit zu großen Mahlzeiten überlasten Sie Ihr Verdauungssystem. Die Verdauung wird dabei unvollständig und die Nahrung nicht optimal ausgewertet. Eine unvollständige Verdauung führt zu Störungen wie übermäßigem Aufstoßen, Blähungen und übel riechendem Stuhlgang.

Ein weiterer unangenehmer Nebeneffekt des »voll geschlagenen Bauches« ist – weil ein Sättigungsgefühl frühestens nach 15 Minuten eintritt –, dass Sie deutlich weniger leistungsfähig sind. Bei abendlichen Großmahlzeiten schlafen Sie schlecht. Essen Sie daher statt weniger großer Mahlzeiten mehrere kleine Portionen über den ganzen Tag verteilt. Essen Sie die letzte größere Mahlzeit spätestens drei Stunden vor dem Schlafengehen.

Ausreichende Flüssigkeitszufuhr
Eine ausreichende Flüssigkeitszufuhr ist nicht nur notwendig für die Verdauung, sondern auch für die Entgiftung und Entschlackung unseres Körpers. Unsere Nieren als Entgiftungsorgane können umso besser arbeiten, je besser sie mit Flüssigkeit versorgt werden.

- Eine ausreichende Trinkmenge hilft auch dabei, dass mit der Nahrung aufgenommene Ballaststoffe richtig quellen können. Dadurch kann die in unserer Gesellschaft so häufige Verstopfung vermieden werden.

Die Auswahl an Getränken ist vielfältig – jeder wählt nach seinem Geschmack.

Ernährung zur Krebsvorbeugung ◂

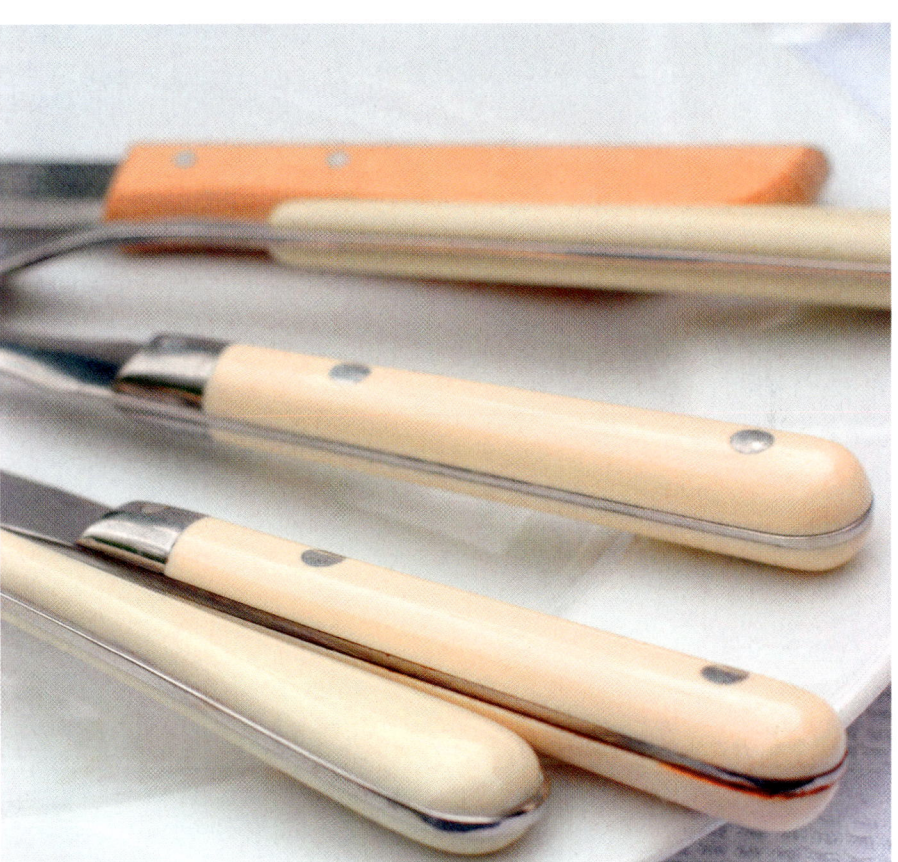

Die optimale Trinkmenge pro Tag beträgt im Durchschnitt 1,5 bis 2 Liter, an heißen Sommertagen oder bei erhöhtem Flüssigkeitsverlust (Schwitzen, Durchfall) auch deutlich mehr. Gerade ältere Menschen müssen bewusst auf eine ausreichende Trinkmenge achten, denn bei ihnen nimmt das Durstgefühl oft ab. Als Getränke eignen sich Mineralwasser, Kräuter- und Früchtetees, verdünnte Gemüse- und Obstsäfte. Je nach Wasserqualität kann auch Leitungswasser getrunken werden.

Alkoholische Getränke wie Wein und Bier sollten Sie dabei nur gelegentlich genießen, und auf hochprozentige Getränke am besten ganz verzichten.

Ernährung in der Praxis

Das Wissen um die komplexen Zusammenhänge einer gesunden Ernährung muss nun in die tägliche Praxis umgesetzt werden. Hier geht es um die ideale Auswahl von Nahrungsmitteln, die richtigen Kombinationen, um sinnvolle Mengen und die richtige Reihenfolge der Speisen.

Ihr Energie- und Nährstoffbedarf

Sie brauchen keine spezielle Diät. Essen Sie abwechslungsreich, ausgewogen und fettarm in der Form, die am besten bekömmlich ist und Ihnen schmeckt. Damit wird der Energiebedarf gedeckt, es entsteht kein Übergewicht, und Verdauung und Stoffwechsel können ordnungsgemäß arbeiten.

Sehr anschaulich wird das anhand der nachfolgend abgebildeten Ernährungspyramide dargestellt.

So decken Sie Ihren Energie- und Nährstoffbedarf

Damit unser Organismus lebensfähig bleibt, benötigt er:

- Grundnährstoffe wie Kohlenhydrate, Eiweiß, Fett
- Wirkstoffe wie Vitamine, Mineralstoffe, Spurenelemente, bioaktive Substanzen (= sekundäre Pflanzenstoffe), Substanzen in fermentierten, milchsauer vergorenen Lebensmitteln und Ballaststoffe

Die Zusammensetzung macht's

Im Allgemeinen errechnet sich der tägliche Energiebedarf aus den Grundnährstoffen und sollte sich folgendermaßen aufteilen:

Kohlenhydrate	55–60 %	=	275–300 g	1000–1200 kcal / 4200–4800 kJ
Eiweiß	12–15 %	=	50–75 g	200–300 kcal / 840–360 kJ
Fett	25–30 %	=	50–80 g	450–720 kcal / 1800–2880 kJ

Der Gesamtkalorienbedarf des Einzelnen liegt dabei zwischen 1650 und 2220 kcal (6930 und 9324 kJ), er kann aber je nach Krankheit und Krankheitsstadium auch entsprechend höher steigen.

Ernährung in der Praxis ▶

So sollte sich Ihre Ernährung idealerweise zusammensetzen:

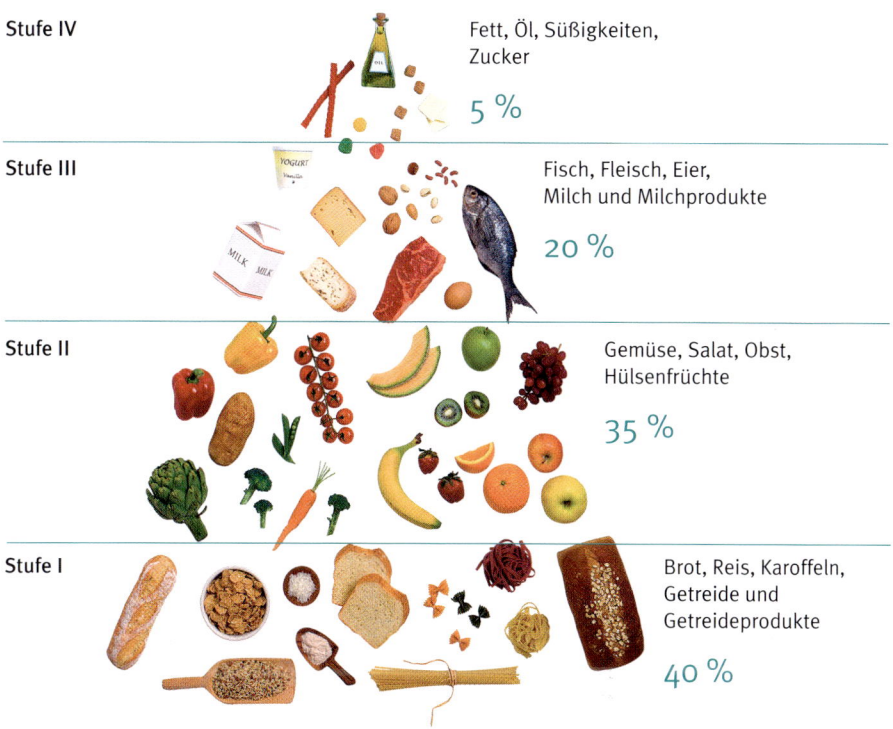

Stufe IV — Fett, Öl, Süßigkeiten, Zucker — 5 %

Stufe III — Fisch, Fleisch, Eier, Milch und Milchprodukte — 20 %

Stufe II — Gemüse, Salat, Obst, Hülsenfrüchte — 35 %

Stufe I — Brot, Reis, Karoffeln, Getreide und Getreideprodukte — 40 %

Stufe I: Sie essen gesund auf der Basis von Getreideprodukten, vor allem aus Vollkorn.
Stufe II: Es folgen Gemüse, Salat, Hülsenfrüchte und Obst.
Stufe III: Milch, Milchprodukte, Fisch, Fleisch und Geflügel machen einen geringeren Anteil Ihrer Nahrung aus.
Stufe IV: Mit Fett, Öl und Zucker sollten Sie sparsam umgehen.

Ernährung und Krebs

Der Energiebedarf ist von Mensch zu Mensch je nach Typ unterschiedlich, abhängig auch von Gesundheit oder Krankheit, dem Grundumsatz und der körperlichen Aktivität. Das Körpergewicht zeigt an, ob die Nahrungsaufnahme zu wenig, ausreichend oder zu viel ist. Die Nahrungsmenge sollte bei höchstmöglicher biologischer Qualität gerade den individuellen Eigenbedarf decken.

Bei einem schweren Krankheitsverlauf, während einer belastenden Behandlung oder nach einer Operation kann eine persönliche Beratung zur Ernährungstherapie hilfreich und angezeigt sein. Bei einem Krebskranken kann der Grundumsatz erhöht sein, sodass mehr Energie verbraucht wird. Dies ist unbedingt zu berücksichtigen.

Grundnährstoffe und Vitalstoffe, Säure-Basen-Haushalt

Alles, was unser Körper zur Energiebereitstellung und zum Aufbau benötigt, nehmen wir über unsere Nahrung in Form der Grundnährstoffe Kohlenhydrate, Fette und Proteine auf. Für die Funktion unseres Stoffwechsels und für den Säure-Basen-Haushalt benötigen wir darüber hinaus die Vitamine, Mineralien und Spurenelemente. Nachfolgend zeigen wir die Zusammenhänge auf.

Kohlenhydrate

Kohlenhydrate, die rasch verdaut werden:
Das beinhaltet Zucker in jeder Form: sowohl Traubenzucker (Glukose) und Fruchtzucker (Fruktose), wie er in Gemüse und Früchten enthalten ist, als auch Haushaltszucker (Saccharose), also isolierten Zucker. Haushaltszucker dient nur zum Süßen und hat keinerlei Wertstoffe mehr.

Weißer Zucker, brauner Zucker und Honig sollten in einer gesunden Ernährung nicht als Nahrungsmittel, sondern als Gewürz und Genussmittel Beachtung finden. Je sparsamer Sie damit umgehen, desto geringer wird das Verlangen nach Süßem. Ernährungsphysiologisch betrachtet sind all diese Produkte entbehrlich, da sie nur leere Kalorien darstellen, aber keine Wertstoffe enthalten. Auch Honig besteht hauptsächlich aus Zucker. Der Anteil an Enzymen, Vitaminen und Mineralstoffen macht einen kleinen Anteil am Rande aus.

Zucker, Süßigkeiten und süßes Gebäck verdrängen lebenswichtige Nährstoffe und führen im Übermaß zu Karies, Übergewicht und Stoffwechselstörungen. Sie übersäuern den Organismus, verändern die Darmbakterienflora und führen möglicherweise auch zu einer unerwünschten Pilzbesiedelung im Darm.

Zucker, den der Organismus benötigt, ist ausreichend in Obst, Gemüse, Vollgetreideprodukten sowie allen kohlenhydratreichen Lebensmitteln enthalten.

Kohlenhydrate, die langsam verdaut werden:
Dazu gehört Stärke in Form von verdaulichem Mehrfachzucker oder dem Energiespeicher in Kartoffeln, Getreide, Hülsenfrüchten, Soja, Gemüse und Obst. Stärke wird langsamer abgebaut als Zucker zu Traubenzucker und stellt eine wichtige Energiequelle für die Zellerneuerung dar.

Kohlenhydrate, die unverdaulich, aber wichtig sind:
Ballaststoffe sind ein wesentlicher Bestandteil unserer Nahrung; zum einen die unverdauliche Zellulose in Vollgetreide und -gemüse und zum anderen Pektin, ein Ballaststoff, der in vielen Obstsorten enthalten ist.

Belasten Sie Ihren Organismus nicht mit leeren Kohlenhydraten wie Haushaltszucker oder Weißmehl. Wählen Sie stattdessen als gesunde Energiequelle aus Stärke und Ballaststoffen

Zuckergehalt einiger »zuckerreicher Kleinigkeiten«

	Kohlenhydrate in Gramm	= Stück Würfelzucker à 3 Gramm
Orangennektar, 0,2 l	24	8
Fruchtsaftgetränk, 0,2 l	24	8
Traubensaft, 0,2 l	30	12
Cola, 0,2 l	24	8
Limonade, 0,2 l	27	9
1 Glas Nutella, 400 g	236	79
1 Tafel Vollmilchschokolade, 100 g	56	19
1 Milchschnitte, 28 g	8	3
1 Rolle Pfefferminz, 30 g	29	10
8 Bonbons, 50 g	49	16
1 Tüte Gummibärchen, 75 g	57	19

Ernährung und Krebs

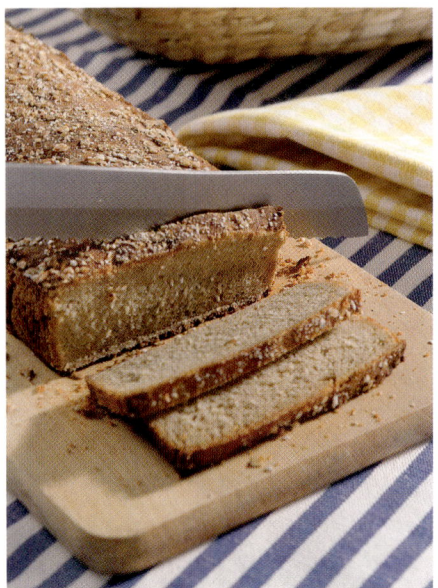

Bringen Sie öfter Vollkorn auf den Tisch. Aber achten Sie darauf, dass auch wirklich das volle Korn drin ist.

die komplexen Kohlenhydrate. Mit der Energie und den Wirkstoffen aus Vollkorn, Hülsenfrüchten, Soja, Obst und Gemüse wird auch ein gestörter Kohlenhydratstoffwechsel verbessert. Setzen Sie pflanzliche Lebensmittel an die erste Stelle und wählen Sie ballaststoffhaltige Kohlenhydrate.

Eiweiß

Eiweiß – Protein – ist der Grundbaustein jeder Körperzelle und durch nichts anderes zu ersetzen. Täglich werden in unserem Körper Millionen von Zellen umgebaut und erneuert, wozu eine ausreichende Zufuhr von Eiweiß erforderlich ist.

Eiweiß findet sich hauptsächlich in Milch, Milchprodukten, Käse, Eiern, Fleisch, Fisch, Soja, Nüssen, Samen, Hülsenfrüchten, Weizenkeimen und Hefeprodukten; in etwas geringerer Menge auch in Getreide, Reis, Kartoffeln und Gemüse. Tierisches Eiweiß hat eine höhere biologische Wertigkeit als pflanzliches und wird dadurch anders vom Organismus verwertet. Durch die Kombination verschiedener Eiweißträger wird die Versorgung mit allen wichtigen Aminosäuren sichergestellt.

- Krebskranke haben meist einen etwas höheren Eiweißbedarf als Gesunde. Wenn die Versorgung mit Eiweiß nicht ausreichend ist, besteht die Gefahr, dass die Leistungsfähigkeit reduziert und Muskelmasse abgebaut wird. Milchprodukte sind eine leicht verdauliche und hochwertige Eiweißquelle.

Wertigkeit. Das mit der Wertigkeitsziffer 100 eingestufte Eiweiß im Ei entspricht am besten dem Eiweißbaustein-Bedarf des menschlichen Organismus und kann somit dem Stoffwechsel am besten dienen. Das Ei-Eiweiß wird noch übertroffen von dem Eiweißanteil aus Kurmolke mit der Wertigkeit 104, das Albumin-Globulin enthält. Kurmolke stellt daher eine wertvolle Anreicherung Ihres Speiseplans dar.

Ernährung in der Praxis

Eiweißversorgung kontrollieren

Pro Tag benötigt unser Organismus 0,8 bis 1 Gramm Eiweiß pro Kilogramm Körpergewicht. Hier geben wir Ihnen eine kleine Orientierungshilfe für die Zusammenstellung Ihres täglichen Speiseplans, damit die Versorgung mit Eiweiß stimmt.

Gehalt von Eiweiß in Gramm:

Kartoffeln, 200 g	3	Nüsse, 50 g	8
1 Scheibe Brot	3–4	Nudeln, 200 g	8
2 EL Quark	5	Getrocknete Erbsen, Bohnen oder Linsen, 60 g	13
1 Becher Joghurt	6	Getrocknete Sojabohnen, 60 g	21
1 Glas Milch	6	Fisch, 150 g	25
1 Ei	7	Fleisch, 125 g	25
1 Scheibe Käse	7–8		

Wertigkeit einzelner Eiweißanteile in Lebensmitteln

Vollei	100
Kartoffeln	98
Rindfleisch, Fisch	87–91
Milch, Käse und Soja	84–88
Reis	81
Roggen, Mais, Erbsen	70–74
Weizen	56

Eine Kombination tierischer Eiweißprodukte mit pflanzlichen wird vom Körper oft besser vertragen als die Versorgung mit nur pflanzlichem oder nur tierischem Eiweiß; durch Kombination kann sogar eine Wertigkeit von 137 erreicht werden.

So lässt sich's ideal kombinieren!

Bei der Zubereitung von Speisen sollten Sie auf die Zusammenstellung achten, um zu gewährleisten, dass der Stoffwechsel am schonendsten vollendet arbeiten kann. Gute Kombinationen sind beispielsweise:

- Pellkartoffeln mit Ei oder Magerquark und Leinöl
- Kartoffeln mit Käse
- Getreide mit Nüssen
- Linsen mit Sojawürstchen
- Kurmolke-Getränk mit Karottenmost
- Reisgericht mit Tofu
- Bohnen und Mais
- Milch und Weizen
- Vollei und Weizen

- Vollei und Milch
- Vollei und Kartoffeln

Entscheidend ist wie immer die persönliche Verdauungsleistung. Manche Menschen haben eine starke Abneigung gegen Fleisch, bei anderen besteht durch Laktase-Mangel eine Unverträglichkeit gegen Milch. In diesem Fall können dennoch gesäuerte Milchprodukte mit lebenden Keimen (Bioghurt oder Kefir) in kleinen Mengen bekömmlich sein.

Fette und Öle

Fette und Öle machen ein Essen schmackhaft und sind ein wichtiger Energiespender, enthalten sie doch doppelt so viele Kalorien wie Kohlenhydrate oder Eiweiß. Sollten Sie sich vor Übergewicht hüten müssen, gehen Sie bewusst sparsam mit Fett um und hüten Sie sich vor allem auch vor versteckten Fetten. Möchten Sie dagegen Gewicht zulegen, dürfen Sie großzügig Butter, Margarine, Sahne und Öl verbrauchen. Man weiß heute, welch entscheidende Rolle Quantität und Qualität der Aufnahme von Fett in der Ernährung zukommt und wie wichtig es auch ist, den Fettverzehr ernährungstherapeutisch bewusst auszurichten.

In puncto Quantität gilt es aber dennoch maßzuhalten. Denn man weiß heute, dass zu viel Fett die Ursache dafür sein könnte, dass vermehrt Gallensäuren in den Darm abgegeben werden, die dann durch bakterielle Umwandlung Krebs begünstigen.

Entscheidend ist auch die richtige Auswahl der Fette. Hier gilt: je naturbelassener, desto besser! Vermeiden Sie einfache Margarine, gehärtete Fette und raffinierte, übliche Tafelöle. Bei der Herstellung und Aufbereitung dieser Fette, auch von Frittierfetten oder bei Fetten in Fertig-Salatsoßen, Keksen oder Chips, entstehen »Transfettsäuren«, die sich bei Krebs oder Erkrankungen wie Arteriosklerose und Herz-Kreislauf-Leiden ungünstig auswirken. Meiden Sie auch Light-Produkte wie Halbfettmargarine oder -butter. Denn

---

GUT ZU WISSEN

Fette sind lebensnotwendig

Fett ist unentbehrlich für viele Stoffwechselvorgänge, es reguliert das Sättigungsgefühl. Fettlösliche Vitamine wie Provitamin A, Vitamin A, D, E, K, essenzielle Fettsäuren, Phytosterine, Lecithin und Tocopherole – all diese wichtigen bioaktiven Substanzen kann der Körper nur mithilfe von Fett aus dem Darm aufnehmen.

Ernährung in der Praxis

diese durchlaufen zu viele chemische Aufbereitungsschritte. Essen Sie möglichst wenig Lebensmittel, die üppig versteckte Fette enthalten, also fettes Fleisch, Schinken und Speck, fettreiche Wurst- und Käsesorten, fettreiche Backwaren und Fertigprodukte.

Verwenden Sie zur Speisenzubereitung nicht mehr als 30 Gramm Fett, das entspricht ungefähr 3 Esslöffel Öl, und als Brotaufstrich nicht mehr als 20 Gramm Butter oder Margarine pro Tag. Achten Sie dagegen bei Appetitlosigkeit und Untergewicht darauf, dass die Fettmenge nicht unter 30 Gramm sinkt.

Wählen Sie als Zubereitungsfett ausschließlich naturbelassene, kalt gepresste Pflanzenöle – verschiedene Sorten immer wieder abwechselnd – wie Olivenöl nativ extra, Rapskernöl, Sonnenblumenöl, Maiskeimöl, Leinöl, Nussöl oder Pflanzenmargarine mit 60 bis 75 % kalt gepressten, naturbelassenen Pflanzenölen im Fettanteil (Vollöl-Margarine). All diese Produkte sind im Reformhaus erhältlich. So sichern Sie sich die notwendigen verschiedenen Fettsäuren mit den natürlichen Begleitstoffen und den Linol- und Linolensäuren. Nehmen Sie zum Braten Oliven-, Rapskern- oder Sonnenblumenöl. Die Ergänzung mit gesättigten Fettsäuren bieten frische Butter und Sahne. Essen Sie wegen der Omega-3-Fettsäuren gelegentlich fetteren Meeresfisch.

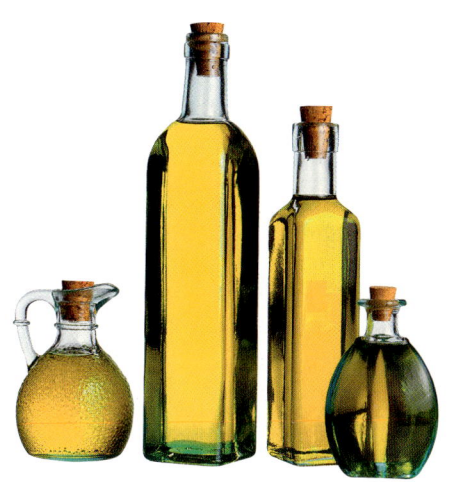

Naturbelassene, kalt gepresste Öle sind wertvolle Lieferanten von essenziellen Fettsäuren und Vitaminen.

MCT-Fette

Wenn Sie in Ihrer Ernährung durch Fettgenuss Probleme haben oder wenn die Fettverdauung krankheitsbedingt gestört ist, können MCT-Fette mit wesentlich weniger Verdauungsaufwand – ohne Gallensäuren und Enzyme (Lipase) – in die Schleimhautzellen des Dünndarms gelangen und ohne Umweg über die Lymphgefäße direkt in das Pfortaderblut übergeben werden.

Gute diätetische Möglichkeiten bieten MCT-Basis-Diätmargarine, Diät-Speiseöl und daraus entwickelte Brotaufstriche. Als MCT-Fette bezeichnet man mittelkettige Fettsäuren, sie sind im Reformhaus erhältlich.

Ernährung und Krebs

Wichtig

Auf die richtige Auswahl achten

Eine ausgewogene, das Krebsrisiko senkende Formel für die Verwendung von Fetten lautet: Mischen Sie verschiedene Fettarten, die »gesättigte«, »einfach ungesättigte« und »mehrfach ungesättigte« Fettsäuren enthalten. Entscheidend ist die richtige Mischung.

Fettgehalt in Fett und Lebensmitteln pro 100 Gramm

	Fett insgesamt in Gramm	Gesättigte Fettsäuren in %	Einfach gesättigte Fettsäuren in %	Mehrfach ungesättigte Fettsäuren in %
Fette:				
Butter	80	65,0	28,0	6,5
Margarine Fauser Vitaquell	80	20–25	22–32,5	43–60
Kalt gepresste, naturbelassene Öle:				
Maiskeimöl	100	14,5	32,5	52,0
Sesamöl	100	12,0	38,0	41,0
Leinöl	100	10,0	18,0	14,0
Rapskernöl	100	7,0	57,0	27,0
Olivenöl	100	5,5	74,0	9,5
Getreide:				
Hafer	7	1,3	2,5	2,8
Dinkel, Weizen, Roggen, Buchweizen	2	0–0,3	0,1–0,3	0–0,8
Wal- und Haselnüsse	63	5	39	12
Mandeln, Mandelmus	55–59	4,3	37,0	10,0
Fisch:				
Kabeljau	0,4	0,1	0,1	0,3
Forelle	2,7	2	2,7	4,9
Lachs	13,6	22	45	52

	Fett insgesamt in Gramm	Gesättigte Fettsäuren in %	Einfach gesättigte Fettsäuren in %	Mehrfach ungesättigte Fettsäuren in %
Milchprodukte:				
Vollmilch	3–5	2,4	0,9	0,2
Quark	0–12	0,1–9,4	0–0,1	0,2–0,7
Mascarpone	48	29,2	3	1,6
Käse	0–34	2,7–20,3	1,4–9,3	0,5–1,5
Fleisch:				
Kalb, Pute, Wild	1,4–15	0,4–5,4	0,2–1,6	0,2–3,4
Schwein, Schinken	3,6–33	8,8	1,4–6,4	1,4–3,6
Wurst, mager	5,0	1,4	4,4	0,6
Leberwurst, Salami	50,0	8–13	13,7	2,4–3,6
Vegetarischer Aufstrich:				
Schlemmerpastete (Danga)	22,0	10,7	9,5	2,3
Brotaufstrich Gurke-Mais	7,2	3,3	3,3	0,6
Vitam-Sonnenblumen-Brotaufstriche	32,7	3,6	19,4	9,6
Hefeextrakt Vitam-R	0,5	0,1	0	0

Die Vitalstoffe

Um die Versorgung des Körpers mit den Grundnährstoffen brauchen wir heute kaum besorgt zu sein. Hier besteht höchstens ein Zuviel oder die Zusammensetzung ist falsch. Die Schutzfaktoren jedoch, die Zufuhr von Vitaminen, Mineralstoffen, Ballaststoffen und anderen bioaktiven Substanzen ist nicht immer gesichert. Viele dieser Wirkstoffe sind in großer Vielfalt in jeder Pflanze zu finden.

Ernährung und Krebs

- Unsere Gesundheit und unser körperlich-seelisches Wohlergehen werden mitbestimmt von der Aufnahme bioaktiver Wirkstoffe in unseren Lebensmitteln.

Je abwechslungsreicher und qualitativ hochwertiger unsere Nahrung ist, umso mehr dieser Wirkstoffe sind darin enthalten. So kommt der alte Satz von Hippokrates zu immer wieder neuen Ehren: »Lasst unsere Nahrungsmittel unsere Heilmittel sein, lasst unsere Heilmittel unsere Nahrungsmittel sein.«

Die meisten Wirkstoffe sind in Getreide, Gemüse, Obst, Nüssen, Samen und Milch enthalten. Produkte aus ökologischem Anbau haben meist die bessere geschmackliche und ernährungsphysiologische Qualität, geringere Rückstandsmengen und bessere Umwelt- und Sozialverträglichkeit. Je frischer die Früchte und je natürlicher gewachsen, desto besser ist ihre Wirkung auf den menschlichen Organismus.

Decken Sie bis zu 70 % Ihres täglichen Bedarfs durch Lebensmittel aus dem pflanzlichen Bereich. So wählen Sie weniger Kalorien bei hoher Nährstoffdichte. Zudem sind Krebs hemmende heilende Substanzen fast ausschließlich in den pflanzlichen Lebensmitteln zu finden.

Vitamine, Mineralstoffe und Spurenelemente

Diese wichtigen Wirkstoffe kommen in unseren Lebensmitteln in Milligramm oder Bruchteilen davon vor. Sie sind aber für viele Stoffwechselvorgänge unerlässlich und auch an Abwehrfunktionen des Immunsystems und am Aufbau von Körperzellen entscheidend beteiligt.

Die meisten Vitamine und Mineralstoffe können vom Körper selbst nicht gebildet werden und müssen daher mit der Nahrung aufgenommen werden.

- Wenn wir uns mit Vollgetreide, rohem Obst und Gemüse, frischer Milch und naturbelassenen Fetten vollwertig ernähren, können wir sicher sein, dass alle lebensnotwendigen Vitamine, Mineralstoffe und Spurenelemente dem Organismus zugeführt werden.

In Zeiten erhöhten Stresses, bei zu viel Koffein- und Alkoholgenuss, grippalen Infekten, Fieber, während oder nach Krankheit, während einer anstrengenden Krebstherapie oder hoher Belastung mit Umweltgiften kann der Bedarf jedoch sehr viel höher sein, als es beispielsweise die Deutsche Gesellschaft für Ernährung (DGE) angibt. Tabellen über den durchschnittlichen täglichen Bedarf an allen Vitaminen und Mineralstoffen geben die DGE und

Ernährung in der Praxis

die Ernährungsberatungsstellen der Länder heraus.

Wasserlösliche Vitamine
Vitamine und Mineralstoffe sind der beste Schutz gegen freie Radikale, der beste »Jungbrunnen«, den wir bedienen müssen. Die Vitamine der B-Gruppe und Vitamin C sind die wesentlichsten der wasserlöslichen Vitamine und werden schnell vom Körper aufgenommen.

Vitamine der B-Gruppe
Entscheidend für einen guten, funktionierenden Stoffwechsel ist die Gruppe der B-Vitamine. Sie sind verantwortlich für den Stoffwechsel der Kohlenhydrate und der Eiweiße, für Zellaufbau, Nerven, Herz, Haare, Wachstum, Abwehrkräfte und Bindegewebe.

Diese Vitamine sind enthalten in Vollkorngetreide, Milch und Milchprodukten, Fleisch, Eiern, Hülsenfrüchten, Käse, milchsaurem Gemüse, Soja, Weizenkeimen sowie Sprossen.

Vitamin C
Vitamin C wirkt antioxidativ und als Zellschutzstoff beim Aufbau der Zelle. Es stärkt das Immunsystem, hemmt die Nitrosaminbildung im Darm, hilft Giftstoffe abzubauen und mindert das Risiko, an Krebs zu erkranken. Vitamin C ist enthalten in allem Obst, besonders in Schwarzen Johannis-

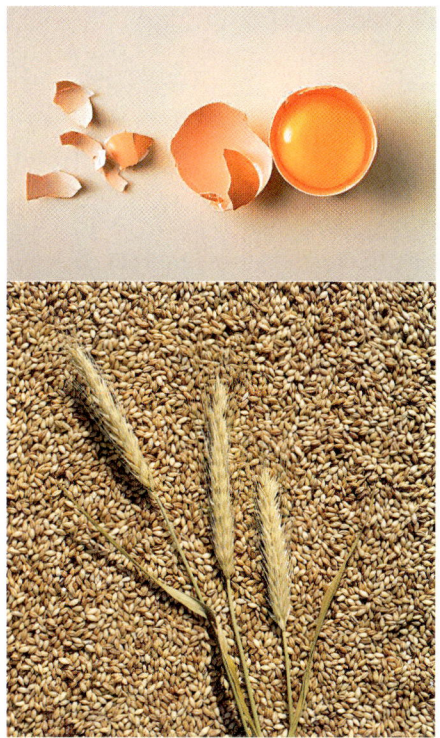

Ei und Weizen – eine hochwertige Eiweißquelle und reich an Vitamin B.

beeren, Hagebutten, Sanddorn und Acerolakirschen sowie in Gemüse und Kartoffeln.

Fettlösliche Vitamine
Vitamine A und E in Verbindung mit Selen und den sonstigen Vitalstoffen stärken in besonderem Maße die Abwehrkraft gegen freie Radikale. Sie können ihre Wirkung nur in Verbindung mit Fett entfalten.

Ernährung und Krebs

Vitamin A und Provitamin A
Diese beiden Vitamine werden auch als Carotinoide bezeichnet. Sie wirken zellschützend, schützen Haut und Schleimhäute, dienen der Sehfähigkeit bei Dunkelheit, stärken das Immunsystem, mindern das Risiko für Haut-, Kehlkopf-, Lungen-, Speiseröhren-, Magen-, Gebärmutterhals- und Prostatakrebs. Vitamin A sowie Provitamin A findet man in Butter, Milch, Käse und Ei. Mehr über Carotinoide finden Sie auf Seite 54.

Vitamin E
Vitamin E wirkt zellschützend, unterstützt die Leber bei der Entgiftung und stabilisiert das Immunsystem. Auch bei Gelenkerkrankungen ist Vitamin E hilfreich. Es ist enthalten in Vollgetreide, Sonnenblumen-, Soja-, Maiskeim-, Weizenkeim- und Leinöl, Weizenkeimen, Soja, Nüssen sowie in Hering und Makrele.

Vitamin D
Vitamin D ist wichtig für die Aufnahme des Körpers von Kalzium, für Haut, Zähne und den Knochenaufbau. Es ist enthalten in Milch und Milchprodukten, Käse (je nach Fettgehalt), Fisch und Eigelb. Vitamin D kann der Körper auch selbst bilden, benötigt dazu jedoch ausreichend Sonnenlicht.

Vitamin K
Vitamin K ist wichtig für die Blutgerinnung. Es ist enthalten in Spinat, Sauerkraut und Grünkohl.

Mineralstoffe und Spurenelemente
Sie sind lebensnotwendig – essenziell – und müssen mit der Nahrung aufgenommen werden. Sie sind weniger empfindlich als Vitamine, gegen Licht und Hitze weitgehend stabil, können jedoch durch langes Wässern ausgelaugt werden.

Kalzium
Eine ausreichende Kalziumaufnahme kann Dickdarmkrebs vorbeugen. Kalzium gelangt zum größten Teil bis in den Dickdarm und bindet dort Krebs fördernde Substanzen wie beispielsweise Gallensäuren. Es ist auch wichtig für stabile Knochen. Kalzium ist enthalten in Milch und Milchprodukten, labgesäuertem Hartkäse, Getreide, Soja, Grünkohl, Brunnenkresse, Haselnüssen, Mandeln und Sesam.

- Bei Krebskrankheiten mit erhöhtem Kalziumspiegel im Blut muss die Kalziumzufuhr allerdings vorübergehend reduziert werden.

Kalium, Magnesium
Sie sind die bedeutendsten Mineralstoffe für die gesunde Zellfunktion.

Fehlt dem Körper Magnesium, zeigt sich dies häufig durch Muskelkrämpfe. Kalium und Magnesium sind enthalten in Kartoffeln, Gemüse, Obst, Hülsenfrüchten, Getreide und Bananen.

Eisen
Eisen ist notwendig für die Bildung roter Blutkörperchen und den Sauerstofftransport in die Zellen. Wertvolle Eisenspender sind Fleisch, Hirse, Hafer, Sojabohnen, Schwarzwurzeln, Spinat, Heidelbeeren und Preiselbeeren.

Lebenswichtige Bausteine in Kleinstmengen

Spurenelemente sind unter anderem Bestandteile von Enzymen oder Hormonen und somit an der Regulation zahlreicher Stoffwechselvorgänge beteiligt. Wir nehmen sie mit dem Trinkwasser, der Nahrung sowie der Atemluft auf. Wichtig zu wissen ist, dass eine übermäßige Aufnahme einiger Elemente schädlich sein kann.

Selen
Selen ist neben Jod, Zink, Kupfer und Eisen das entscheidendste Spurenelement – wirksam zum Zellschutz und als Radikalenfänger. Es hilft Enzyme aufzubauen und entgiftet den Stoffwechsel allgemein von Schadstoffen, beispielsweise von Quecksilber. Ein Selenmangel erhöht das Risiko, an Krebs zu erkranken. Selen nehmen wir über Fisch, Fleisch, Vollkorn, Sesam, Nüsse, Soja, Naturreis und Ei auf. So deckt beispielsweise eine Paranuss oder 5 Mandeln den täglichen Bedarf an Selen.

Sekundäre Pflanzenstoffe
Sie sind die Stars der medizinischen Vorsorge und waren schon immer mitverantwortlich für die Heilwirkung einer naturbelassenen, vollwertigen Ernährung, siehe auch Seiten 32 und 36 ff. Inzwischen hat auch die Wissenschaft sie entdeckt, erforscht und ihre gesundheitsfördernde Wirkung belegt, wie beispielsweise die antibakterielle Wirkung von Knoblauch, die bereits 1550 vor Christus bekannt war.

Die sekundären Pflanzenstoffe können immer nur im Verbund aller Inhaltsstoffe einer Pflanze
- das Immunsystem schützen und verbessern
- vor Infektionen und Entzündungen schützen
- Krebsentstehung hemmen
- vor den schädigenden Einflüssen der freien Radikale schützen
- das Blut fließfähiger machen
- den Blutdruck und den Blutzuckerspiegel regulieren
- den Cholesterinspiegel senken

In einer Pflanze gibt es viele Heil- und Hemmstoffe, von denen wir etwa 5000

Ernährung und Krebs

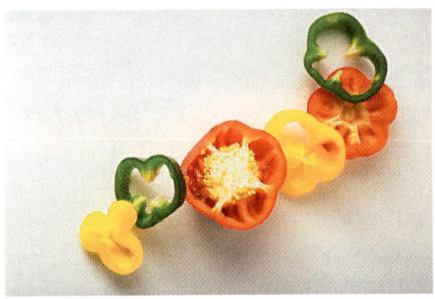

Bioaktive Substanzen kann man schmecken.

bis 10 000 mit der Nahrung aufnehmen; rund 1,5 Gramm täglich. Früher wurden manche dieser Stoffe sogar als giftig eingestuft, heute belegen immer mehr Untersuchungen gesundheitsfördernde Effekte. Die Auswertung von über 200 Studien zeigt, dass ein hoher Gemüse- und Obstverzehr das Krebsrisiko um 50 % senkt, wenn reichlich Frischkost verzehrt wird. Wie diese Pflanzenstoffe dabei wirken, wird weiterhin erforscht.

Wichtig

Wertvolle sekundäre Pflanzenstoffe erhalten

Beachten Sie, dass diese Wirkstoffe, genau wie auch Vitamin C, empfindlich auf Hitze und Licht reagieren. So verliert ein Kopf grüner Salat, in der Sonne gelagert, in einer Stunde 25 % seines Gehalts an Vitamin C und an Carotinoiden.

Die gesundheitsfördernden Wirkungen der sekundären Pflanzenstoffe sind vielfältig. Die wichtigste Eigenschaft ist, dass sie der Entstehung von Krebs entgegenwirken. Dabei übt jede der vielen Stoffgruppen einen anderen Schutzmechanismus aus. Frisches, nicht erhitztes Gemüse, Obst sowie Getreide zeigen dabei in allen Untersuchungen die stärkste Schutzwirkung.

Carotinoide

Carotinoide sind Substanzen pflanzlicher Herkunft, die in gelb-orangefarbenem und grünblättrigem Gemüse vorkommen wie Karotten, Tomaten, Kürbis, Brokkoli, Grünkohl, Spinat, Aprikosen und Pfirsichen. Sie verringern das Krebsrisiko, verbessern das Immunsystem und schützen außerdem vor schädigenden Einwirkungen der freien Radikale.

Phytosterine, Phytoöstrogene

Phytosterine und Phytoöstrogene gelten als Krebshemmer. Sie kommen in Getreide, Soja (besonders das Genistein), Nussen, Nussmus, Sesam und Sonnenblumenkernen vor. Sie verringern sowohl das Dickdarmkrebsrisiko als auch das Risiko für hormonabhängige Krebsarten.

Saponine

Diese Wirkstoffe hemmen das Wachstum von Bakterien, Viren, Pilzen und verringern das Dickdarmrisiko. Sapo-

Ernährung in der Praxis

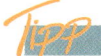

Auf Frische und Vielfalt kommt es an

Essen Sie täglich mehrmals Obst und Gemüse – gern in üppiger Menge und so abwechslungsreich wie möglich. Obst sollten Sie am besten roh essen. Kaufen Sie je nach Jahreszeit Freilandobst und -gemüse. Bedenken Sie in jedem Fall, dass die hilfreichen Inhaltsstoffe empfindlich auf zu lange Lagerung, Licht und Hitze reagieren und somit die Wirkstoffe verloren gehen können.

nine sind enthalten in Hülsenfrüchten, Sojabohnen und Mungobohnen.

Protease-Inhibitoren

Sie regeln Blutdruck und Blutzucker und fangen Sauerstoffradikale. Protease-Inhibitoren können dem Körper über Hülsenfrüchte, Sojabohnen und alle daraus hergestellten Lebensmittel zugeführt werden.

Glucosinolate

Diese Pflanzenstoffe sind in allen Kohlarten, Kresse, Meerrettich, Knoblauch und Rettich enthalten. Durch Zerkleinern entstehen Indol und andere Stoffe, die Krebs erregende Substanzen in früherem und auch späterem Stadium unschädlich machen.

Flavonoide

Diese Stoffe fangen freie Radikale ab, entschärfen Schadstoffe aus der Nahrung und greifen in das Zellgeschehen ein. Flavonoide sind enthalten in der Schale von roten, violetten, blauen und gelben Früchten wie Himbeeren, Blaubeeren, Preiselbeeren und Weintrauben sowie in Gemüsesorten. Außerdem finden wir sie in Wein (Quercetin), Äpfeln, Orangen (weiße Schale nicht zu perfekt entfernen), Kopfsalat, Rotkohl, Auberginen, Zwiebeln, Tee, besonders grünem Tee, Sojabohnen und Sojaprodukten.

Sulfide

Von den Sulfiden rührt der typische Geruch der Zwiebelpflanzen her. Sulfide stärken das Immunsystem, fangen freie Sauerstoffradikale, wirken entzündungshemmend gegen Bakterien, Viren und Pilze und hemmen die Entstehung von Krebs. Sie werden dem Körper über Knoblauch, Lauch, Schnittlauch und Zwiebeln zugeführt.

Fermentierte, milchsauer vergorene Lebensmittel

Jeder weiß, wie wichtig frisches Gemüse und frische Milch für die Gesundheit sind. Diese Lebensmittel wurden und werden bis heute in vielen Kulturen durch milchsaure Vergärung (= Fermentation) schonend konserviert. Die bekanntesten Produkte daraus sind Joghurt und Sauerkraut. Die lebenden

Keime, die dabei erhalten bleiben, gelangen in den Darm und stellen dort ein saures Milieu her, das eine hemmende Wirkung auf die Entstehung von Krankheitserregern hat.

- Milchsäurebakterien sind physiologisch wünschenswerte Bakterien, die einen positiven Einfluss auf die Darmbakterienflora ausüben und somit die schädliche Wirkung von ungünstigen Bakterien reduzieren können.

Milchsäurebakterien wirken sich positiv aus nach Antibiotika- oder Krebstherapie, schützen den Magen-Darm-Kanal vor Infektionen, regulieren die Darmaktivität bei Durchfall oder Verstopfung und üben auch in diesem Bereich eine Krebs hemmende Wirkung im Verbund mit anderen bioaktiven Substanzen aus. Die Fermentation von Milch oder Gemüse ist die einzige Konservierungsmethode, bei der der Gehalt an wertvollen Inhaltsstoffen erhalten bleibt oder sich erhöht.

Viele Menschen leiden heute an einer Laktose-Unverträglichkeit, was bedeutet, dass Milchprodukte, frische Milch, Quark und Frischkäse nicht richtig verdaut werden können, weil das Enzym Laktase nicht genügend produziert wird, um Milchzucker zu Milchsäure abzubauen.

Dagegen werden gesäuerte Milchprodukte, die noch lebende Keime enthalten, häufig besser vertragen. Wählen Sie also Joghurt-, Kefir- oder Sauermilchprodukte, die nicht wärmebehandelt sind. Kaufen Sie kein konserviertes Sauerkraut, sondern frisches, das Sie im Reformhaus oder Naturkostladen, seltener im Lebensmittelladen erhalten. Dieses Sauerkraut – milchsauer vergoren – wirkt und schmeckt mild, nimmt Blähungen und pflegt den Darm.

Ebenso erhältlich sind dort verschiedene Gemüsesorten milchsauer vergoren, Gemüsesäfte und Gemüsemost wie Karotten- oder Rote-Bete-Most. Diese Produkte werden in einem schonenden, werterhaltenden Verfahren mit Gemüse aus kontrolliert-biologischem Anbau hergestellt. Vitamine, Mineralstoffe und sonstige bioaktive Bestandteile bleiben bei dieser Herstellung erhalten oder vermehren sich. So werden Krebs auslösende Substanzen im Darm durch Milchsäurebakterien gebunden und vernichtet.

Ballaststoffe

Nahrungsfasern sind möglicherweise in der Lage, die Darmflora so zu beeinflussen, dass die Entwicklung Krebs fördernder Stoffe gehemmt wird. Bei fettarmer, ballaststoffreicher Ernährung bilden sich weniger Krebs erregende Radikale im Darm als bei einer

Kost, die reichlich Fett und Fleisch enthält.

Ballaststoffe sind Bestandteile pflanzlicher Nahrungsmittel, die vom menschlichen Verdauungstrakt nicht abgebaut werden können. Sie sind aber entscheidend für die gut funktionierende Verdauung aller Speisen, die wir zu uns nehmen, und tragen in Verbindung mit Flüssigkeit die Verantwortung für den Abtransport und die rasche Ausscheidung aller Stoffe, die dem Körper nicht zur Nahrung dienen, sowie der Stoffe, die als Giftstoffe belasten wie sekundäre Gallensäuren oder Cholesterin.

Unser täglicher Ballaststoffbedarf lässt sich gut mit Vollkornprodukten, frischem Obst, Gemüse, Salaten und Hülsenfrüchten decken. Isst man zur ballaststoffhaltigen Anreicherung der Nahrung oder bei Verstopfung Weizenkleie, so ist zu berücksichtigen, dass man wegen der hohen Quellfähigkeit bei zwei bis drei Esslöffeln Weizenkleie zusätzlich 250 ml Flüssigkeit trinken muss.

> **GUT ZU WISSEN**
>
> **Kein entbehrlicher »Ballast«**
> Ballaststoffe sind kalorienfrei und »verdünnen« den Energiegehalt der Nahrung. Sie binden Cholesterin und Gallensalze und verzögern den Blutzuckeranstieg nach einer Mahlzeit. Pro Tag sollten dem Körper mindestens 30 Gramm zugeführt werden.

Gehören einfach dazu!
Gewöhnen Sie sich an, über den Tag verteilt ausreichend Ballaststoffe zu sich zu nehmen. Das kann zum Beispiel so aussehen:
- 1 Portion Müsli oder 3 Scheiben Vollkornbrot
- 1 Portion Rohkostsalat mit frischem Gemüse
- 1 × gekochtes Gemüse
- 1 bis 2 Äpfel, Orangen, Bananen oder Obst der Jahreszeit

Hiermit bekommt Ihr Organismus alles, was er an löslichen und unlöslichen Ballaststoffen, Pektin, Stärke und Zucker benötigt.

Säure-Basen-Haushalt

Eine der Hauptursachen für unterschiedliche Erkrankungen – auch Krebs – ist die chronische Verschlackung und Übersäuerung des Organismus durch unsere heutige Lebensweise; durch Hektik, Stress, Umweltbelastungen, Koffein, Alkohol, Nikotin und vieles mehr.

- Die Übersäuerung unseres Organismus entsteht durch eine Ernährung mit zu viel Fleisch und tierischen Produkten.

Um dagegen Abhilfe zu schaffen, können Sie die hier vorgeschlagene Vollwerternährung mit ihrem hohen Anteil an pflanzlichen Lebensmitteln wählen. Sie werden bei der Ernährung mit weitgehend naturbelassenen Lebensmitteln einen ausgeglichenen Säure-Basen-Haushalt erreichen, der zu besserer Genesung und zu körperlicher und seelischer Vitalität beiträgt.

Die Stoffwechsellage verbessert sich wenn die »Basenreserven« durch basenüberschüssige Nahrung groß gehalten werden. Saure Früchte, natürlich vergorener Essig naturtrüb (Hensel) und milchsaure Produkte wirken im Stoffwechsel basisch. Sie belasten den Stoffwechsel nur dann negativ, wenn bereits eine verborgene Übersäuerung im Bindegewebe vorliegt. Die Folge ist, Sie fühlen sich müde, sind weniger leistungsfähig und unausgeglichen.

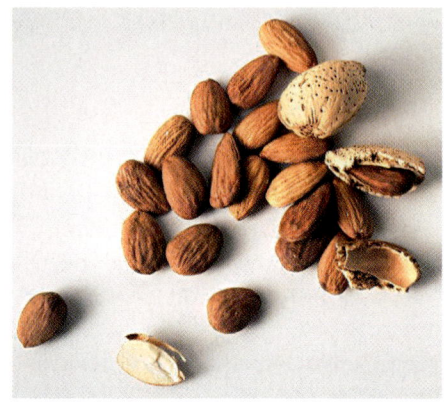

Besser: Nüsse knabbern statt Süßigkeiten essen.

Die wichtigsten Basenspender und Basenbildner sind: Obst, Trockenobst, Mandeln, Blattgemüse, Wurzelgemüse, Gemüsefrüchte, Stängelgemüse (außer Spargel), Kartoffeln, Zwiebeln, Gewürzkräuter, Soja, Gemüsebrühen, rohe Milch, Sahne, Eigelb, Vollrohrzucker und Ursüße.

Die wichtigsten Säurespender und Säurebildner sind: Fleisch, Fisch, Wild, Geflügel, Würste, Innereien, Fleischbrühe, Ei-Eiweiß, bei Käse besonders schärfere Sorten, Hülsenfrüchte wie Linsen, Erbsen und weiße Bohnen, Spargel, Artischocken, Rosenkohl, Erdnüsse, weißer Zucker, Weißmehl und Produkte daraus, gehärtete oder raffinierte Öle und Fette, Bohnenkaffee, schwarzer Tee, Schokolade und auch Alkohol.

Lebensmittel, die im Säure-Basen-Gleichgewicht stehen, sind: Nüsse, grüne Bohnen in der Schale, Zuckerschotenerbsen, Hirse und Hirseflocken, Vollkorngetreide, Vollkornbrot, Frischkornflocken, Weizenkeime, naturbelassene Fette, Öle und Butter.

Die richtige vollwertige Ernährung – praktisch umgesetzt

Wenn es heißt: »Wir werden krank durch falsches Essen«, so haben wir die Chance, gesund zu werden, indem wir »das Richtige essen«. Dies geschieht nicht durch »Vollwertkost total« oder durch das Aufstellen und Befolgen von Nährwerttabellen. Für die richtige Auswahl unserer Nahrungsmittel müssen wir wissen: Was ist vollwertig? Was an lebendigen Lebensmitteln hat den besten natürlichen Wert? Was sichert und erhält die vollwertige Qualität, die natürlichen Inhaltsstoffe der Nahrung am besten? Was bekommt uns wirklich gut?

In diesem Buch haben wir eine Auswahl an weitgehend einfach zuzubereitenden Rezepten für Ihre Vollwertküche zusammengestellt, die Ihnen helfen werden, sich ausgewogen zu ernähren. Damit können Sie Ihren Speiseplan abwechslungsreich gestalten und Essen genießen.

Die umseitige Wertstufentabelle von Dr. Anemüller bietet eine gute Orientierung für den Lebensmitteleinkauf. Zugrunde gelegt ist hier als Maßstab der Grad der Naturbelassenheit der Zutaten. Bevorzugen Sie Lebensmittel der Wertstufen I und II und begrenzen Sie Nahrungsmittel der Stufen III und IV so weit wie möglich.

Ergänzend sei erwähnt, dass die naturbelassenen Lebensmittel nach der Bekömmlichkeit zubereitet werden müssen und diese individuell sehr verschieden sein kann: Mehr dazu können Sie im nachfolgenden Abschnitt »Bekömmlichkeit von Speisen« nachlesen.

Wichtig

Essen mit Genuss

Um zu erreichen, dass Essen uns »ein gutes Gefühl im Bauch« schenkt, sollten Sie Folgendes beherzigen:
- Gönnen Sie sich Zeit für das Essen.
- Gönnen Sie sich mehr Zeit für das Zubereiten einer Mahlzeit.
- Lernen Sie wieder, Essen als Lebensfreude zu verstehen.
- Gönnen Sie sich den Luxus, diese Lebensfreude selbst zu gestalten und aus den einfachsten Zutaten täglich ein kleines Festmahl am hübsch gedeckten Tisch in Ruhe und Muße zu genießen.

Ernährung und Krebs

Einkaufshilfe

Lebensmittel – so natürlich wie möglich

	Wertstufe I: höchste Wertigkeit	Wertstufe II: hohe Wertigkeit
Obst, Gemüse	Frischobst, Frischgemüse, Kartoffeln, frische Kräuter, milchsaures Gemüse, Heilkräuter und Heilkräutersäfte (Schoenenberger)	Tiefgekühlte Früchte ohne Zuckerzusatz, pasteurisierte, ungezuckerte Fruchtsäfte, tiefgekühltes Gemüse, Obst, pasteurisierte Gemüsesäfte
Nüsse, Samen	Alle Arten von Nüssen, Mandel- und Nussmus, Samen, Oliven	
Getreide	Vollmehl, Vollkorngetreidekörner, Vollgetreideschrot, Vollreis, Hirse, Buchweizen, gekeimtes Getreide, frisch gequetschte Flocken	Vollgetreideflocken aus ganzen Getreidekörnern mit Keim, Grünkern, Vollkornbrot, Vollkornknäckebrot, Backwaren aus Vollkornschrot und/oder Vollkornmehl, Vollkornteigwaren
Milch, Milchprodukte	Rohmilch aus Vorzugsmilch, Sauermilch, Frischmolke, Käse aus Rohmilch, Käse ohne Zusatzstoffe	Pasteurisierte Trinkmilch, Sauermilch, Quark und Käse aus pasteurisierter Milch, schonend wärmebehandelte Molke, Kurmolke
Eier	Frische Eier	
Fleisch, Fisch	Frisches Fleisch, frische Fische	
Öle, Fette	Kalt gepresste, nicht raffinierte Öle aus Samen, Keimen oder Ölfrüchten, frische Sahne, frische Butter Wenn erforderlich: MCT-Basis-Fette aus dem Reformhaus	Pflanzenfette und Margarine mit hohem Anteil an kalt gepressten, nicht raffinierten Pflanzenölen, Vollölmargarine mit über 75 % kalt gepressten, nicht raffinierten Pflanzenölen im Fettanteil (Vitaquell, Reformhaus)
Süßprodukte	Nicht erhitzter Bienenhonig	Birnen- oder Apfelkraut ohne Zuckerzusatz, Birnen- und Apfeldicksaft ohne Zuckerzusatz, Zuckerrübensirup, Fruchtschnitten, Konfitüre mit hohem Fruchtanteil und verringertem Zuckergehalt, ungeschwefeltes Trockenobst
Getränke	Natürliche Mineralwässer, natürliche Quellwässer, Kräuter- und Früchtetees	
Sojaprodukte		Sojamilch aus Sojabohnen, Tofu aus Sojamilch, Sojaflocken, Vollsojamehl
Hülsenfrüchte		Erbsen, Bohnen, Linsen
Vegetarische Spezialitäten		Vegetarische Aufstriche mit kalt gepressten, nicht raffinierten Pflanzenölen, Vollgetreide, Soja, Bierhefe, Edelhefe

Ernährung in der Praxis

Wertstufe III: noch akzeptabel	Wertstufe IV: nur im Ausnahmefall
pasteurisierte Fruchtsäfte mit Zuckerzusatz (Nektare), Fruchtkonserven, Gemüsekonserven	Tiefkühl-Fertiggerichte
geröstete Nüsse	
Getreideflocken ohne Keim wie Cornflakes, Grütze, Grieß, Graupen, Auszugsmehle (Feinmehle) und Backwaren daraus wie Weißbrot, Graubrot, Feinmehlgebäcke, Kuchen aus Feinmehl; vorgegarter (parboiled) Reis	Geschälter und polierter Reis, Stärkemehl (Maisstärke, Kartoffelstärke)
schonend ultrahocherhitzte H-Milch, -produkte und Molke daraus, Kochkäse	Sterilmilch, kondensierte Milch, Milchpulver, Schmelzkäse
Fleischkonserven, Fleischwaren; Fischkonserven	Innereien
Pflanzenfette und Margarine mit hohem Anteil an raffinierten Pflanzenölen	Extrahierte und voll raffinierte Pflanzenöle und -fette, Pflanzenmargarine aus voll raffinierten Fettrohstoffen, voll raffinierte Brat-, Back- und Speisefette
Konfitüren mit hohem Gehalt an Raffinadezucker	Raffinadezucker (Küchenzucker, Traubenzucker, Fruchtzucker), Zuckeraustauschstoffe (Sorbit), Kunsthonig, künstliche Süßstoffe
Kakao, Bier, Wein	Limonaden, Cola-Getränke, Spirituosen
Sojamilch aus Soja-Isolaten, Sojatrockenfleisch	

SPEZIAL

Hilfen für eine Umstellung der Ernährung

Ausnahmslos ist die Umstellung von Gewohnheiten eine der höchsten Herausforderungen, die das Leben stellt. Dies gilt natürlich ebenso für eine Umstellung bei der Ernährung. Und dass sich der komplette Speiseplan nicht von heute auf morgen ändern lässt, dem einen oder anderen manchmal sogar Schwierigkeiten macht, ist auch klar.

Für ein gutes Gelingen möchten wir Ihnen hier gerne ein paar Tipps an die Hand geben, die Ihnen die Umstellung der Ernährung erleichtern. Grundsätzlich sollte dabei im Vordergrund immer die Frage stehen: Was ist wichtig für Ihr Wohlbefinden, wenn Sie Ihre Ernährungsgewohnheiten gern ändern wollen?

- Haben Sie Geduld mit sich! Versuchen Sie nicht, all Ihre lang gepflegten Gewohnheiten des Essens von heute auf morgen ändern zu wollen.
- Trinken Sie morgens nach dem Aufstehen ein bis zwei Gläser Wasser. Das regt den Kreislauf und den Stoffwechsel an, Entgiftungsprozesse werden eingeleitet.
- Essen Sie morgens ein Schälchen Obstsalat oder Müsli mit feinen Getreideflocken oder Weizenkeimen, eventuell ungezuckertes Fertigmüsli. Grobes Getreide ist für den Anfang ungeeignet; überfordern Sie Ihre Verdauungsenzyme nicht!
- Essen Sie Rohkost immer mittags, nicht abends. Wenn Sie mit Rohkostsalaten beginnen, dürfen diese auch kurz gegart werden, dann sind sie leichter bekömmlich. Blattsalat, Kresse, Schnittlauch, Rucola sind immer eine gute Ergänzung.
- Versuchen Sie, Fleisch zu reduzieren.
- Essen Sie abends weniger Brot, dafür öfter gekochtes Gemüse, Gemüsesuppe oder Kartoffeln mit Kräuterquark.
- Reduzieren Sie Ihren Zucker- und Salzverbrauch langsam und allmählich. Das Geschmacksempfinden ändert sich positiv, es wird sehr viel intensiver.

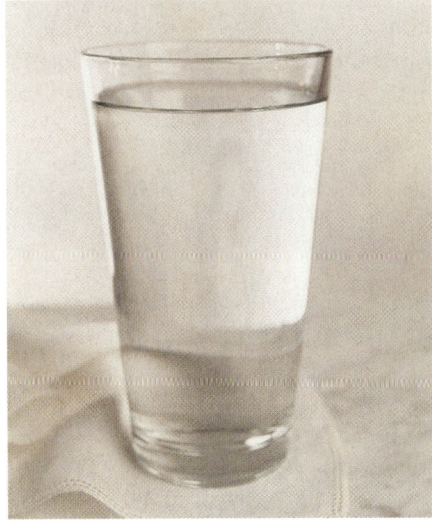

Ein Glas Wasser morgens bringt Kreislauf und Stoffwechsel in Schwung.

- Entschließen Sie sich bei den Beilagen auch für Vollreis, Hirse, Vollkornnudeln. Wählen Sie Vollkornbrot, aber zunächst helles, feines.
- Anstelle von Süßem können Sie ungeschwefelte Trockenfrüchte, Mandeln oder Nüsse knabbern.

Gehen Sie bei der Veränderung in langsamen, kleinen Schritten vor. Sammeln Sie Erfahrungen. Sobald Sie die vollwertige Ernährung, die Ihnen bekommt, gefunden haben und Sie sich nach der Umstellung leistungsfähiger und wohler fühlen, werden Sie sicher dabeibleiben wollen. Das »gute Gefühl im Bauch« wird es Ihnen danken.

Bekömmlichkeit von Speisen

Nach einer Operation oder bei geschwächter Verdauungsleistung werden nicht von jedem alle Speisen vertragen. Manche Menschen haben ein empfindliches Verdauungssystem und neigen zu Völlegefühl, Blähungen, krampfartigen Schmerzen nach dem Essen oder Durchfällen nach bestimmten Nahrungsmitteln. Manchmal hilft intensives Kauen und Einspeicheln, die Bekömmlichkeit der Nahrung zu verbessern.

- Bei Problemen ist es ratsam, in der empfindlichsten Aufbauphase auf Milch und Milchprodukte, Fleisch und Fleischwaren völlig zu verzichten. Fett und Ballaststoffe sollten nur in sehr geringen Mengen aufgenommen werden.

Sollte sich dieser Zustand länger ausdehnen, empfiehlt es sich unbedingt, eine Ernährung zusammenzustellen, die umso vitalstoffreicher sein sollte, je länger sie gegessen werden muss. Gerade dann, wenn der Appetit gering ist, werden Vitamine, Mineralstoffe und all die bioaktiven Substanzen aus unseren Lebensmitteln zum Aufbau der Kräfte dringend benötigt. Alle Speisen müssen sehr leicht bekömmlich zubereitet werden, oft in breiiger oder flüssiger Form, und müssen dabei doch vollwertig sein. Eine persönliche diätetische Beratung wird Ihnen hier Sicherheit und wertvolle Tipps geben.

Auswahl an leicht bekömmlichen Nahrungsmitteln

Auf leicht bekömmliche und leicht verdauliche Nahrungsmittel sollte jeder Krebspatient achten. Entscheidend ist dabei stets die persönliche Verdauungsleistung des Einzelnen.

Getränke, Tee, Säfte

- Alle dünn zubereiteten Schleimsuppen (Rezepte auf Seite 212 ff.), Gemüsebrühen, stille, kohlensäurearme Mineralwässer, Molke/Kurmolke oder Buttermilch; Kaffee und Wein nach ärztlicher Erlaubnis
- Kräutertees wie Kamille und Fenchel. Pfefferminze, Malve, Hagebutte, Roibusch, Brombeere, Bittertee wie Wermut, grüner und schwarzer Tee sowie Leinsamentee (Rezept siehe Seite 249)
- Gemüsesäfte aus Möhren oder Rote Bete, milchsauer vergorener Tomaten- oder Gemüsemost, Karotte mit Apfel, Rote Bete mit Apfel
- Fruchtsäfte wie Apfel und Mango-Sanddorn-Heidelbeer-Vollfrucht

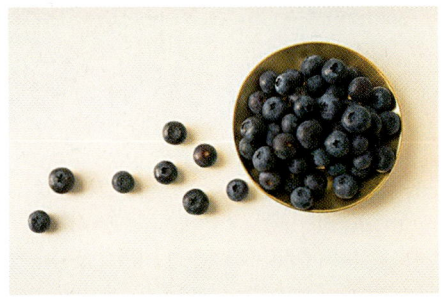

Heidelbeeren sind bei empfindlichem Magen bekömmlich.

Die Säfte sollten möglichst frisch gepresst oder schonend zubereitet sein. Sie können nach Geschmack mit Wasser oder Mineralwasser verdünnt oder bei Bedarf mit Leinsamenschleim, Getreideschleim, beispielsweise von Dinkel, oder mit »Weizendiät« gemischt werden. Je nach Bekömmlichkeit können Sie auch ein bis zwei Teelöffel Sahne hinzufügen. Rezepte hierzu finden Sie im Rezeptteil.

Rohkost, Frischkost

Es empfiehlt sich, Rohkost und Frischkost in der empfindlichen Phase zu meiden und nur als Saft zu reichen. Später sind dann feinst zerkleinerte Karotte, Karotte mit Apfel, Rote Bete mit Apfel, zarte Blattsalate (grobe Rippen entfernen), Kopf-, Feld-, Chicoréesalat und Diätsauerkraut L(+) roh aus dem Reformhaus möglich. Verfeinern Sie die Rohkost eventuell mit Ananas, fein geriebenem Apfel oder einer Banane.

Obst

Am besten nur in Form von Saft und ungezuckertem oder wenig gezuckertem Kompott reichen. Später kann mit fein geriebenem Apfel, Heidelbeeren oder gekochten Preiselbeeren ergänzt werden.

Gekochtes Gemüse

Hier eignen sich Fenchel, Möhren und Tomaten. Tomaten am besten häuten, dazu kurz in heißes Wasser legen und anschließend Haut abziehen. Später sind auch Rote Bete, Sellerie, Spinat, Gurken, Zucchini, Brokkoli und Schwarzwurzeln möglich. Alle Gemüse können bei Bedarf als Püree serviert werden (siehe Rezepte wie Möhrenflan auf Seite 151).

Kohlenhydrathaltige Lebensmittel

- Suppen aus Reis-, Hafer-, Dinkel- und Gerstenschleim, auch passiert, und Sprießkornhafer (siehe Rezepte im Kapitel »Suppen und Fruchtsuppen«).
- »Weizendiät«, nach Bedarf als Brei, auch von Hirse, Hirseflocken oder Sprießkornhafer
- Kartoffeln als Suppe und Brei
- Nudeln aus Weizen-, Dinkel-, Haferkleie-, Weizenkeim- oder Sojamehl
- Brot: feines Weizenknäcke, Knisterbrot oder ungesüßter Vollkornzwieback
- Später: Pellkartoffeln

Eiweißhaltige Lebensmittel, Soja, Nüsse

- Quark: unverdünnt mit Gewürzen und Kräutern, verdünnt mit Bioghurt, Buttermilch, Molke oder Säften, als Quarkpaste (siehe Rezepte Seite 226 ff.). Quark-Öl-Getränke mit Sonnenblumen- oder Leinöl
- Magermilch als Getränk und zu Suppen oder Speisen verarbeitet
- Käse nicht über 20 % Fett i. Tr.
- Helles Fleisch, Geflügel und Fisch nach Wunsch und Verträglichkeit
- Sojapasten in Speisen, später als Brotaufstrich, Tofu, Sojamehl zu Suppen, Soßen und Breispeisen
- Nüsse hier nur als Nuss- oder Mandelmus mit Wasser oder Saft verdünnt, zu Getränken, Quarkspeisen oder als Aufstrich

Fette

- Geeignet sind Sonnenblumen-, Raps-, Maiskeim-, Weizenkeim-, Oliven- oder Leinöl.
- Sie können auch fetthaltige Aufstrichpasten aus dem Reformhaus oder selbst gemachte pflanzliche oder Quarkpasten unter Zugabe von Öl reichen.

Hinweis

Fette

Gehen Sie aber möglichst sparsam mit Butter oder Vollölmargarine (Reformhaus) um und erhitzen Sie Fette und Öl in der Küche nie zu sehr. Qualität, Menge und Verarbeitung spielen hierbei die entscheidende Rolle für die Gesundheit.

Natürliche Süßstoffe

Sehr gut bekömmlich sind Honig, Ahornsirup, Ursüße, Vollzucker sowie Apfel- oder Birnendicksaft. Verzichten Sie aber auf Süßigkeiten und mit Zucker hergestellte Lebensmittel und Getränke. Am besten, Sie süßen auch mit den empfohlenen natürlichen Süßstoffen nur wenig.

Gewürze, Salz, Hefe

Salz sollten Sie sparsam verwenden. Besser ist es, mit Hefepaste, Hefe flüssig, Hefeflocken oder eventuell auch mit Sojawürze zu würzen. Später eignen sich auch frische Kräuter und sehr fein zerkleinerte Gewürze. Zwiebeln nur als Presssaft in kleinster Dosis verwenden.

Richtige Zubereitung der Speisen

Bereiten Sie die Speisen wertschonend und werterhaltend – das sichert auch den besten Geschmack. Nach der Auswahl qualitativ hochwertiger Lebensmittel ist es zwingend notwendig, diese gute Qualität bei der Zubereitung von Speisen bestmöglich zu erhalten. Damit das gelingt, sollten Sie Folgendes beachten:

- Frische ist oberstes Gebot. Das beginnt bei der Vorbereitung in der Küche. Lagern Sie die Nahrungsmittel nach dem Einkauf richtig. Das heißt, geschützt vor Licht, Luft und Wärme, am besten eingepackt im Kühlschrank oder an einem sonstigen kühlen Platz aufbewahren.

- Gemüse, Salat und Obst unzerkleinert gründlich, aber kurz waschen. Nicht im Wasser liegen lassen, gut abtropfen lassen.
- Entfernen Sie beim Putzen und Schälen so wenig wie möglich. Unter der Schale sitzen die meisten Vitamine und sonstigen bioaktiven Wirkstoffe.
- Zerkleinern Sie die Zutaten nur so weit wie nötig und verarbeiten Sie diese umgehend weiter, damit kein Vitaminverlust durch Sauerstoffeinwirkung entsteht.
- Salatsoße am besten schon vorher zubereiten und direkt über das zerkleinerte Gemüse oder den Salat gießen und anmachen.
- Bei Salatsoßen können Sie mit Joghurt, Kefir oder Dickmilch Öl einsparen. Wollen Sie Speisen mit Fett anreichern, können Sie mit Öl, Butter und Sahne natürlich verschwenderischer umgehen.
- Garen in Form von Dünsten oder Dämpfen ist besser als Kochen. Verwenden Sie dabei immer wenig Wasser, sodass das Wasser nach dem Garen verbraucht ist oder bei Suppe und Eintopf mitgegessen wird.

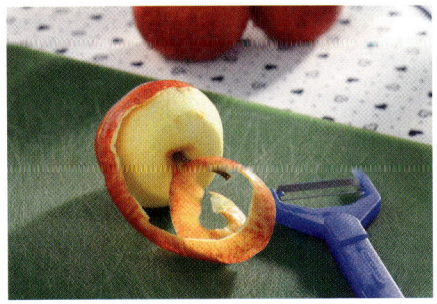

Obst und Gemüse am besten mit Schale verzehren – der Vitamine wegen.

Ernährung in der Praxis

- Pell-, Schalen- und Backkartoffeln in der Schale sind wertvoller als Salzkartoffeln.
- Arbeiten Sie stets mit gut schließenden Kochtöpfen.

Vorschläge für Ihren Speiseplan

Anhand nachfolgender Vorschlagsliste wollen wir Ihnen die Zusammenstellung Ihres Speiseplans etwas erleichtern: So könnte beispielsweise Ihre Speisenfolge für drei Tage aussehen. Die Gerichte für Frühstück, Mittagessen und Abendessen sind dabei problemlos untereinander austauschbar. Die entsprechenden Rezepte finden Sie im Rezeptteil.

Frühstück:	Vitalmüsli mit gekeimtem Dinkel
	Haferbrei (Porridge)
	Weizenkeim-Müsli
Zwischenmahlzeit vormittags:	Obst nach Wahl, Vollkorn-Dinkel-Zwieback
	Obst- oder Gemüsesaft oder -most, Knäckebrot
	Joghurt mit Weizenkeimen und Mango-Vollfrucht
Mittagessen:	Rohkost von Sellerie mit Walnüssen auf Feldsalat Hirserisotto mit Frühlingszwiebeln und Egerlingen, gedünstet Heidelbeerquarkcreme
	Sauerkrautfrischkost mit Ananas an Kresse Quarkklöße mit Fenchelgemüse pikant Himbeeren auf Dattelcreme
	Tomatensuppe Vegetarisches Frikassee mit Karöttchen-Gemüse Grießflammeri mit Apfel-Kiwi-Mus
Zwischenmahlzeit nachmittags:	Fitnesscocktail mit Knisterbrot
	Früchte der Jahreszeit mit Haferkeks
	Mandelmilch mit Orangensaft
Abendessen:	Blattsalat mit Zitronenmarinade Bircher-Kartoffeln mit grüner Kräuterquarksoße
	Kartoffel-Sellerie-Nest nach Salvadore Dali Orangenfilets an Mandelmus
	Zucchini mit geröstetem Dinkel Frischkäse mit Weizenvollkorntoast

Ernährung und Krebs

- Die Garzeiten so kurz wie möglich halten.
- Stellen Sie die zubereiteten Speisen nicht lange warm. Vermeiden Sie auch mehrfaches Aufwärmen. Sollten Sie eine zweite Mahlzeit später servieren müssen, bewahren Sie das Essen gekühlt auf und werten Sie es durch das Hineinreiben von rohem Gemüse der entsprechenden Sorte an Frische auf.
- Frische Kräuter immer frisch schneiden und über das Gericht geben.
- Zur besseren Verträglichkeit sollten Sie Paniertes und Frittiertes meiden. Wählen Sie zum Braten eine beschichtete Pfanne. Besser: Grillen Sie.
- Bereiten Sie Fisch und Fleisch in Alu- oder Bratfolie zu.
- Bereiten Sie alles so einfach, natürlich und perfekt zu wie möglich.

Natürliche Ergänzung und Aufwertung der Nahrung

Für den Gesunden bieten frische, naturbelassene Nahrungsmittel – frisch zubereitet – alles an Vitalstoffen, Nährstoffen und Ballaststoffen, was der Organismus lebensnotwendig braucht. Wir haben Ihnen anhand vieler Beispiele dargelegt, wie Sie dank der verschiedenen im Gemüse enthaltenen bioaktiv wirkenden Inhaltsstoffe präventiv etwas gegen Krebs tun können.

In Zeiten der Krankheit, des Aufbaus und während aggressiver Therapien kann der Bedarf an einzelnen Stoffen aber so hoch sein, dass er nicht allein durch vollwertige Ernährung zu decken ist. Hier gibt es weitgehend naturbelassene Nahrungsergänzungsmittel:

- Das Glas Wasser am Morgen lässt sich anreichern mit 1–2 Teelöffeln natürlich vergorenem Apfelessig (Hensel), der reich an Mineralstoffen und Vitamin C ist, oder mit Basica Instant, einem basischen Mineralstoffpräparat mit Selen, Zink und Vitamin C und B. Das regt Leber und Nieren zur Entgiftungsarbeit an und regeneriert die Darmbakterienflora. Auch bei kalorisch eingeschränkter Ernährung kann so auf sanfte Weise die Verdauungsleistung und damit die Funktion des Stoffwechsels verbessert werden.
- Haferkleie mit Keim ist der Weizenkleie vorzuziehen. Dank löslicher und unlöslicher Ballaststoffe und der Vitamine des Keimlings fördert Haferkleie schonender und effektiver die Verdauung und bindet Cholesterin sowie schädliche sekundäre Gallensäuren.
- Wertvoller als Müsli mit üblichem Getreide ist gekeimtes Korn oder Sprossen. Es enthält mehr Vitamine

Ernährung in der Praxis

GUT ZU WISSEN

Reich an Vitalstoffen

2 Esslöffel Weizenkeime, das entspricht ungefähr 20 Gramm, decken $1/2$ unseres täglichen Bedarfs an Vitamin B_1 und $2/3$ des Vitamin-E-Bedarfs. Doch Weizenkeime enthalten nicht nur wertvolle Vitamine und Nährstoffe, sie sind auch ein ausgesprochener Radikalenfänger. Die Flocken lassen sich überall beifügen, sie schmecken beispielsweise gut zu Müsli, Obstsalaten, Suppen, Säften, Milch und Joghurt. Achten Sie beim Kauf auf Weizenkeime aus kontrolliert-biologischem Anbau.

und viele Ballaststoffe. Zudem ist es reich an Enzymen.

- Das normale Getreidekorn ist eine »natürliche Konserve«, in der die wertvollen Inhaltsstoffe über längere Zeit ohne Verluste erhalten bleiben. Durch die Keimung mithilfe von Wasser und Wärme wird der Stoffwechsel des Korns ganz erheblich gesteigert und aktiviert. Das Getreidekorn wird dadurch für unsere Ernährung noch wertvoller.

Rund ums Keimen

Zum Keimen eignen sich Sprießkorngetreide von Dinkel, Weizen, Hafer, Gerste, Soja- oder Mungobohnen, Alfalfa, Senfkörner, Frühlings- oder Feinschmeckermischung. Alles im Reformhaus erhältlich. Aus biologischem Anbau, unbelastet von Chemie, sind diese Saaten ein Vorratsspeicher an hochwertigen Fetten, Eiweiß, Spurenelementen, Enzymen, Vitaminen und wichtigen Mineralstoffen, die sich erst während des Keimvorgangs voll und ganz entfalten.

Wir wissen heute, wenn das Getreide roh verzehrt werden soll, wird es durch das Keimen sehr viel bekömmlicher. Die Gesamtwirkstoffe, die Enzyme, werden freigesetzt, die Kohlenhydrate zu Maltose abgebaut, Eiweiß und Fette werden verdaulich gemacht. Das Getreidevolumen wächst um das Dreifache, Mungobohnen und andere Keimlinge wachsen sogar um das Fünf- bis Sechsfache, Vitamine vermehren sich um 50 bis 200 Prozent, Vitamin C bildet sich erst neu.

Info

So gelingt's

Waschen Sie das Getreide und lassen Sie es in einem Glas mit reichlich Wasser über Nacht quellen. Am nächsten Tag über einem Sieb abgießen und erneut waschen. Dann lassen Sie das Ganze im Glas, zugedeckt mit Gaze oder Küchenkrepp, keimen, dabei täglich zwei- bis dreimal waschen und immer gut abtropfen. Nach zwei bis drei Tagen können Sie ernten. Keimgeräte, die gut gewässert und belüftet werden können, erhalten Sie im Reformhaus.

Ernährung und Krebs

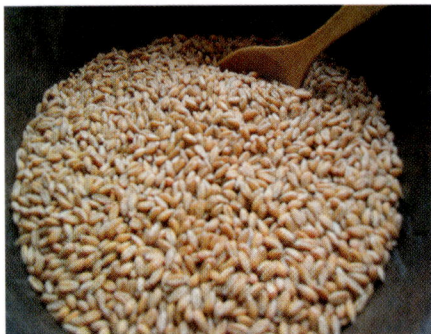

Rundum gesund – Keimlinge stärken auch das Immunsystem.

Keimlinge können durch ihre leicht bekömmlichen Ballaststoffe und ihren Reichtum an Vitalstoffen den gesamten menschlichen Stoffwechsel aktivieren und das Immunsystem stabilisieren. Kein anderes Nahrungsergänzungsmittel ist so naturbelassen, so vollwertig, so leicht bekömmlich, hat einen so geringen Kaloriengehalt und gleichzeitig einen so hohen Nährwert sowie Vitamin- und Mineralstoffgehalt.

Weitere natürliche Nahrungsergänzungsmittel

Die Liste der natürlichen Nahrungsergänzungsmittel lässt sich noch beliebig fortführen:

Hefeprodukte. Die Produkte tragen entscheidend zu einem verbesserten Stoffwechsel bei und enthalten den gesamten Vitamin-B-Komplex sowie leicht verdauliches Eiweiß. Hefepaste als Würzmittel oder Brotaufstriche – ein Esslöffel davon deckt den Tagesbedarf an Vitamin B_1, B_2, B_6 und Folsäure und beinhaltet zusätzlich Selen, Zink sowie Magnesium. Auch Vitam-Vollhefe, eine flüssige Bierhefe, ist ein hochwirksames Kurmittel mit essenziellen Aminosäuren, mit dem gesamten Vitamin-B-Komplex und leicht verdaulichem Hefeprotein. Vollhefe ist ebenfalls als allergenarme Hefebrühe erhältlich.

Nuss- oder Mandelmus. Diese Produkte eignen sich als Ersatz für Milch bei Unverträglichkeit von tierischem Eiweiß. Dieses pflanzliche Fett mit ungesättigten Fettsäuren ist eiweißreich und enthält Vitamin E und B.

Sojaprodukte. Sojakost, Vollsojamehl und Sojamalt, ungezuckert (Hensel) sind eiweißreich und dienen als Kraft- und Aufbaunahrung. Es gibt auch Sojamilch, Sojadrink, Sojadessert und Hafer-Drink (Fauser Vitaquell).

Eiweißkonzentrat Glidine. Dieses rein pflanzliche Eiweißkonzentrat aus Weizen- und Sojabohnenproteinen sichert eine natürliche Eiweißergänzung in bestverträglicher Form. Glidine ist eine universelle Hilfe für die Leber und bietet eine gezielte Lebernährstoffzufuhr. Sie ist genau wie Soja auch einsetzbar als Formuladiät.

Ernährung in der Praxis

Bei Kuhmilch-Unverträglichkeit

Sojamilch ist eine gute Alternative bei Kuhmilch-Unverträglichkeit und Laktose-Intoleranz. Sie wird aus Sojabohnen hergestellt und ist rein pflanzlich. Ihre Nährstoffzusammensetzung ähnelt der von Kuhmilch. Somit deckt sie den Bedarf des Körpers mit leicht verdaulichem Eiweiß und enthält essenzielle Aminosäuren, Eisen, Phosphor, allerdings kaum Kalzium. In allen Rezepten lässt sich Kuhmilch problemlos durch Sojamilch ersetzen.

Hansa-Lecithin. Diese wertvolle Nahrungsergänzung, ein cholinreiches Konzentrat, wird aus reinem Soja-Lecithin hergestellt und fungiert als wirksames Kurmittel für den Leber- und Gallenstoffwechsel. Zudem steigert Lecithin die Konzentrationsfähigkeit.

Obstsäfte und Obstsaftkonzentrate. Wählen Sie am besten Aprikosen-, Hagebutten-, Heidelbeer-, Schwarzen-Johannisbeer- oder Mangosaft. 2 Esslöffel Sanddorn-Vollfrucht, ungesüßt, enthalten 200 mg Vitamin C. 2 Teelöffel Acerola-Kursaft decken den Tagesbedarf an Vitamin C. Zahlreiche weitere Heilkräutersäfte sind reich an Vitalstoffen. Auch milchsauer vergorene Gemüsesäfte (Most) und Kurmolke sind immer eine Bereicherung, sie enthalten Vitalstoffe, Vitamine und Mineralstoffe. Die Enzyme wirken hier verstärkt durch die Milchsäure. Milchsaurer Gemüsemost, speziell Karottenmost, fördert zudem die Verdauung und verhindert Blähungen.

Basische Vitalstoffe. Um die Übersäuerung Ihres Körpers durch falsche Ernährung und tägliche Belastung auszugleichen und Ihren Säure-Basen-Haushalt zu harmonisieren, können Sie bei Bedarf basische Vitalstoffe einsetzen. Diese Produkte enthalten eine ausgewogene Mischung basischer Mineralstoffe und Spurenelemente. Hier eignen sich Basica Vital oder andere Basica-Produkte, die sich einfach in Speisen einrühren lassen.

Die natürlichen Wirkstoffe werden im natürlichen Verbund am besten auf-

Antioxidationsbombe

Granatapfel-Muttersaft, wie beispielsweise von Schoenenberger, ist besonders reich an Polyphenolen und hat damit ein hohes antioxidatives Potenzial. Er wirkt als Radikalenfänger und bietet besten Zellschutz. Dazu stärkt er die körpereigene Abwehr, die Zellen, Gefäße sowie das Herz-Kreislauf-System. Mit 3 Teelöffeln Granatapfelsaft täglich tun Sie Wertvolles für Ihre Gesundheit.

genommen. All diese Naturprodukte oder Präparate stärken den Gesamtorganismus und aktivieren die Widerstandskräfte gegen Krebs oder wirken unterstützend bei stark belastenden Therapien.

Zusätzlich Vitamin- oder Mineralstoffpräparate?

Wenn Sie unsere Empfehlungen zur Ernährung beachten, ist eine ausreichende Zufuhr von Vitaminen, Mineralien und Spurenelementen gewährleistet. Eine zusätzliche Einnahme von Vitamintabletten ist dann unnötig. Es ist zudem ein Trugschluss, zu glauben, dass man eine ungesunde Ernährung durch Vitamin- und Mineraltabletten ausgleichen kann.

So belegen Untersuchungen, dass eine einseitige Zufuhr von Vitaminen in Form von Tabletten das Krebsrisiko nicht senken konnte. In einer Studie zeigte sich das Risiko für Lungenkrebs bei Einnahme von Betacarotin sogar erhöht! Dies liegt wahrscheinlich daran, dass durch eine unausgewogene Zufuhr von Vitaminen oder Mineralien die Aufnahme anderer wichtiger Substanzen behindert wird. Außerdem sind in Vitamintabletten die in gesunder Nahrung mit vorhandenen Begleitsubstanzen, die bioaktiven Substanzen, nicht enthalten.

▮ Es gilt daher der Satz: Vitaminpillen können Gemüse nicht ersetzen!

Etwas anders verhält sich die Situation während oder unmittelbar nach einer anstrengenden Krebsbehandlung wie Operation, Chemotherapie oder Bestrahlung. Durch die Behandlung kommt es zu einem erhöhten Vitaminverbrauch. Um diesen erhöhten Bedarf zu decken und Mangelzuständen vorzubeugen, kann manchmal die vorübergehende Einnahme von Vitamin- oder Mineraltabletten und auch von Formuladiäten sinnvoll sein. Beraten Sie sich hierzu am besten mit Ihrem Arzt.

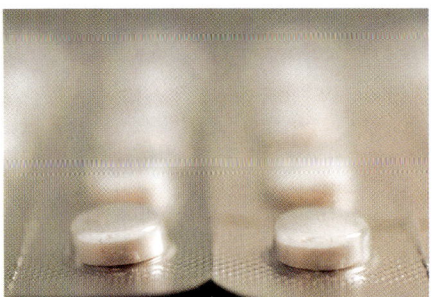

Kurzfristig lässt sich ein erhöhter Bedarf durch Vitamintabletten decken.

Food Design, gentechnisch manipulierte Lebensmittel, bestrahlte Lebensmittel

Industriell hergestellte Nahrungsmittel sind aus unserer Welt nicht mehr wegzudenken. Deshalb müssen wir zwischen schonenden und weniger schonenden Verarbeitungsmethoden auswählen.

- Beim Konservieren von Obst- und Gemüse werden beispielsweise die Konsistenz verändert, die bioaktiven Substanzen zerstört und der Geschmack verringert. Beim Tiefgefrieren hingegen bleiben diese Eigenschaften weitgehend erhalten.

Bei pasteurisierter Milch wird ein schonendes Verfahren zur Abtötung von Mikroorganismen und Sporen angewandt, in sterilisierter H-Milch sind Vitamine, Aminosäuren und der Geschmack zerstört und die biologische Eiweißwertigkeit ist stark verringert. Auch Saft kann industriell oft schonender hergestellt werden als nach Großmutters Rezept. Kritisch wird es, wenn Enzyme, Farb- und Konservierungsstoffe eingesetzt werden, die für den Allergiker bedrohlich sind.

Bedenklich ist die gentechnologische Behandlung und Bestrahlung von Obst, Gemüse, Fleisch, Fisch und Geflügel. Beim Bestrahlen werden nicht alle krankheitserregenden Mikroorganismen getötet, der Verderb ist nicht sichtbar und schreitet dennoch voran. So verliert die Kartoffel durch Bestrahlen 40 Prozent ihres Gehalts an Vitamin C. Das alles birgt unabsehbare Risiken für Mensch, Natur und Umwelt.

Sie selbst können sich durch qualitätsbewussten, gezielten Einkauf schützen, durch die bewusste Auswahl von Lebensmitteln aus kontrolliertem Anbau. Bei gelegentlichen Engpässen können Sie auf Fast Food zurückgreifen, das Sie ohne Konservierungs- und andere Zusatzstoffe auch im Reformhaus bekommen. Auch auf bedenkliche Technologien wie Fetthärten, Umestern, Gentechnik und Lebensmittelbestrahlung sowie auf den Einsatz von synthetischen Farb-, Aroma- und Konservierungsstoffen wird hier verzichtet.

Hinweis

Unkalkulierbare Risiken

In Deutschland ist das Bestrahlen, nicht aber der Verkauf von bestrahlten Lebensmitteln verboten. Zu den unkalkulierbaren Risiken gehören in besonderem Maße die genmanipulierten Lebensmittel, über deren Verzehr keinerlei Erfahrungen hinsichtlich Langzeitwirkung vorhanden sind. Ausführliche Informationen hierzu erhalten Sie bei den Verbraucherzentralen.

Was können Krebspatienten tun?

Sie als Krebspatient können durch eine gesunde Ernährung und die richtige Lebensweise sehr viel zur Heilung und zu einem positiven Verlauf der Krankheit beitragen.

Diagnose Krebs – wie geht es weiter?

Die Diagnose Krebs bedeutet einen tiefen Einschnitt im Leben des Betroffenen. Plötzlich ist man konfrontiert mit der Endlichkeit des Seins, ist verunsichert durch die Prognose des Arztes. Man steht vor einer Operation, Bestrahlungen, Chemotherapie oder anderen eingreifenden Behandlungen. Man hat mit körperlichen Einschränkungen durch die Krankheit und die Therapie zu kämpfen. Man steht Vorurteilen in Familie und beruflichem Umfeld gegenüber und hat nicht zuletzt auch Angst vor Isolation, Einsamkeit und Tod. Manche Patienten versuchen die Krankheit zu verdrängen, einfach nicht wahrzunehmen, und nach außen hin völlig normal weiterzuleben. Andere sind vor Verzweiflung wie gelähmt und sehen in ihrem Leben keinen Sinn mehr.

Wenn Sie von der Krankheit betroffen sind, dann helfen weder das Verdrängen der Erkrankung noch das Sichaufgeben oder das Verzweifeln weiter.

■ Entscheidend für den künftigen Lebensweg sind vielmehr Kampfgeist und eigene Aktivitäten. Hierzu gehört, dass Sie zusammen mit Ihrem behandelnden Arzt die optimalen Therapiemöglichkeiten ausloten und dass Sie sich selbst kritisch mit allen Möglichkeiten Ihrer Therapie auseinandersetzen.

Von wesentlicher Bedeutung ist, dass auch Sie Wege finden, selbst zu Ihrer Genesung beizutragen. Die Ernährung spielt hier eine überaus wichtige Rolle, sie muss sich jetzt besonders nach Ihren persönlichen Bedürfnissen und Problemen richten.

Prinzipiell gelten für die Ernährung des Krebskranken die gleichen Richtlinien wie für eine der Krebserkrankung vorbeugende Ernährung. Allerdings kann die Situation bei Krebskranken durch viele andere Faktoren mitbestimmt sein, die eine entsprechende Anpassung der Ernährung notwendig machen. Daher kann es eine einheitliche

Was können Krebspatienten tun?

Ernährung für Krebskranke nicht geben, sondern jeder Krebspatient muss ganz individuell die für ihn auf seine Situation und sein Krankheitsstadium passende Ernährungsform finden. Denn die Ernährung ist ein Teil der Krebstherapie.

So gibt es Patienten, bei denen die Krankheit durch eine Operation mit hoher Wahrscheinlichkeit geheilt werden kann. Hier muss das Ziel der Ernährung sein, einen Krankheitsrückfall möglichst zu verhindern.

Wichtig

Für jeden die richtige Ernährung finden

Die Ernährung spielt eine wesentliche Rolle. Dies gilt sowohl als präventive Maßnahme als auch für die Zeit während und nach der Behandlung. Besonders wenn während einer Therapie Beschwerden auftreten, muss ein individuelles Ernährungskonzept Berücksichtigung finden, um den Ansprüchen des Einzelnen gerecht zu werden und seine speziellen Probleme zu lindern.

Andere Patienten benötigen zusätzlich zur Operation noch Bestrahlungen oder Chemotherapien, die den Körper, das Immunsystem, aber auch das Verdauungssystem extrem beanspruchen können. Hier gilt es, für jede Behandlungsphase die richtige Ernährung zu finden.

War die Behandlung erfolgreich, sollten Sie versuchen, durch einen optimierten Speiseplan das Rückfallrisiko möglichst gering zu halten.

Es gibt auch Patienten, bei denen aufgrund der Tumorgröße oder der Tumorart eine vollständige Vernichtung des Tumors durch Operation, Bestrahlung, Chemotherapie oder andere Methoden nicht möglich ist. Hier gilt es, dass Sie durch entsprechend angepasste Auswahl und Zubereitung von Nahrungsmitteln die gesunden Anteile Ihres Körpers stärken und unterstützen, damit Sie der Krebserkrankung mehr Widerstand leisten können.

> Die Ernährung ist wichtiger Bestandteil einer ganzheitlichen Krebstherapie und muss in jedem Fall nach den speziellen Bedürfnissen des Kranken ausgerichtet sein. Der umfangreiche Rezeptteil dieses Buch hilft Ihnen dabei.

Es können aber auch Probleme aufgetreten sein wie körperliche Schwäche und Muskelschwund oder Störungen der Verdauung, zum Beispiel Völlegefühl, Blähungen und Appetitlosigkeit. Viele dieser Beschwerden lassen sich mit einer richtigen Ernährung lindern.

Manchmal stehen durch die Krankheit bestimmte Teile des Verdauungssystems nicht mehr zur Verfügung oder sind empfindlich gestört, wie bei Patienten nach einer Magen- oder Darmoperation. Hier müssen Sie die Ernährung an die jeweilige Verdauungsstörung anpassen, um trotzdem eine optimale Nährstoffzufuhr zu gewährleisten. Bei übergewichtigen Patientinnen mit Brustkrebs oder mit Gebärmutterkrebs kann es wichtig sein, mit einer entsprechenden Diät das Körpergewicht und damit das Rückfallrisiko zu senken.

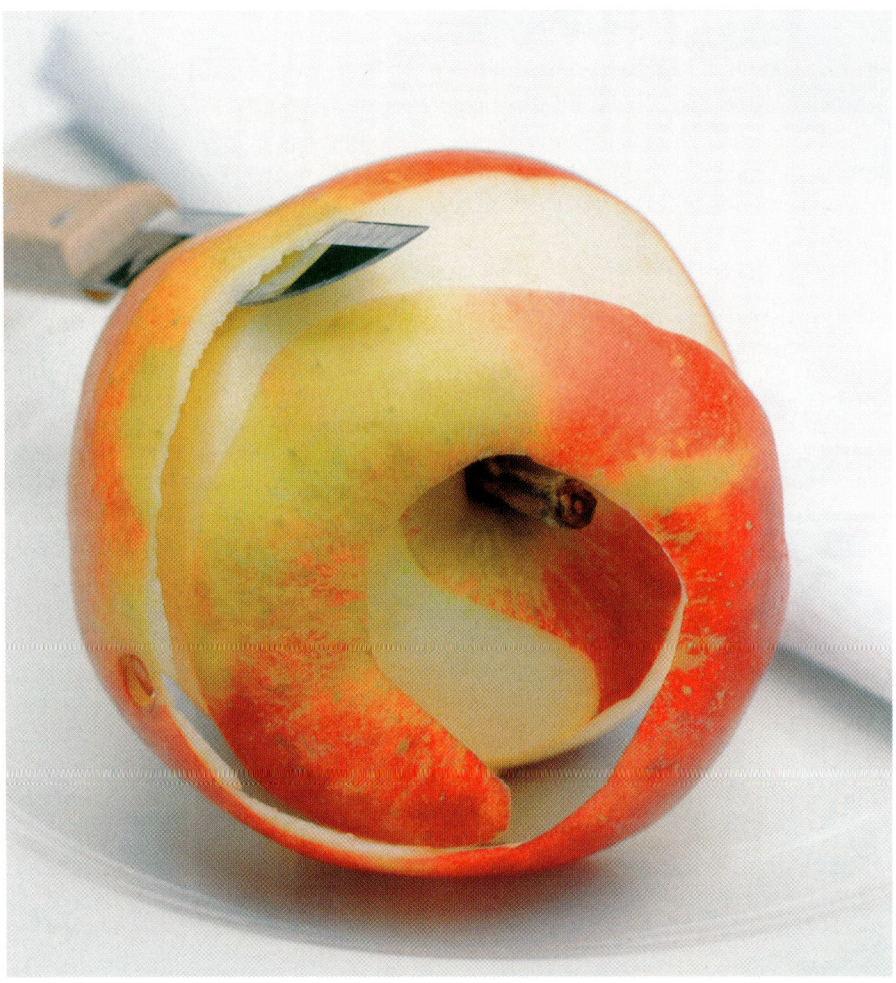

Kann Ernährung das Rückfallrisiko beeinflussen?

Nach einer erfolgreichen Krebstherapie kommt einer bewussten Ernährung große Bedeutung zu. Es ist wichtig, dass Sie dem Körper durch eine gesunde Ernährung das bestmögliche Rüstzeug geben, ein Wiederaufflammen der Erkrankung zu verhindern. Dabei sollten Sie kritisch prüfen, welche Gewohnheiten beibehalten werden können und welche geändert werden müssen.

Wenn Operation, Strahlen- oder Chemotherapie hinter Ihnen liegen, gelten prinzipiell die gleichen Ernährungsrichtlinien, die bisher zur allgemeinen Krebsvorbeugung zutreffend waren:

- Bevorzugen Sie eine tendenziell laktovegetabile Ernährung, die reich an Vollwertprodukten, frischem Gemüse und Salat ist, und mäßigen Sie Ihren Fleisch- und Fettkonsum.

Nach lang andauernder Chemotherapie oder Bestrahlung, vor allem wenn auch entsprechende Nebenwirkungen bestanden, können Mangelzustände an bestimmten Vitaminen oder Mineralien auftreten. Hier kann es sinnvoll sein, vorübergehend Vitamin- und Mineralstoffpräparate oder Nahrungsergänzungsmittel einzunehmen. Über die Möglichkeiten, Mangelzustände festzustellen, und über die richtigen Präparate sollten Sie sich mit Ihrem Arzt beraten.

Wichtig

Ernährung ist die Basis

Es gibt keine Ernährung und keine Diät, die
- Krebs sicher verhindern oder
- Krebs heilen kann.

Aber eine optimale Ernährung ist die Grundlage jeder gewählten Therapie. Besonders nach einer erfolgreichen Behandlung der Krebskrankheit haben Sie die beste Chance, durch entsprechende Änderungen das Rückfallrisiko zu vermindern.

Neben der Ernährung muss ebenfalls geprüft werden, ob und inwieweit die bisherige Lebensweise die Entstehung der Krebskrankheit begünstigt hat. Hierzu zählen sitzende Tätigkeiten oder fehlender Sport vor allem bei Darm- oder Brustkrebs, Rauchen bei Lungenkrebs, Blasen- und Bauchspeicheldrüsenkrebs oder zu viele scharfe alkoholische Getränke bei Speiseröhren-, Magen- oder Darmkrebs, um nur einige Beispiele zu nennen.

Ernährung und Krebs

Was Patienten wissen wollen

Nachfolgend wollen wir häufig von Krebspatienten gestellte Fragen beantworten, die in der Praxis immer wieder von Bedeutung sind.

Ist der Genuss von Kaffee schädlich?
Kaffee ist ein traditionelles Genussmittel. Das im Kaffee enthaltene Koffein wirkt anregend, außerdem ist eine Tasse Kaffee am Nachmittag mit einem Stück Kuchen auch ein Inbegriff für Genuss, Gemütlichkeit und Wohlbefinden.
Im Kaffee enthaltene Bitterstoffe können die Bildung von Magensäure übermäßig anregen, daher kann es nach dem Trinken größerer Mengen zu unangenehmem Sodbrennen kommen. Wählen Sie »magenschonend« mild gerösteten Kaffee. Er enthält keine Reizstoffe, dadurch wird die Nitrosaminbildung verhindert.
Das Krebswachstum wird durch Kaffee nicht beeinflusst. Es ist allerdings allgemein nicht gut, Kaffee in großen Mengen gewohnheitsmäßig zu trinken.

Können Süßigkeiten das Krebswachstum beschleunigen oder gar zu einem früheren Rückfall der Krebskrankheit führen?
Es gibt viele sogenannte Krebsdiäten, die einen Zuckerkonsum grundsätzlich und vehement ablehnen mit der Begründung, dass dadurch der Krebs ernährt werde. In der Tat verbrauchen Krebszellen in ihrem Stoffwechsel vermehrt Zucker (Glukose). Dieses gilt aber nicht nur für die Krebszellen. So ist auch die Funktion der Gehirnzellen an die Zufuhr von ausreichend Glukose gebunden.
Es konnte bisher in keiner Weise belegt werden, dass durch vermehrte Zuckerzufuhr Krebsgeschwüre schneller wachsen. Genauso wenig wird bei völligem Verzicht auf Zucker das Krebswachstum gehemmt. Es ist vielmehr so, dass die Krebszellen sich in jedem Fall eine ausreichende Ernährung sichern. Wird also nicht genug Glukose für die Tumorzellen über die Ernährung zugeführt, dann aktiviert der Tumor spezielle Hormone, die den Abbau von Muskelgewebe einleiten. Aus diesem Muskelgewebe holt sich der Tumor dann seine Energie. Beim Patienten führt dies

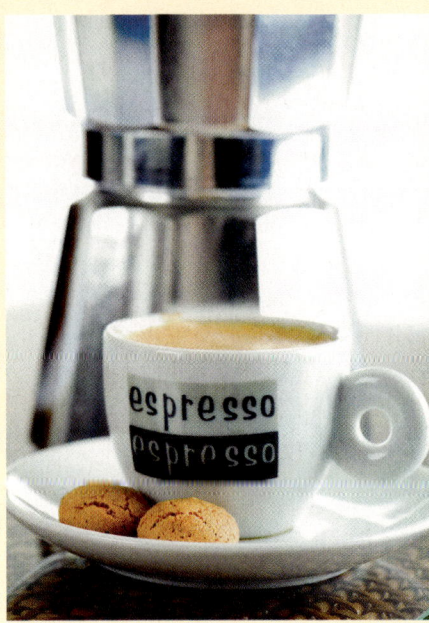

Ab und an eine Tasse Kaffee ofer ein Glas Wein schaden nicht.

zu dem gefürchteten Muskelschwund mit allen seinen Folgen.

Zucker schadet also nicht. Dennoch sollten Sie nicht übermäßig Süßigkeiten verzehren, da Zucker als alleiniger Energielieferant keine wichtigen Mineralien oder Vitamine enthält. Gegen einen gelegentlichen Genuss von Süßigkeiten ist mit Sicherheit nichts einzuwenden.

Darf ich abends ein Glas Wein trinken?
Gegen gelegentlichen Alkoholgenuss in kleinen Mengen bestehen keine Bedenken. Eine Schädigung des Immunsystems oder ein Einfluss auf das Krebsgeschehen ist dadurch nicht zu befürchten.
Lediglich am Tag der Chemotherapie und tags darauf sollten Sie auf Alkohol verzichten, da die Entgiftungsfunktion der Organe dann für die Beseitigung der Chemotherapiereste voll in Anspruch genommen wird. Die Frage nach dem Glas Wein ist übrigens eine typisch deutsche Frage. In Frankreich, wo Wein zu den täglichen Grundnahrungsmitteln gehört, würde diese Frage gar nicht erst gestellt.

Ganz abgesehen davon gibt es neuere Studien, die zeigen, dass sich kleine Mengen von Rotwein sogar förderlich auf die Gesundheit auswirken.

Darf ich mit Krebs die Sauna besuchen?
Ein Saunabesuch hat bei Krebskranken die gleiche gesundheitsfördernde Wirkung wie bei Gesunden. Lediglich bei Lymphödemen (Lymphschwellungen) nach Brust- oder Unterleibsoperationen dürfen Sie nur nach ärztlicher Rücksprache in die Sauna gehen.

Vor dem Saunabesuch sollten Sie keine größeren Mahlzeiten zu sich nehmen. Wäh-

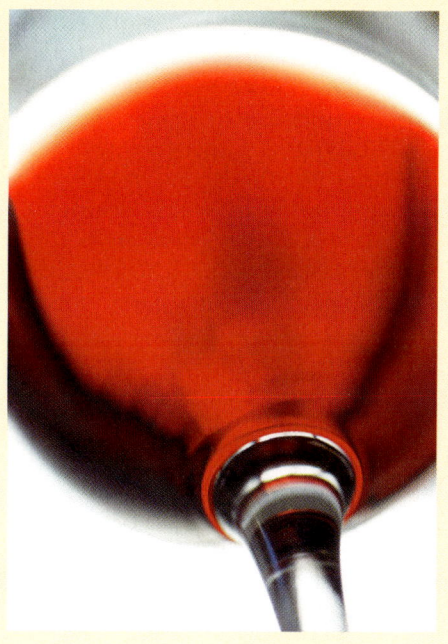

rend der Sauna und danach ist es wichtig, dass Sie viel trinken.

Ich habe Brustkrebs und leide an Knochenmetastasen. Wird durch eine kalziumreiche Ernährung das Wachstum von Knochenmetastasen gefördert?
Die Entstehung und das Wachstum von Knochenmetastasen werden durch die Bösartigkeit der Krebszellen bestimmt, nicht jedoch durch Ernährungsfaktoren. So ist eine kalziumreiche Ernährung ohne Einfluss auf das Wachstum von Knochenmetastasen. Allerdings kommt es in fortgeschrittenem Tumorstadium manchmal zu einem erhöhten Kalziumspiegel im Blut. Nur dann muss neben der medikamentösen Behandlung eine reduzierte Kalziumzufuhr beachtet werden.

Ernährung und Krebs

SPEZIAL

Ist es möglich, den Krebs durch eine radikale Diät auszuhungern?
Leider ist dies nicht möglich. Berichte über diesbezügliche Heilungserfolge sind unwahr. Angebliche 99-prozentige Heilungsraten durch 42-tägiges Wasser- und Saftfasten wie bei der Breuß-Kur konnten in keiner Weise bestätigt werden.

Derartige Radikalkuren führen häufig zu einem nicht wieder aufholbaren Gewichtsverlust und zu einem Zusammenbruch des Immunsystems, sodass nach Beendigung der Fastenkur der Krankheitsverlauf sogar beschleunigt sein kann. Vor solchen Diäten ist daher unbedingt abzuraten.

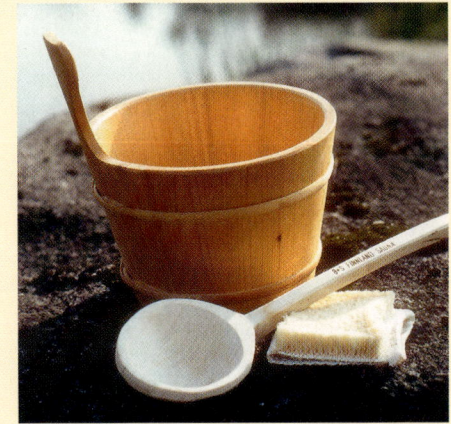
Saunieren schafft Wohlbefinden.

Spezielle Probleme

Bei einer Krebserkrankung, nach einer Operation, Chemotherapie oder Bestrahlung kommt es häufig zu unangenehmen Nebenwirkungen. Eine sinnvolle Ernährung kann helfen, die Beschwerden zu lindern.

Sinnvolle Ernährung bei Chemotherapie oder Bestrahlung

Bei der Chemotherapie werden Zellgifte gespritzt, um Tumorzellen abzutöten. Ebenso kann auch die Bestrahlung Tumorzellen vernichten. Beide Therapiemethoden schaden aber auch gesunden Körperzellen, nur sind gesunde Körperzellen eher als Tumorzellen in der Lage, sich von dieser Schädigung zu erholen.

- Besonders empfindlich gegen Chemotherapie und Bestrahlung sind Körperzellen, die sich häufig teilen. Dazu gehören die Zellen der Schleimhäute, die Haarwurzelzellen, das blutbildende Knochenmark und die Zellen des Immunsystems.

So ist es zu erklären, dass man als Nebenwirkung der Chemotherapie Haarausfall, Entzündungen der Schleimhäute, Durchfälle, Veränderungen des Blutbilds und Immunschwäche findet.

Im Gegensatz zur Chemotherapie, die den ganzen Körper erreicht, treten bei der Bestrahlungsbehandlung diese Nebenwirkungen nur am Ort der Bestrahlung auf. Bei der Bestrahlung kann es zusätzlich zu sonnenbrandähnlichen Veränderungen der Haut kommen. Neben diesen sichtbaren Veränderungen können Bestrahlungen und Chemotherapie auch Appetitlosigkeit und Übelkeit bis hin zum Erbrechen verursachen.

Die Verträglichkeit einer Chemotherapie oder Bestrahlung hängt jedoch nicht nur von den eingesetzten Medikamenten oder deren Dosierung ab. Entscheidend hierfür sind auch die Ausgangssituation des Einzelnen hinsichtlich körperlicher Fitness, Einstellung zu der Therapie und seine allgemeine Lebensweise.

Die Gesundung aktiv mitgestalten

So vertragen vorher sportlich aktive und trainierte Menschen diese Therapien mit weniger Nebenwirkungen als untrainierte. Daher macht es Sinn,

Ernährung und Krebs

Wichtig

Die Ernährung anpassen

Während einer Chemotherapie und Bestrahlung muss die Ernährung eine Reihe von Anforderungen erfüllen, um dem geschwächten Organismus gerecht zu werden:
- Sie muss leicht und gut verträglich sein, darf das durch die Therapie sowieso schon angeschlagene Verdauungssystem nicht belasten.
- Sie sollte dem Körper genügend Vitamine und Proteine zuführen, denn diese Therapien bedeuten für den Körper eine besondere Belastung.
- Sie sollte reichlich Antioxidanzien und bioaktive Substanzen enthalten, um das Immunsystem zu schützen.
- Sie muss an eventuell auftretende Verdauungsstörungen angepasst werden, wie Mundtrockenheit, entzündete Schleimhäute, Durchfälle und andere Beschwerden.

zwischen und nach den Therapien auf ausreichende körperliche Aktivität zu achten. Wenn Sie sich wohl fühlen, können Sie sogar vorsichtig mit einem Trainingsprogramm beginnen. Je nach Ausgangsleistungsfähigkeit wählen Sie hierzu Spaziergänge, Walking, Schwimmen, Radfahren oder andere Ausdauersportarten.

Da die Chemotherapie auch Muskelzellen angreift, ist ein regelmäßiges, aber vorsichtiges Krafttraining oder Gymnastik in einem Fitnessstudio sinnvoll, um die Muskeln zu erhalten oder wieder aufzubauen. Hören Sie bei jeder sportlichen Aktivität in Ihren Körper hinein, erfüllen Sie die momentane Leistungsfähigkeit. Gestalten Sie Ihr Training so, dass keine Überlastung auftritt. Führen Sie die körperliche Belastung umso vorsichtiger durch, je kürzer die letzte Chemotherapie zurückliegt.

- Gerade bei Chemotherapie und Bestrahlung ist es wichtig, dass Sie die Behandlungsmethode als Erfolg versprechend für sich akzeptieren, dass Sie hierin eine persönliche Chance sehen.

Denn die persönliche Einstellung zur Chemotherapie oder Bestrahlung bestimmt die Nebenwirkungsrate und

Wer sportlich aktiv ist, steckt anstrengende Therapien besser weg.

Spezielle Probleme ▶

kann helfen, dass Sie deutlich weniger Übelkeit, Abgeschlagenheit und Schwächegefühl verspüren. Eine positive Einstellung zu finden ist oft nicht einfach. Hierbei können Methoden aus der Psychoonkologie hilfreich sein, wie beispielsweise die Visualisierung. Bei Visualisierungsübungen wie der Kunsttherapie wird mit zeichnerischen Mitteln der Tumor dargestellt, der zuerst von den »Raketen« der Chemotherapie beschossen und abgetötet und anschließend von den »Fresszellen« des Immunsystems abgebaut und abtransportiert wird. Außerdem können psychoonkologische Verfahren dazu beitragen, Strategien zur besseren Krankheitsbewältigung zu schaffen.

Im Folgenden nun eine Reihe von Ernährungsvorschlägen, die sich bei bestimmten Problemen, die nach einer Chemotherapie und/oder Bestrahlung auftreten können, bewährt haben und die helfen können, Beschwerden zu lindern.

Übelkeit und Appetitlosigkeit

Die durch Chemotherapie oder Bestrahlung hervorgerufene Übelkeit muss in erster Linie medikamentös durch Ihren Arzt behandelt werden. Dieses gelingt dank moderner Medikamente auch meistens.

Für die Ernährung gelten bei Übelkeit, Erbrechen und Appetitlosigkeit folgende Gesichtspunkte:

- Gegen Übelkeit hilft viel trinken, mindestens 2,5 bis 3 Liter, in kleinen Schlucken, über den ganzen Tag verteilt. Am besten geeignet sind Pfefferminz-, Kamillen- oder Fencheltee, eventuell mit etwas Salz, oder stilles Wasser ohne Kohlensäure. Tee lässt sich gut vorbereiten und in einer Thermoskanne aufbewahren.
- Essen Sie möglichst nach der Uhr stündlich oder alle zwei Stunden kleine Portionen Wunschkost, berücksichtigen Sie dabei persönliche Unverträglichkeiten. Richten Sie die Speisen attraktiv an und speisen Sie, wenn möglich, in Gesellschaft.
- Schalten Sie unangenehme Essensgerüche aus.

Wichtig

Nahrungs- und Trinkmenge kontrollieren

Sollten Sie nicht ausreichend essen oder trinken können, muss zum Ausgleich des Wasser- und Elektrolythaushalts eine Infusionstherapie erfolgen – sonst verlieren Sie wertvolle Körpersubstanz. Auf diese Weise werden dem Organismus Vitamine und Mineralien zugeführt. Häufig kann so eine Verbesserung des Wohlbefindens erreicht werden.

Ernährung und Krebs

- Die Speisen nach Möglichkeit immer frisch zubereiten, damit bei wenig Nahrung ein möglichst hoher Energie- und Nährstoffgehalt gesichert werden kann.
- Appetitanregung auch durch Artischockencocktail, Aperitif oder gut gewürzte Suppen.
- Probieren Sie bei Übelkeit auch mal »Ungesundes« wie Colagetränk, Salzstangen oder Süßes.

Entzündete und offene Mundschleimhaut

Neben örtlichen Behandlungsmaßnahmen wie Mundspülungen mit Salbei oder Auftragen einer Vitamin-E-Lotion auf die betroffenen Stellen empfiehlt sich für die Ernährung bei entzündeter und offener Mundschleimhaut vor allem Folgendes:

- Essen Sie milde, säurefreie Speisen, die weder zu kalt noch zu heiß sind.
- Vermeiden Sie scharfe Gewürze, säurehaltige Lebensmittel wie Essig, Obstsäfte, Tomaten oder Rhabarber. Johannisbeersaft reizt im Mund, Orangensaft auch noch im After.
- Wählen Sie Cremesuppen, Brei, Kartoffelbrei, Suppe oder Brei von Sprießkornhafer/Nackthafer, Nudeln, Gemüsepüree, Apfelmus, Pudding, jedoch auf keinen Fall Trockenes oder Krümeliges.
- Ist die Nahrungsmenge nicht ausreichend, essen Sie noch hochkalorische Zusatznahrung (siehe Abschnitt »Natürliche Ergänzung und Aufwertung der Nahrung auf Seite 68 ff.).
- Trinken Sie kohlensäurefreie Getränke, Kamillen- oder Leinsamentee (Rezepte siehe Kapitel »Teegetränke«).

Durchfälle

Durchfälle während der Chemotherapie werden durch eine Reizung der Darmschleimhaut hervorgerufen. Neben einer medikamentösen Therapie dieses oft schmerzhaften Leidens sollte bei der Ernährung Folgendes beachtet werden:

- Nehmen Sie leichte, blähungsfreie, fettarme, ballaststoffarme Gerichte, verteilt auf viele kleine Mahlzeiten, zu sich.
- Achten Sie auf Ausgleich des Flüssigkeitsverlustes mit schwarzem Tee – 10 Minuten ziehen lassen.
- Trinken Sie Kamillen-, Fenchel- oder Leinsamentee, vielleicht mit etwas Salz.

Hinweis

Milchprodukte besser meiden

Nehmen Sie Milch und Milchprodukte bei Durchfall äußerst vorsichtig zu sich, denn sie können den Durchfall verstärken. Bei Unverträglichkeit können Sie diese durch Sojamilch-Produkte oder Hafer-Drink ersetzen.

- Essen Sie Hafer-, Reis- oder Leinsamenschleim und Suppen. Rezepte hierzu finden Sie im Rezeptteil.
- Vermeiden Sie frisches Obst – außer feinst geriebenes Apfel- oder auch Bananenmus.
- Essen Sie Karotten- oder Kartoffelpüree.
- Versuchen Sie Laugengebäck.

Mundtrockenheit nach Bestrahlung

Eine Mundtrockenheit nach Bestrahlung des Kopfes oder Halses wird durch eine strahlenbedingte Schädigung der Speicheldrüsen hervorgerufen. Es kommt dadurch zu einer verminderten Speichelproduktion. Die Speichelproduktion kann nach einem halben bis einem Jahr wieder in Gang kommen. Der ständig trockene Mund führt jedoch zu einem unangenehmen Gefühl beim Sprechen und zu erheblichen Problemen beim Essen.

- Wenn die Nahrung nicht mehr eingespeichelt werden kann, wird sie nicht gleitfähig und lässt sich deswegen nicht gut schlucken.

Außerdem ist die im Mund bereits stattfindende Verdauung gestört. Durch geschickte Auswahl der Nahrungsmittel und Umstellung der Essgewohnheiten lässt sich bei Mundtrockenheit jedoch Erleichterung schaffen.

- Trinken Sie häufig kleine Mengen Tee – auch während des Essens –, beispielsweise Zitronen- oder Pfefferminztee. Denn das fördert den Speichelfluss.
- Sauermilch oder Kefir – mit etwas Wasser nachspülen – fördert die Schleimbildung. Frische Milch ist ungeeignet.
- Kaugummi, saure Bonbons und saures Obst fördern ebenfalls den Speichelfluss.
- Essen Sie saftige Speisen, reichlich Soßen, Suppen wie Kartoffelcreme-, Spargelcreme- oder Blumenkohlcremesuppen, püriertes Gemüse und Kartoffelpüree. Zahlreiche Rezeptvorschläge hierzu finden Sie in unserem Rezeptteil.
- Meiden Sie unbedingt Krümeliges und Trockenes.
- Um mehr Energie zu gewinnen, geben Sie 2 bis 3 Löffel Sahne, Butter oder hochwertige Margarine an die Speisen.

Schluckstörungen nach Bestrahlung

Durch Bestrahlung der Speiseröhre kann es zu einer Verhärtung und Verengung der Speiseröhre kommen. Dadurch rutscht die Nahrung schlechter vom Mund zum Magen, große Bissen können sogar ganz stecken bleiben. Hier ist es wichtig, dass Sie die Nahrung ausreichend lange kauen und

Ernährung und Krebs

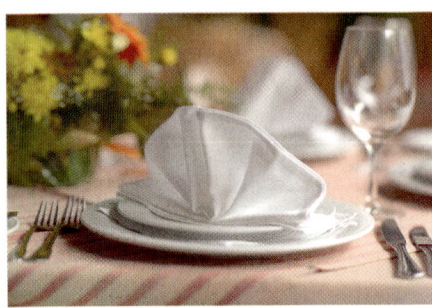

Ein hübsch gedeckter Tisch und viel Ruhe können für die Aufnahme der Speisen förderlich sein.

zerkleinern, eventuell auch bereits vor dem Essen maschinell zerkleinern (passierte Kost).

Essen Sie langsam und bewusst, trinken Sie eventuell in kleinen Schlucken nach. Stellen Sie daher immer ein Getränk bereit. Speisen Sie in entspannter Atmosphäre, denn jede Anspannung kann die Durchgängigkeit der Speiseröhre verschlechtern.

Störungen des Geschmacks
Im Anschluss an eine Chemotherapie oder Bestrahlung kann es zu Störungen des Geschmacksempfindens kommen. Vieles schmeckt dann ungewohnt anders, sogar oft unangenehm bitter. Auch ein Metallgeschmack kann auftreten. Möglicherweise fehlt auch jeglicher Geschmack, beispielsweise für süß. Häufig besteht auch eine Abneigung gegen Fleisch und Wurst.

Bei veränderter Geschmacksempfindung sollten Sie bei der Ernährung Folgendes berücksichtigen:
- Süßen Sie stärker.
- Ersetzen Sie Fleisch durch Milch oder Milchprodukte oder eine Kombination der verschiedenen Eiweißträger, Vorschläge siehe Seite 45 sowie Rezepte in den Kapiteln »Quarkspeisen und -getränke« sowie »Milchgetränke«.
- Schlechten Geschmack im Mund entfernen Zitronenwasser, ungesüßte Tees, Fruchtsäfte, Tonic Water und Bitter Lemon.
- Essen Sie saure Nahrungsmittel, die den Schleim im Mund lösen, auch Bonbons oder Kaugummi, danach genießen Sie das Essen in der Regel wieder besser.
- Würzen Sie nach, wie immer es Ihr Appetit verlangt.

Bestrahlungsbedingte Darm- und Enddarmentzündungen
Durch Bestrahlung des Unterbauches, vor allem nach Bestrahlung der weiblichen Geschlechtsorgane, aber auch beim Enddarmkrebs, Blasenkarzinom oder beim Prostatakrebs kann es zu einer lange andauernden Entzündung der im Strahlenfeld liegenden Darmanteile kommen. Dieser Entzündungszustand kann zu ständigem Stuhldrang führen, zu Schmerzen beim Stuhlgang, aber auch zu Verdauungsstörungen mit Blähungen und Durchfall.

- Meist klingen diese Beschwerden in den Jahren nach der Bestrahlung wieder ab, sie können jedoch sehr störend sein und sich durch falsche Ernährung sogar noch gravierend verschlechtern.

Deshalb ist es wichtig, die Speisen so auszuwählen, dass die entzündeten Darmabschnitte nicht weiter gereizt werden. Bei bestrahlungsbedingten Darm- und Enddarmentzündungen sollten Sie Folgendes beachten:

- Verzichten Sie ganz auf frisches Obst, blähendes Gemüse und Salate.
- Trinken Sie in kleinen Mengen Karottensaft oder -most mit Mango oder Heidelbeer-Vollfrucht (Reformhaus), auch verdünnt.
- Essen Sie in kleinen Portionen Porridge von feinen Dinkelflocken oder Dinkelschrot, zubereitet wie Haferporridge. Diese Speise wirkt besonders beruhigend und heilend (Rezept siehe Seite 171).

Bei und nach Magenkarzinom sowie Magenoperationen

Bei Karzinomen des Magens und der unteren Speiseröhre müssen oft Teile des Magens oder der ganze Magen operativ entfernt werden. Aber auch ohne Operation kann der Krebs Funktionsstörungen verursachen. So entfällt zum einen die Verdauungsfunktion des Magens oder sie wird gestört. Der gesunde Magen übernimmt ja durch Freisetzung von Magensäure und anderen Verdauungsstoffen eine wichtige Rolle in der Vorverdauung. Zum anderen entfällt die Funktion des Magens als Nahrungsspeicher. Außerdem erfolgt die Magenentleerung ungesteuert.

Es können nun folgende Probleme auftreten: Bei Zufuhr von ungeeigneter Nahrung kommt es zu Verdauungsstörungen, zu Blähungen oder Durchfällen. Durch die fehlende Speicherfunktion stürzen die Speisen unkontrolliert in den Darm und verursachen dort ein Völlegefühl, bei süßen Speisen auch Schwächegefühl und Schwindel, bis hin zum Kollaps (sogenanntes Dumpingsyndrom). Außerdem kann es durch den Rückfluss von Magen- oder Darminhalt in die Speiseröhre zu unangenehmem Sodbrennen kommen.

- Für magenoperierte Patienten ist es daher wichtig, konsequent auf ihre Ernährung zu achten. Sonst kommt es zu schleichender Gewichtsabnahme und körperlichem Abbau.

Was gilt es bei der Ernährung zu beachten?

Nach einer Magenoperation oder bei Magenkrebs sollten Sie bei der Ernährung folgende Richtlinien einhalten. Dann lässt sich nach einer Umstellungszeit meist ganz gut ohne Magen leben.

- Essen Sie häufig kleine Mahlzeiten, möglichst alle zwei bis drei Stunden.
- Kauen Sie feste Nahrung lange und gut. Speicheln Sie dabei gut ein, damit eine optimale Vorverdauung stattfinden kann.
- Meiden Sie zu heiße oder zu kalte Mahlzeiten, da heiße oder zu kalte Speisen den Darm ohne zwischengeschalteten Magen besonders reizen können.
- Trinken Sie Flüssigkeit nur schluckweise und in kleinen Mengen. Dabei ist es empfehlenswert, die Flüssigkeit nur zwischen den Mahlzeiten zu trinken. Sonst wird die geringe Speicherkapazität durch die Flüssigkeit rasch ausgeschöpft, und dann kann kaum mehr etwas gegessen werden.
- Größere Mahlzeiten vor dem Schlafengehen vermeiden, weil hierdurch Sodbrennen begünstigt wird. Gegebenenfalls das Kopfende des Bettes um 30 Grad hochstellen.

Richtig ausgewählt ist, was gut bekommt

Orientieren Sie sich, was die Ernährung anbelangt, sowohl in der empfindlichsten Aufbauphase als auch danach anhand des Abschnitts »Bekömmlichkeit von Speisen« (siehe Seite 63). Meiden Sie vor allem anfänglich alles Blähende, Milch und Milchprodukte, Fleisch und Bohnenkaffee.

Nachfolgende Nahrungsmittel sind bei Magenkarzinom geeignet. Wählen Sie nach Ihren persönlichen Wünschen aus:

Gemüse: Möhren, Zucchini, Sellerie, Spargelspitzen, Spinat, Tomaten ohne Schale und Kerne.

Kartoffeln: Salz- und Pellkartoffeln, Kartoffelschnee und -püree ohne Milch.

Obst: Apfelmus, Kompott von Apfel, Birne und Pfirsich; frische Banane.

Sodbrennen vorbeugen – nicht zu flach liegen.

Spezielle Probleme

Getreide: Grahamtoast, Dinkelzwieback, Knisterbrot (feinstes Knäcke aus dem Reformhaus), feine Reis-, Hafer- und Hirseflocken.

Getränke: verschiedene Teesorten, stilles Wasser, säurearmer Fruchtsaft, Karotten- und Mangosaft, Heidelbeer-Vollfrucht sowie fettfreie Brühe.

Zusatzpräparate können helfen

Neben der geeigneten Auswahl der Speisen und der richtigen Esstechnik ist nach Magenoperationen auch eine medikamentöse Unterstützung nötig. So kommt es nach Magenoperationen zu einem Vitamin-B_{12}-Mangel, sodass regelmäßig Vitamin B_{12} und Folsäure gespritzt werden müssen. Auch die Aufnahme von Vitamin D, Eisen und Kalzium kann gestört sein, dann ist es eventuell erforderlich, entsprechende Präparate einzunehmen. Bei Blähungen hilft die Gabe von Verdauungswirkstoffen der Bauchspeicheldrüse (Pankreasenzyme). Sodbrennen können Sie verhindern, wenn Sie darauf achten, nicht zu viel auf einmal zu essen und nicht zu flach zu liegen.

In der Regel gewöhnt sich das Verdauungssystem im Laufe von Monaten oder Jahren nach der Magenoperation an die geänderte Situation, sodass dann, abgesehen von der Portionsgröße, eine weitgehend normale Kost möglich ist, ohne dass Beschwerden auftreten.

Operation der Bauchspeicheldrüse oder Bauchspeicheldrüsenkrebs

Bei Bauchspeicheldrüsenkrebs (Pankreaskarzinom), aber auch bei bestimmten Formen des Magenkrebses muss die Bauchspeicheldrüse ganz oder teilweise entfernt werden. Aufgabe der Bauchspeicheldrüse ist es, bestimmte Substanzen (Pankreasenzyme) auszuschütten, die die Nahrungsbestandteile wie Kohlenhydrate, Eiweiß oder Fett aufspalten, damit sie vom Darm aufgenommen werden können.

Ist die Funktion der Bauchspeicheldrüse gestört oder fehlt diese Drüse, dann wird die Nahrung nicht richtig verdaut, und es kommt zu fettigen, übel riechenden Stühlen, zu Appetitlosigkeit, aufgetriebenem Leib und Blähungen.

Pankreasschonkost

Neben der ausreichenden medikamentösen Zufuhr von Pankreasenzymen

Ernährung und Krebs

zu jeder Mahlzeit empfiehlt sich eine leicht verdauliche und gut verwertbare Kost, die möglichst wenig reizende Bestandteile enthält, die sogenannte Pankreasschonkost. Hierbei sollten Sie auf Folgendes achten:
- Vermeiden Sie unbedingt die übermäßige Aufnahme von Fett und Eiweiß.
- Entscheidend ist zudem die richtige Auswahl von Fetten – Butter, kalt gepresste, nicht raffinierte Pflanzenöle und ungehärtete Reformhausmargarine. Nach ärztlicher Anweisung sind möglicherweise MCT-Basis-plus-Spezialfette bekömmlicher (siehe Seite 47).
- Jede übermäßige Nahrungszufuhr belastet. Nehmen Sie besser viele kleine Mahlzeiten zu sich.

Zusätzlich sollten Sie sich an den im vorhergehenden Abschnitt aufgeführten Ernährungsempfehlungen bei oder nach Magenkarzinom orientieren.

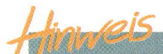

Vorsicht – Zuckerkrankheit!

Die Bauchspeicheldrüse dient übrigens nicht nur der Verdauung – in der Bauchspeicheldrüse wird auch das den Blutzucker regulierende Insulin produziert. Nach Operationen der Bauchspeicheldrüse kann daher ein Mangel an Insulin entstehen, was eventuell zum Auftreten einer Zuckerkrankheit führt.

Leberkrebs oder Krebsbefall der Leber durch Metastasen

Bei Krebsbefall der Leber kann es zu einer Vergrößerung oder Anschwellung der Leber kommen. Dabei werden benachbarte Darmteile oder der Magen gedrückt, was eventuell zu Druckgefühl im Oberbauch, Völlegefühl und Entleerungsstörungen des Magens führt. Hier kann manchmal feuchte Wärme helfen.

Die Leber ist außerdem das zentrale Verdauungs- und Entgiftungsorgan, sodass Sie bei Funktionsstörungen der Leber auf eine leicht bekömmliche, gut verdauliche und möglichst schadstoffarme Kost achten müssen. Befolgen Sie dazu die Empfehlungen wie bei Magenkarzinom und orientieren Sie sich ebenfalls anhand des Abschnitts »Bekömmlichkeit von Speisen« (siehe Seite 63).

Darüber hinaus gilt:
- Meiden Sie Blähendes, Fleisch und Bohnenkaffee.

Spezielle Probleme

- Zur besseren Regeneration und Entgiftungsleistung der Leber helfen milchsauer vergorenes Gemüse und Gemüsemost, Kurmolke, Artischockenblätter, Artischocken-Vollfrucht und Brunnenkresse. Ideal wirkt möglicherweise Tee von Löwenzahn, Schafgarbenkraut, Tausendgüldenkraut oder Wermutkraut. Siehe hierzu auch das Kapitel »Teegetränke«. Trinken Sie den Tee ½ Stunde vor dem Essen in kleinen Schlucken.

Nach Darmoperation und bei künstlichem Darmausgang

Bei Darmoperationen wird oft ein Stück des Darmes entfernt und manchmal auch ein künstlicher Darmausgang angelegt. Durch die Verkürzung des Darmes ergibt sich zwangsweise eine reduzierte Verdauungsfläche.

Bei einem künstlichen Darmausgang (Stoma) können zusätzliche Beschwerden auftreten. Bei zu festem Stuhl kann es zu Problemen bei der Darmentleerung kommen, bis hin zum Vorfall des Darmes aus dem künstlichen Ausgang. Bei nur kurzem Dickdarmanteil wiederum ist der Stuhl sehr flüssig, sodass häufige Beutelwechsel nötig sind. Patienten mit künstlichem Darmausgang können kompetente Beratung bei der ILCO, der nationalen Selbsthilfegruppe für Patienten mit künstlichem Darmausgang, erhalten. Die Adresse finden Sie im Anhang.

Auf die richtige Ernährung achten

Generell gilt natürlich, je weniger Darmanteile entfernt wurden, desto weniger Einschränkungen gibt es hinsichtlich der Ernährung. Das Entscheidende nach einer Darmoperation und bei künstlichem Darmausgang ist eine gute Verdauung – nicht zu fester, nicht zu flüssiger Stuhl. Wählen Sie nur alles Ihnen Wohlbekömmliche, siehe hierzu auch »Bekömmlichkeit von Speisen« auf Seite 63.

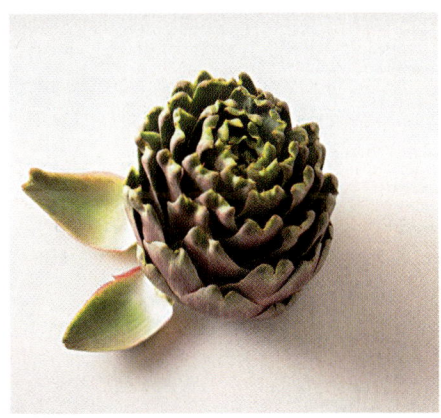

Die Heilwirkung der Artischocke ist seit jeher bekannt. Die Frucht beeinflusst die Leber in vielerlei Hinsicht günstig.

91

Darüber hinaus sollten Sie folgende Faktoren berücksichtigen:
- Trinken Sie ausreichend, am besten Tee, auch Leinsamentee.
- Essen Sie fettarm; auch ballaststoffreiche Speisen – nicht jedoch bei zu kurzem Restdarm.
- Essen Sie Vollgetreide immer fein vermahlen – nie grob oder mit ganzen Körnern.
- Bevorzugen Sie Lebensmittel mit eindickender Wirkung wie Kartoffelbrei, Hafer-, Reis- oder Hirsebrei.
- Nehmen Sie nur kleine Portionen zu sich.
- Wählen Sie Vollreis, Kartoffeln, viele rohe und gekochte Gemüse, pektinhaltiges Obst, zerkleinerten Leinsamen oder Leinsamenschleim und Mandelmus.
- Meiden Sie Zitrusfrüchte, alles Blähende, faserige Hülsenfrüchte, Spargel, Pilze, Tomaten, Lauch, Nüsse, Weizenkleie, ganze Leinsamen und grobfaseriges Fleisch.

Kau- und Schluckschwierigkeiten nach Operation im Mund- oder Halsbereich

Bei Tumoren im Mund- und Halsbereich kann es nach Entfernung des Tumors durch die Operation oder Nachbestrahlung zu anhaltenden Störungen des Kauvorganges oder Schluckens kommen. Patienten nehmen trotz Hungergefühls immer weiter ab, weil sie kaum mehr etwas oder nur extrem langsam essen können. Durch die richtige Auswahl der Nahrungsmittel und die entsprechend angepasste Zubereitung kann hier geholfen werden.

Grundsätzlich gilt für die Ernährung bei Tumoren im Mund- und Halsbereich Folgendes:
- Meiden Sie alles Grobe, Harte und Krümelige.
- Wählen Sie weiche, milde Speisen wie Creme- oder Milchsuppen, Joghurt, weiche Quarkspeisen, Omelett, Gemüse-, Hafer-, Kartoffelpüree oder auch feinst geriebene Rohkost. Hier empfehlen sich Rezepte wie das Püree von Sellerie mit Kartoffel nach Salvadore Dali (siehe Seite 169) oder Möhrenflan (Seite 151).
- Nehmen Sie nur kleine Bissen in den Mund und versuchen Sie, möglichst gut zu kauen – auch um die Verdauungsenzyme anzuregen.
- Meiden Sie sehr Heißes, Saures und Bitteres. Dazu zählen auch Kaffee und schwarzer Tee.
- Reichern Sie die Speisen mit Sahne, Butter oder Hefepaste an. Empfeh-

Spezielle Probleme

Äpfel – in jeder Hinsicht gut!

Wählen Sie ab und an frisch gekochtes Apfelmus. Essen Sie es am besten gut gekühlt. Das pflegt den gesamten Mund- und Rachenraum. Zusätzlich wirkt der Pektingehalt im Apfel auf sanfte Weise verdauungsfördernd.

lenswert ist auch eine Weizendiät wie bei »Natürliche Ergänzung und Aufwertung der Nahrung« auf Seite 68 beschrieben.

Leiden Sie nach einer Operation zudem unter einer veränderten Geschmacksempfindung oder Appetitlosigkeit, finden Sie in den entsprechenden Abschnitten auf den vorhergehenden Seiten ebenfalls hilfreiche Informationen, um hier eventuell Abhilfe zu schaffen.

Sollte trotz optimierter Nahrungsmittelauswahl eine ausreichende Ernährung nicht möglich sein, muss früh genug über die Implantation einer Ernährungssonde in den Magen oder Darm nachgedacht werden. Denn ist es erst einmal zu körperlichem Verfall gekommen, lässt sich dieser oft nur schwer wieder ausgleichen.

Problem Verstopfung

Bei Krebspatienten tritt häufig Verstopfung auf. Hier spielen einerseits falsche Essgewohnheiten eine Rolle, andererseits bringt die Krankheit selbst oder die Therapie die Verstopfung mit sich. So werden bei Tumoren im Bauchraum Hormone ausgeschüttet, die den Darm lähmen können, was zu einer ausgeprägten Darmträgheit führt. Tumoren im Bauchraum können den Darm auch direkt drücken und in seiner Funktion behindern. Kommt es zu einer Flüssigkeitsansammlung im Bauch (Aszites), dann wird der gesamte Darm in seiner Funktion durch den Druckanstieg im Bauch gestört.

Verstopfung sollte in jedem Fall vermieden werden. Dies gelingt zum einen mit medikamentösen Zubereitungen auf Milchzuckerbasis (Lactulose) oder anderen Abführmitteln. In schweren Fällen muss die Darmtätigkeit mit Klistieren oder Einläufen wieder aktiviert werden.

Ganz wichtig für die Behandlung und Vermeidung der Verstopfung sind sowohl eine ausreichende Flüssigkeitszufuhr als auch die richtige Auswahl der Nahrung. Trinken Sie reichlich über den Tag verteilt, mindestens zwei Liter täglich. Und wählen Sie ballaststoffrei-

Ernährung und Krebs

> **GUT ZU WISSEN**
>
> **Schmerzbekämpfung**
>
> Häufig treten bei einer Tumorerkrankung oder infolge von Operation, Bestrahlung oder Chemotherapie Schmerzen auf. Eines der wichtigsten Ziele der modernen Krebstherapie ist daher auch die Schmerzbekämpfung. Schmerzen bei der Krebserkrankung sind ohne jeglichen Nutzen, sie verschlechtern nur die Lebensqualität.
>
> Vor allem die stärkeren Schmerzmittel wie Morphine und Codein haben unangenehme Nebenwirkungen, die therapeutisch angegangen werden müssen. Eine dieser unliebsamen Nebenwirkung ist Verstopfung, welche vor allem zu Beginn der Schmerztherapie auftritt und äußerst lästig sein kann.

che Nahrungsmittel, die bekömmlich sind und nicht blähen. Geeignet sind Vollgetreideflocken, -schrot oder -körner, auch gekeimt, von Dinkel, Weizen, Hafer, Gerste, Hirse und Roggen; Vollkornbrot, Hülsenfrüchte sowie rohes und gekochtes Gemüse und Obst.

Zusätzliche Hilfen, um die Verdauung in Gang zu bringen, können sein:
- Trinken Sie gleich morgens nach dem Aufstehen 1 bis 2 Glas Wasser, dem Sie Milchzucker oder 1 bis 2 Teelöffel Apfelessig oder Mineralstoffkonzentrat mit Milchzucker (Basica) beifügen können.
- Auch Leinsamen, Senfsamen und Trockenobst wie Feigen oder Pflaumen fördern die Verdauung. Ausnahme: Weizenkleie. Sie stopft, wenn nicht ausreichend getrunken wird!
- Besonders empfehlenswert sind Leinsamen- oder feiner Haferschleim in Verbindung mit Gemüsemost oder Kurmolke.

Ist die Verstopfung bedingt durch Krämpfe, nervöse Ursachen oder entzündliche Reizzustände in Dünn- oder Dickdarm, können Ballaststoffe nicht die gewünschte Besserung bringen. Dann ist in jedem Fall eine ärztliche Behandlung erforderlich.

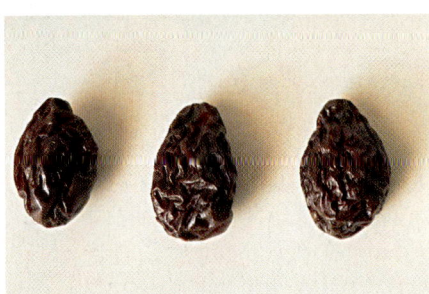

Ballaststoffreiche Nahrung wie Backpflaumen unterstützt die Verdauung.

Spezielle Probleme ▶

Problem Blähungen

Blähungen können zusammen mit Verstopfung oder mit Durchfällen auftreten: Die Ursache von Blähungen ist einerseits eine zu geringe Aktivität des Darmes wie bei Tumorbefall der Bauchhöhle oder aufgrund einer Schmerzmitteltherapie. Auch eine fehlerhafte Ernährung mit einem zu hohen Anteil an blähenden Gemüsesorten kann der Grund sein. Eventuell liegt aber auch eine Störung der Darmflora vor, bei der die normale Bakterienbesiedlung des Darmes gestört ist.

Dadurch kommt es zu Gärungs-, Gasbildungs- und Fäulnisvorgängen bei der Verdauung. Die entstehenden Gase führen zu einem aufgetriebenen Leib (Trommelbauch), zu schmerzhaften Darmkrämpfen und zu übel riechenden Luftabgängen. Damit verbunden sind Appetitlosigkeit, eine Beeinträchtigung der Nahrungsaufnahme und erhebliche Einschränkungen der Lebensqualität. Entblähende Medikamente helfen oft nur wenig.

Entscheidende Maßnahmen zur Vermeidung und Besserung von Blähungen sind richtige Ernährung und körperliche Aktivität. Bei körperlicher Bewegung wie Gehen, Laufen oder Schwimmen kommt es durch die Erschütterungen zu einer Mobilisierung des Darminhaltes – die Verkrampfungen lösen sich, die Luft kann abgehen.

Ernährung bei Blähungen

Versuchen Sie zu ergründen, woher die Blähungen rühren. Wenn sie durch Ballaststoffe wie Weizenkleie verursacht werden, sollten Sie diese weglassen. Je nach Ursache helfen Ihnen vielleicht auch die Abschnitte »Bekömmlichkeit von Speisen« auf Seite 63, »Durchfälle« auf Seite 84 oder »Operation der Bauchspeicheldrüse« auf Seite 89 weiter.

Blähungen lassen sich oft günstig beeinflussen durch Sauermilch, milchsauer vergorenen Gemüsemost, Karottenmost, Selleriemost, Kurmolke und auch Gemüsesäfte. Sie können diese mit Haferschleim, Weizendiät oder Leinsamenschleim binden, Rezepte siehe in

Tipp

Das kann helfen

Bei starken Blähungen können auch Einläufe hilfreich sein, eventuell verbunden mit einer sogenannten Kolonmassage. Diese Massage können Sie auch gut selber machen. Massieren Sie dabei den Bauch kreisförmig, beginnend rechts unten im Uhrzeigersinn. Außerdem bringen naturheilkundliche Anwendungen wie heiße Wickel oft Erleichterung.

den Kapiteln »Säfte« und »Suppen und Fruchtsuppen«. Diese Mischung – in kleinen Schlucken getrunken – verbessert die Gärungs- und Fäulnisprozesse im Verdauungstrakt, regeneriert und heilt die Darmbakterienflora.

Übermäßiger Flüssigkeitsverlust

Ein verstärkter Flüssigkeitsverlust bei Krebs tritt auf, wenn es tumor- oder therapiebedingt zu Durchfällen kommt. Weitere Ursachen für Flüssigkeitsmangel sind Appetitlosigkeit und damit auch fehlender Durst sowie Flüssigkeitsverlust bei Erbrechen und starkem Schwitzen. Bei wiederholtem Erbrechen ist in der Regel eine medikamentöse Behandlung erforderlich, um das Erbrechen zu beenden. Übermäßiges Schwitzen ist meist tumorbedingt; manche Tumoren produzieren Hormone, die zum Schwitzen mit oder ohne Fieberreaktionen führen.

▮ Flüssigkeitsverluste müssen Sie unbedingt ausgleichen. Achten Sie darauf, dass Sie regelmäßig trinken, auch wenn gar kein Durstgefühl vorhanden ist.

Am besten, Sie bereiten sich bereits morgens die Trinkmenge für den ganzen Tag zu, sodass Sie eine Kontrolle haben. Bei starkem Flüssigkeitsverlust infolge von nicht beherrschbaren Durchfällen oder Erbrechen ist eventuell sogar eine intravenöse Flüssigkeitszufuhr durch Infusionen notwendig.

Muskelschwund und Gewichtsabnahme

Viele Patienten beobachten an sich im Laufe der Krebserkrankung, dass sie immer weiter an Gewicht verlieren, obwohl sie normal essen. Gleichzeitig kommt es zu einem mehr oder weniger ausgeprägten Muskelschwund, der schließlich zu rascher Erschöpfbarkeit auch bei kleinsten körperlichen Belastungen führt.

Hierfür gibt es mehrere Gründe: Einerseits bewirkt das Tumorwachstum selbst oder eine bestimmte Therapie wie Chemotherapie, Bestrahlung oder Operation die Appetitlosigkeit und damit die geringe Nahrungsaufnahme, andererseits verbraucht Tumorgewebe wesentlich mehr Kalorien als gleich schweres gesundes Gewebe. So verbrauchen 500 Gramm Tumorgewebe täglich circa 200 Kilokalorien, was in

Spezielle Probleme

etwa 6 bis 8 Prozent des Tagesbedarfs an Kalorien bei einem Erwachsenen ausmacht. Außerdem produzieren Tumoren oft hormonartige Substanzen wie Kachektin, die einen Muskelabbau bewirken.

Eine beginnende Gewichtsabnahme ist bei Krebs immer eine gefährliche Situation, ihr muss möglichst frühzeitig durch geeignete Maßnahmen entgegengewirkt werden. Der Schwerpunkt der Ernährung verschiebt sich jetzt zu einer ausreichenden Kalorienzufuhr.

- Sie sollten mindestens fünf Mahlzeiten über den Tag verteilt einnehmen.
- Achten Sie dabei auf einen hohen Proteingehalt der Nahrung, dies gelingt am besten durch Milchprodukte und eventuell auch Eiweißdrinks.
- Außerdem ist die Zufuhr von reichlich Kohlenhydraten, auch Süßes ist erlaubt, und von (möglichst pflanzlichen) Fetten wichtig.

Bei Appetitmangel empfiehlt es sich, regelmäßig kleine Portionen zu essen und die Speisen appetitlich anzurichten. Hier sollte konsequent nach den Wünschen des Patienten gekocht werden. Achten Sie auf möglichst leicht verdauliche Nahrungsmittel.

Was hilft bei Gewichtsabnahme?

Um Gewichtsabnahmen zu verhindern beziehungsweise eine Gewichtszunahme zu bewirken, müssen Sie keine größere Nahrungsmenge zu sich nehmen, wenn Sie die folgenden Tipps befolgen:

- Reichern Sie die Speisen mit Kalorien an – diese befinden sich im Fett. Gehen Sie üppiger um mit Sahne, Butter und hochwertigen Ölen. Wählen Sie anstatt Magerkäse Sahnekäse.
- Gönnen Sie sich öfter gemixte Säfte, Milchmix- oder Quarkgetränke, die Sie mit Mandelmus oder Sanddorn anreichern oder mit Honig süßen können.

Bei Gewichtsabnahme oder drohender Gewichtsabnahme kann zusätzlich auch auf Nahrungskonzentrate zurückgegriffen werden, vor allem wenn die Aufnahme größerer Mahlzeiten nicht oder nicht mehr möglich ist. Hier kommen Nahrungskonzentrate verschiedener Firmen, sogenannte Astronautenkost, in Betracht. Mehr darüber

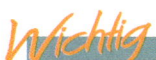

Nicht fasten bei Tumoren!

Die Idee, dass man durch Fasten dem Tumorgewebe Energie entziehen könnte, ist falsch. Es ist in dieser Situation völlig sinnlos, auch noch zu fasten, denn der Tumor holt sich seine Energie aus den letzten Reserven des Patienten. Letztendlich würde der Patient vor seinem Tumor verhungern. 500 Gramm Tumor »fressen« am Tag circa 200 Kilokalorien.

Ernährung und Krebs

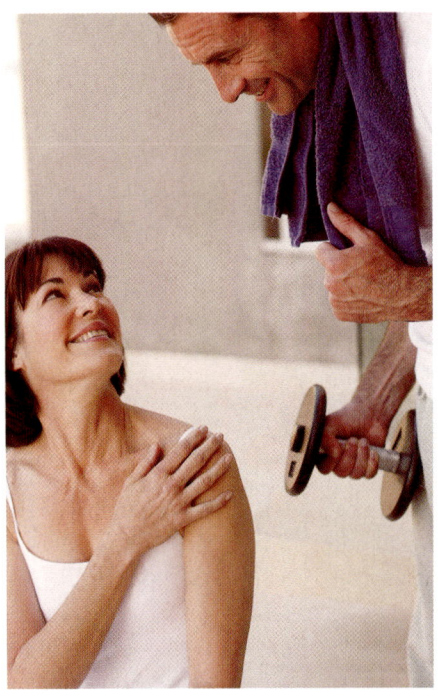

Sportliche Aktivität beugt gegen Muskelschwund vor – am besten frühzeitig damit beginnen.

Muskelschwund entgegenwirken

Bei Muskelschwund ist es besonders wichtig, dass Sie den erhöhten Eiweißbedarf der Muskulatur bedenken und somit die Aufnahme von genügend Eiweiß und lebensnotwendigen Fettsäuren gewährleistet ist. Dazu können Sie Folgendes tun:

- Reichern Sie die Mahlzeiten mit vielerlei Nähr- und Vitalstoffen an.
- Mischen Sie in Säfte, Soßen und Suppen Weizen- und Sojakonzentrate im Wechsel mit Lecithin, ein lebensnotwendiger Baustein für die Zellfunktion und -regeneration.
- Der oberste Grundsatz ist immer: Essen Sie mit Freude das, was Ihnen gut bekommt.

Muskelschwund kann außer durch ausreichende Ernährung auch durch sportliche Aktivität bekämpft werden. Hier bietet sich vor allem das Krafttraining an, welches Sie in Form von Gymnastik, aber auch als Gerätetraining in Fitnessstudios ausüben können. Damit lässt sich selbst bei fortschreitender Krebserkrankung eine gute Leistungsfähigkeit erhalten.

erfahren Sie im nächsten Abschnitt. Eventuell muss in kritischen Situationen auch eine künstliche Ernährung über die Vene erfolgen.

Wenn normale Ernährung nicht mehr genügt

Bei fortgeschrittener Krebserkrankung, aber auch bei Appetitmangel sowie bei Problemen, größere Mengen an Essen aufzunehmen, können flüssige Nahrungskonzentrate, sogenannte Astronautenkost oder Formuladiät, eine Hilfe bieten. Diese flüssigen Nahrungskonzentrate gibt es in verschiedenen Packungsgrößen, von 200 ml bis 500 ml, sowie in unterschiedlichen Geschmacksrichtungen; sie werden in Apotheken angeboten.

Die Zusammensetzung der einzelnen Konzentrate ist ähnlich, es bestehen nur geringe Unterschiede hinsichtlich des Eiweißgehaltes, des Kaloriengehaltes und des Anteils an Ballaststoffen. Für die Praxis spielen diese Unterschiede nur eine geringe Rolle. Hier kommt es vielmehr auf den Geschmack und die Verträglichkeit an, was häufig individuell ausprobiert werden muss. Erfahrungsgemäß werden Geschmacksrichtungen wie Schokolade oder Vanille eher akzeptiert.

Mit der zusätzlichen Einnahme von Nahrungskonzentraten sollten Sie bei Gewichtsabnahme frühzeitig beginnen.

Astronautenkost und Formuladiät

Flüssige Nahrungskonzentrate werden in einer Vielzahl von Geschmacksrichtungen angeboten. Finden Sie diejenigen heraus, die Ihnen am besten munden. Wenn Ihnen bestimmte Präparate nicht schmecken, probieren Sie die eines anderen Herstellers.

Nehmen Sie hierbei anfangs immer nur kleine Mengen zu sich. Die anfängliche Tagesration sollte 200 ml nicht übersteigen, da es sonst zu Durchfällen kommen kann. Bei guter Verträglichkeit können später täglich bis zu 600 ml problemlos zusätzlich – am besten zwischen den regulären Mahlzeiten – zugeführt werden.

Ernährung und Krebs

Krebsdiäten

Seit es Krebserkrankungen gibt, werden Versuche unternommen, durch spezielle Diäten den Krankheitsverlauf günstig zu beeinflussen. Es existieren zahlreiche Krebsdiäten, von denen behauptet wird, dass sie bei korrekter Einhaltung eine Krebskrankheit verhindern, das Krebswachstum bremsen oder gar den Krebs heilen können. Leider haben sich diese Hoffnungen und Wünsche nicht erfüllt.

▎ Keine Ernährungs- oder Diätform kann mit Sicherheit vor Krebs schützen. Allerdings lässt sich durch eine gesundheitsbewusste Ernährung das Krebsrisiko deutlich senken.

Ist die Krankheit erst einmal ausgebrochen, dann gibt es keine Ernährung oder Krebsdiät, die nachweislich eine Krebsheilung bewirken kann. Im Gegenteil, einige Krebsdiäten sind sogar ausgesprochen gefährlich und können zu einer Verschlechterung oder zu rascherem Tumorwachstum führen. Nachfolgend geben wir Ihnen eine Übersicht über die einzelnen Krebsdiäten nebst entsprechender Bewertung; diese reichen von empfehlenswert bis lebensgefährlich.

Gefährliche Diäten

Krebs lässt sich nicht aushungern. Von der nachfolgenden Diät ist daher dringend abzuraten, denn sie gilt als lebensgefährlich.

Krebskur total nach Breuß

Begründer: Rudolf Breuß, Elektromonteur und Heilpraktiker, Vorarlberg, etwa 1950 entwickelt.

Theorie: Der Krebs lebe nur von festen Stoffen, während der Mensch auch von Gemüsesäften alleine leben könne. Durch eine Sattkur könne der Krebs »ausgehungert« werden.

Prinzip: Über 42 Tage nur ¼ bis 1 Liter Gemüsesaft und verschiedene Tees trinken.

Bewertung: Ist ein äußerst gefährliches Gesundheitsexperiment, wenn ein wachsender Krebs vorliegt; starke

Schwächung des Immunsystems, rapide Gewichtsabnahme, anschließend ist rasches Tumorwachstum die Regel. Bei kritischer Kontrolle bisher kein einziger nachgewiesener Fall einer Heilung.

Problematische Diätformen

Gleiches gilt für die folgenden drei Diäten, die auf Dauer als gefährlich einzustufen sind. Sie sollten Sie keinesfalls über einen längeren Zeitraum einsetzen – zumal ihre Heilungsversprechen in keiner Weise haltbar sind.

Gerson-Diät

Begründer: Dr. Max Gerson, etwa 1946

Theorie: Krebs entstehe durch Kaliummangel und ein Überangebot an Kochsalz, was zu einer inneren Vergiftung führe. Durch die entsprechende Diät sei der Krebs heilbar.

Prinzip: Frisches Obst und Gemüse, Getreide, frisch gepresste Kalbslebersäfte, Kaffee-Einläufe alle zwei Stunden Tag und Nacht.

Bewertung: Hier besteht langfristig die Gefahr von Eiweißmangelzuständen. Meist kommt es zu Gewichtsabnahme und körperlicher Schwäche sowie Schlafstörungen durch die Kaffee-Einläufe. Keine Heilungserfolge belegt. Wegen möglicher Gefährlichkeit und Verschlechterung der Lebensqualität ist die Gerson-Diät nicht zu empfehlen.

Makrobiotische (Zen-)Diät

Begründer: George Ohsawa, 1960

Theorie: Krebs sei die Folge einer inneren Vergiftung durch falsche Ernährung. Eine makrobiotische Diät alleine könne Krebs heilen.

Prinzip: Zehn aufeinanderfolgende, immer einschränkendere Diäten auf immer ausschließlicherer Getreidebasis. Dabei strenge Einschränkung der Flüssigkeitszufuhr.

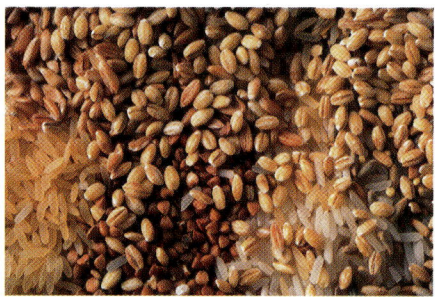

Die strenge Befolgung einer makrobiotischen Diät mit relativ einseitiger Getreidekost ist nicht zu empfehlen.

Bewertung: Hier sind Mangelzustände bei Eiweiß, Vitaminen und Eisen vorprogrammiert sowie ein hohes Risiko von Abmagerung. Keine Heilung belegt.

Instincto-Therapie nach Burger

Begründer: Guy Claude Burger, Ingenieur, 1964

Theorie: Krebs sei die Folge zubereiteter Nahrung. Durch vollständig naturbelassene Nahrung (kein Kochen, kein Braten) ließe sich Krebs heilen. Bei der Nahrungsauswahl sollten die natürlichen Instinkte wieder erweckt werden. Genereller Verzicht auf Frühstück.

Prinzip: Alles, was schmeckt und gut riecht, kann gegessen werden, jedoch prinzipiell roh (auch Fleisch).

Bewertung: Medizinisch nicht unbedenklich, da viele Speisen erst durch Erhitzen verdaulich werden. Gefahr von Mangelzuständen. Keine Heilung belegt.

Medizinisch unbedenkliche Diäten

Die folgenden Diäten sind medizinisch unbedenklich. Sie bewirken zwar keine Krebsheilung, können jedoch ohne Bedenken und Angst vor Mangelerscheinungen oder Schäden angewendet werden.

Moerman-Diät

Begründer: Dr. Cornelis Moerman, holländischer Arzt, 1936

Theorie: Krebs sei eine Stoffwechselstörung aufgrund eines Mangels an bestimmten Vitaminen. Durch Zufuhr dieser Vitamine bilde sich der Krebs zurück.

Prinzip: Streng laktovegetabile Diät, Verbot von Zucker und Wasser.

Bewertung: Die Diät ist medizinisch unbedenklich, aber keine Heilung belegt.

Kousmine-Diät

Begründerin: Frau Dr. Catherine Kousmine, Schweizer Ärztin, 1954

Theorie: Krebs sei keine Krankheit, sondern eine natürliche Abwehrreaktion des Körpers gegen aufgenommene Gifte. Durch eine entsprechende Ernährung werde der Darm saniert und der Tumor als Abwehrorgan nicht mehr gebraucht.

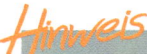

Sinnvoll und medizinisch unbedenklich

Eine Reihe laktovegetabiler beziehungsweise vegetarischer Kostformen gelten während einer Krebserkrankung als medizinisch unbedenklich. Dazu gehören die Rohkostdiät nach Bircher-Benner oder die Haysche Trennkost. Ebenso unbedenklich ist die Einnahme von Schnitzer-Kost, Bruker-Kost, Kollath-Kost oder anthroposophischer Kost. Darüber hinaus sind bei einer nicht progredienten Erkrankung, wenn die Krankheit sich also nicht zunehmend verschlimmert, und bei zeitlicher Begrenzung auch Heilfasten, Saft-Fasten oder die Mayr-Kur durchaus sinnvoll und unbedenklich.

Prinzip: Fleischlose Diät auf Getreide- und Rohkostbasis, ergänzt durch Vitamine, Leinöl und Kamille-Einläufe.

Bewertung: Diese Diät ist ebenfalls medizinisch unbedenklich, Heilungen sind nicht belegt.

Budwig-Quark-Öl-Diät

Die Budwig-Quark-Öl-Diät ist ähnlich der Kousmine-Diät. Auch hier sind keine Heilungen belegt.

Unterstützende Diäten

Hierbei handelt es sich um durchaus empfehlenswerte Diäten, die dem Gedanken der laktovegetabilen Ernährung verbunden sind und damit das Immunsystem positiv beeinflussen.

Stoffwechselaktive Kost nach Anemüller/Ries

Begründer: Dr. Helmut Anemüller, deutscher Arzt und Ernährungswissenschaftler

Theorie: Stoffwechselaktive Kost – keine Ernährung kann allein Krebs heilen, jedoch den Stoffwechsel verbessern.

Prinzip: Empfehlungen, die den ganzen Organismus unter bestmögliche Ernährungsbedingungen stellen, zielen auf kalorisch eingeschränkte Nahrung wie bei Diabetes und auf hohe biologische Nahrungsmittelqualität (nach Kollath).

Bewertung: Die Entgiftungsorgane des Körpers werden hier entlastet, wenn die persönliche Verträglichkeit berücksichtigt wird. Das Immunsystem wird stabilisiert. Stoffwechselaktive Kost ist flexibel und bietet der kulinarischen Fantasie Freiraum.

Ernährung des Krebskranken nach Prof. W. Zabel

Begründer: Prof. Zabel, 1968

Theorie: Die Stärkung der körpereigenen Abwehr durch Diättherapie, die dem Patienten in die eigene Hand gelegt wird.

Prinzip: Fäulnisvorgänge im Darm vermeiden durch Vitamintherapie A, C, B in Verbindung mit Eisen und Kupfer; vor allem Fleisch ersetzen durch gesäuerte Milch und Milchprodukte sowie milchsaure Gemüse und Säfte.

Bewertung: Siehe Anemüller-Diät. Dr. Anemüller hat mit Prof. Zabel gearbeitet und dessen Erfahrungen weiterentwickelt.

Krebshilfe durch Vollwertkost Dr. Karl Windstosser

Gleiches Prinzip der vitalstoffreichen stoffwechselaktiven Kost wie bei Kollath und Prof. Zabel.

Ernährungswissen

Ernähren Sie sich richtig?

Mithilfe dieses Fragebogens können Sie überprüfen, inwieweit Sie grundsätzliche Richtlinien einer gesunden Ernährung bei Krebs beachten. Kreuzen Sie jeweils eine der Antwortmöglichkeiten an. Die Auswertung finden Sie am Ende des Fragebogens.

1 Softdrinks wie Cola und andere Limonaden werden häufig angeboten. Eignen sie sich zur Durstlöschung?

☐ Diese Getränke eignen sich gut zur Durstlöschung.

☐ Diese Getränke eignen sich nur bedingt zur Durstlöschung, denn sie enthalten unnötig viel Zucker und gelten wegen ihres hohen Phosphatgehaltes als »Calciumräuber«.

2 Modernes Fast Food wird immer beliebter. In der Werbung wird auch sein Gesundheitswert angepriesen.

☐ Modernes Fastfood hat mittlerweile ein ausgewogenes Verhältnis an Mineralien, Vitaminen und Nährstoffen und kann daher bedenkenlos konsumiert werden.

☐ Fastfood enthält in der Regel ausreichend Kalorien, aber im Verhältnis dazu relativ wenig »gesunde« Nahrungsbestandteile wie Vitamine, Mineralien, Spurenelemente oder Ballaststoffe. Fast Food sollte daher nur ausnahmsweise konsumiert werden.

3 Wenn ich Hunger habe, esse ich öfter schnell etwas im Stehen.

☐ Durch ein paar Happen im Stehen kann ich eine Menge Zeit sparen.

☐ Die Art der Nahrungsaufnahme ist sehr wichtig für die optimale Verwertung der Nahrungsbestandteile. Essen im Stehen ist in der Regel zu hektisch, es wird zu wenig gekaut, der Körper befindet sich beim Essen im Stehen in einem unbewussten Stresszustand. Es ist wichtig, sich zum Essen Zeit zu nehmen und gut zu kauen, damit die Nahrung besser aufgenommen und verwertet werden kann.

4 Eine gute Portion Fleisch und Wurst jeden Tag ist wichtig für die Gesundheit.

☐ Ja.

☐ Nein. Prinzipiell ist eine laktovegetarische Kost gesünder als regelmäßiger Fleischverzehr. Allerdings enthält Fleisch relativ viele Proteine, die der Körper für den Muskelaufbau einsetzen kann. Problematisch jedoch ist, vor allem beim Wurstverzehr, der hohe Fettgehalt.

TEST

Ernährung und Krebs

TEST

5 Mit dem vielfältigen Angebot an Dosengemüse und anderen Fertiggerichten lässt sich der Vitaminbedarf gut abdecken.

☐ Richtig.

☐ Eher nicht. Bei Dosengemüse und Fertiggerichten werden durch den Konservierungsprozess wichtige Vitamine zerstört. Der Nährwert dieser Produkte ist dadurch niedrig und nicht vergleichbar mit dem Genuss frisch zubereiteter Speisen, einmal ganz abgesehen von dem Geschmack.

6 Zur dauerhaften Gewichtsreduktion sind radikale Diäten besser als eine kontinuierliche angepasste Ernährung.

☐ Richtig.

☐ Falsch. Bei radikalen Diäten tritt neben dem bekannten Jo-Jo-Effekt häufig langfristig sogar eine Gewichtszunahme auf. Nur durch eine ständige Anpassung der Kalorienaufnahme an den Verbrauch lässt sich das Gewicht dauerhaft regeln. Regelmäßiges sportliches Training ist durch Erhöhung des Kalorienverbrauchs zur Gewichtskontrolle langfristig hilfreicher als eine Einschränkung der Ernährung.

7 Gelegentlich ungesund essen reicht bereits aus, um das Krebsrisiko zu erhöhen.

☐ Richtig.

☐ Falsch. Viele Krebskranke haben unbegründete Ängste, dass durch gelegentliche »ungesunde« Ernährung ein Krankheitsrückfall entstehen kann. Für diese Sorge gibt es jedoch keinen Grund. Wenn die Prinzipien einer gesunden Ernährung langfristig beachtet werden, dann schaden gelegentliche »ungesunde Abstecher« nicht.

8 Ist Alkohol bei Krebs gefährlich?

☐ Alkohol sollte in jedem Fall strikt vermieden werden.

☐ Der gelegentliche Genuss kleiner Mengen ist unschädlich und kann das Wohlbefinden fördern.

9 Krebskrankheit, aber auch Krebstherapien führen zum Gewichtsverlust.

☐ Dieser Gewichtsverlust ist günstig. Dann haben auch Krebszellen weniger Nahrung.

☐ Ein zu starker Gewichtsverlust schwächt den Körper und das Immunsystem und sollte möglichst vermieden werden.

Ernährungswissen ◀

10 Der Welthandel macht es möglich, dass wir zu jeder Jahreszeit fast alle Obst- und Gemüsesorten frisch erhalten. Dieses bereichert unser Nahrungsangebot ungemein.

☐ Obst und Gemüse aus fernen Ländern können bedenkenlos verzehrt werden, sie fördern in jedem Falle die Gesundheit.

☐ Obst und Gemüse aus fernen Ländern, vor allem aus unkontrollierter Produktion, können in Deutschland verbotene Pestizide enthalten. Einheimische, möglichst biologisch angebaute, saisontypische Obst- und Gemüsesorten sind daher unbedingt vorzuziehen.

Auswertung:
Sie werden es sicherlich schon gemerkt haben: bei allen Fragen ist die zweite Antwort stets die richtige. Wenn auch Sie immer diese gewählt haben, dann haben Sie einige wichtige Grundprinzipien einer gesunden Ernährung bereits verinnerlicht.

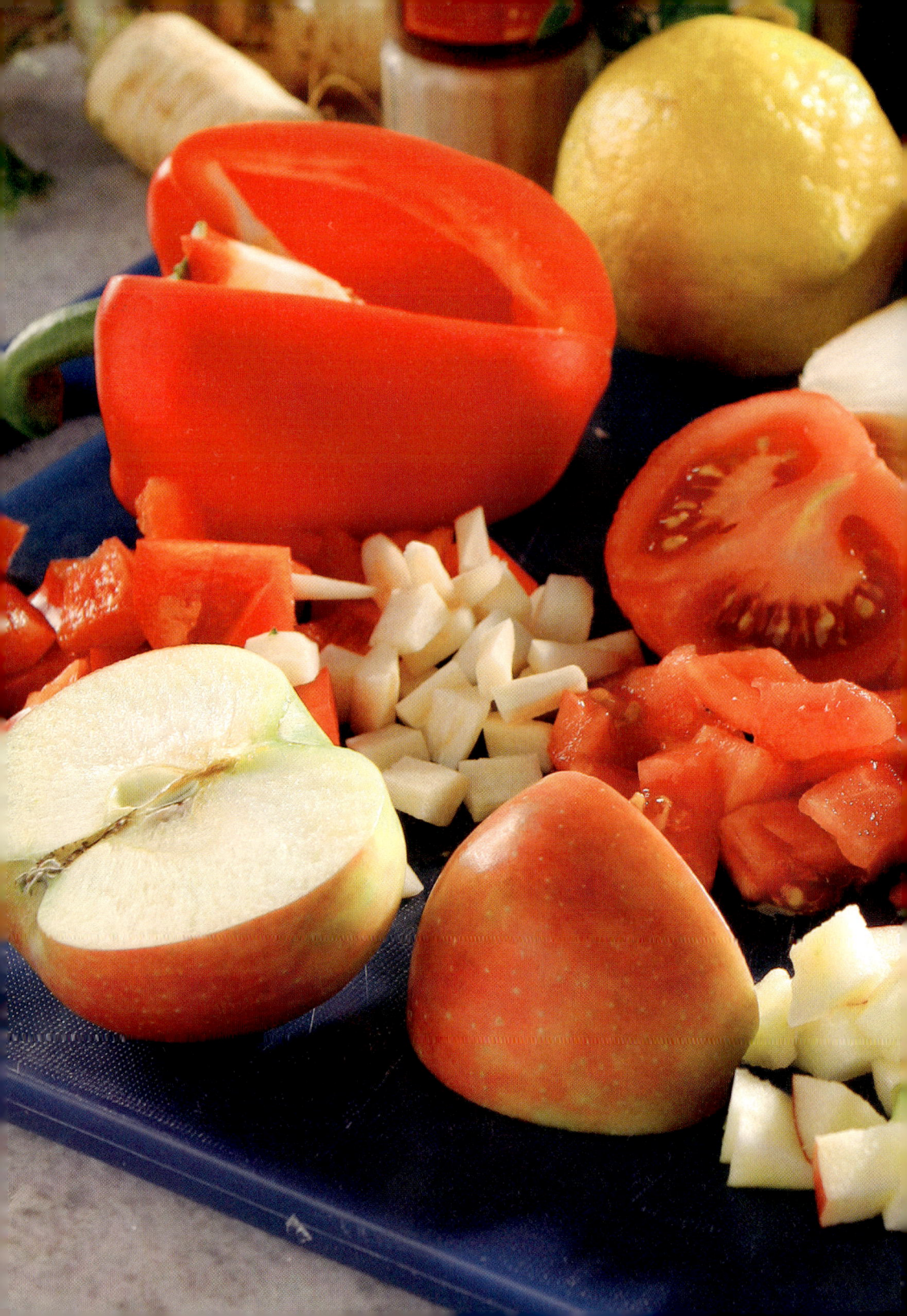

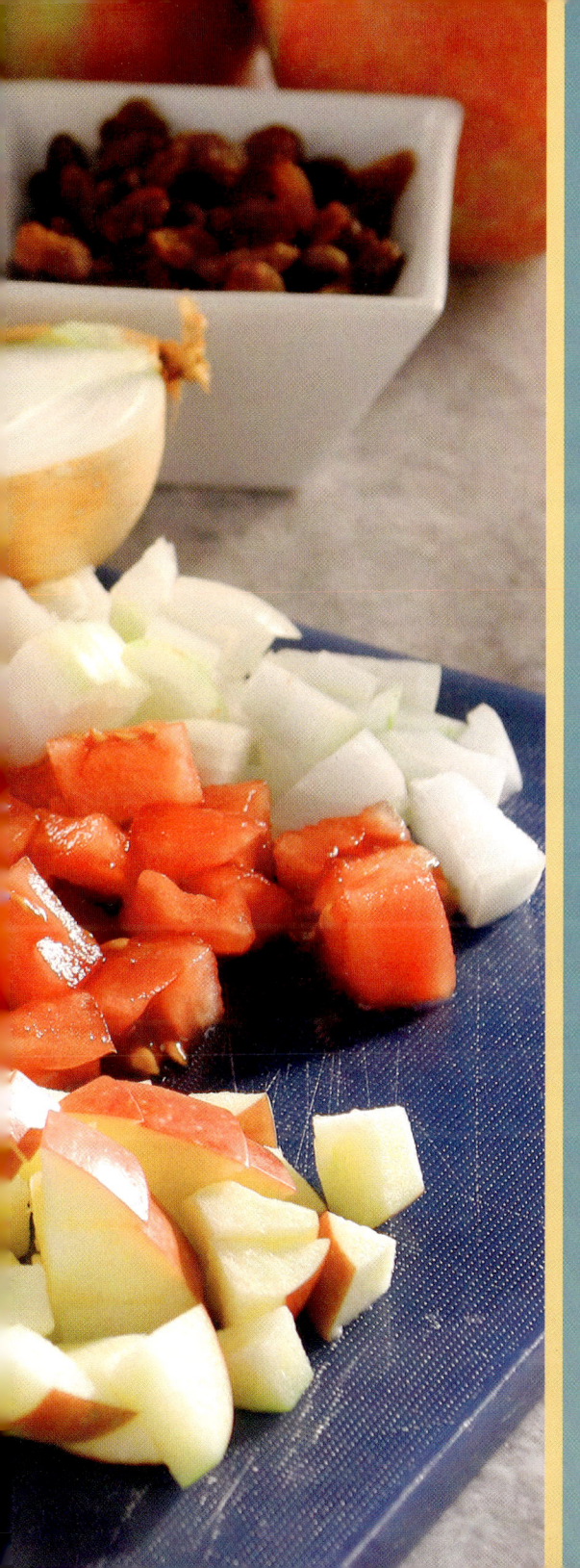

Rezepte

Das Wichtigste bei allem Essen und Trinken, gerade auch bei einer Krebserkrankung, sind die Freude und der Genuss. Erhalten Sie sich diese (Lebens-)Freude oder gewinnen Sie sie neu. Das wünschen wir Ihnen mit den nachfolgenden Rezepten.

▎ Alle Rezepte sind – wenn nicht anders angegeben – jeweils für eine Person berechnet.

Rezepte

Ernährung – ein Teil der Therapie

Kaum ein Thema wird so kontrovers diskutiert wie Ernährung und Krebs. In unserem Buch geben wir Ihnen, dem kritischen Leser, wichtige Entscheidungshilfen und Rezeptideen für einen sinnvollen, delikaten Speiseplan, den Sie einfach in Ihr tägliches Leben einbauen können.

Bei jeder Umstellung der Ernährung vergessen Sie jedoch nie, dass Sie persönlich Ihre Erfahrungen erst sammeln müssen. Folgen Sie nie blind vorgegebenen Richtlinien. Wenn Sie feststellen, dass Ihnen etwas nicht bekommt, dann lassen Sie es weg.

Es ist nicht genug, zu wissen, man muss es auch anwenden.
Es ist nicht genug, zu wollen, man muss es auch tun.

Johann Wolfgang Goethe

Zu den Rezepten

Die Rezepte sind eingeteilt nach dem Bedarf der Verdauungsleistung. Wählen Sie aus den Rezeptvorschlägen nach Ihrer Befindlichkeit und dem Grad der Bekömmlichkeit aus.

Um Ihnen ein rasches Auffinden der für Sie abhängig von Ihrem speziellen Problem und/oder Ihrem Bedarf – nach einer Operation, während einer Chemo- oder Strahlentherapie oder nach einer Behandlung – geeigneten Speisen zu ermöglichen, haben viele Rezepte einen entsprechenden Hinweis. Dies bezieht sich auf Beschwerden wie Appetitlosigkeit, Übelkeit, Entzündungen in Mund oder Speiseröhre sowie Kau- und Schluckbeschwerden, Durchfälle und Verstopfung. Und wir weisen auf ballaststoffarme Speisen hin, die sich gut bei Bauchbeschwerden und empfindlichem Magen eignen sowie auf proteinreiche Nahrung, die den Muskelaufbau und die Gewichtszunahme fördert.

Verwendete Abkürzungen

g	=	Gramm	KH	=	Kohlenhydrate	1 Esslöffel (EL) 10 g
l	=	Liter	kcal	=	Kilokalorien	1 Teelöffel (TL) 5 g
E	=	Eiweiß	kJ	=	Kilojoule	
F	=	Fett	1 kcal	=	4,2 kJ	

Säfte

Säfte, pur oder gemischt, sind immer ein erfrischender Genuss – egal, ob als
- Fitnesstrunk
- Zwischenmahlzeit
- Vorspeise – leicht bekömmlich – anstelle von Rohkostsalat, wenn dieser nicht vertragen wird.

Bereiten Sie Säfte am besten immer frisch zu und trinken Sie stets in kleinen Schlucken. Wenn Ihnen säuerlich bekömmlich ist, mischen Sie mit Apfel-, Orange- oder Grapefruitsaft. Diese Säfte sind reich an Vitamin C und regen den Appetit an.

Um eine noch bessere Verträglichkeit zu erreichen, ist es ratsam, die Säfte zu binden. Dies geht beispielsweise mit sämig gekochtem Leinsamen, Haferschleim, Vollsojamehl und Weizendiätbrei oder als Quarkspeise oder Quarktrunk genossen. Alle Rezepte hierzu finden Sie im Rezeptteil.

Überaus gesunde Säfte bekommen Sie ebenfalls im Reformhaus. Besonders empfehlenswert sind milchsauer vergorene Gemüsemoste, Muttersäfte und Heilpflanzensäfte. Auch sie enthalten alle wichtigen bioaktiven Substanzen, die für den Körper unmittelbar verfügbar sind, und werden außerdem ohne Konservierungsstoffe zubereitet.

Milchsauer vergorener Gemüsemost entschlackt natürlich und schonend und wirkt äußerst positiv auf das Stoffwechselgeschehen.

Muttersaft ist ein hochkonzentrierter, ungesüßter Fruchtsaft. Er ist naturbelassen und unverdünnt.

Heilpflanzensäfte von Schoenenberger sind naturrein und daher besonders wertvolle, hervorragende Kursäfte.

Nährwerte und Energiemengen von Bindemitteln

	Eiweiß	Fett	Kohlenhydrate	Kalorien	Kilojoule
1 EL Weizendiät	2	0	7	38	159
1 EL Instant-Haferflocken	1	1	7	41	172
1 EL Hensel-Vollsojamehl	4	2	1	40	166
1 EL Glidine-Eiweißkonzentrat	8,5	0	0	36	155

Rezepte

Sie können alle Säfte nach Belieben und Bekömmlichkeit mischen, anreichern oder je nach Bedarf mit etwas Sahne, einem Tropfen Öl, Hensel-Vollsojamehl, Sojamalt, Weizeneiweiß Glidine (Klopfer) oder Hansa-Lecithin (Vitaquell) binden. Probieren Sie nach Ihren persönlichen Vorlieben aus, was Ihnen am besten schmeckt und für Sie am bekömmlichsten ist.

Fitnesstrunk

Bei Appetitlosigkeit, Entzündungen in Mund oder Speiseröhre, Kau- und Schluckbeschwerden sowie bei empfindlichem Magen. Für Muskelaufbau und Gewichtszunahme. Ballaststoffarm und eiweißreich.

Zutaten

250 g	Karotten oder 1 Glas Karottensaft oder Karottenmost, milchsauer vergoren
1–2 EL	Wildfrucht-Sanddorn Tropic
1	Tropfen Milch/Sahne oder kalt gepresstes Öl oder ½ Glas Hafer-Drink
1 TL	Basica Vital oder Instant

- Karotten putzen, schälen und zu Saft verarbeiten. Statt des frisch gepressten Saftes können Sie auch milchsauer vergorenen Karottenmost verwenden.

- Karottensaft oder Karottenmost mit den übrigen Zutaten nach freier Wahl mischen.

- Wenn Ihnen Säure nicht so bekömmlich ist, lassen Sie Sanddorn Tropic einfach weg.

Tipp
Vitaminreich
Mit diesem Fitnesstrunk führen Sie Ihrem Körper eine Reihe von Vitaminen auf einmal zu. Karotten enthalten wichtiges Betacarotin – Vitamin A. Sanddorn ist reichhaltig an Vitamin C. Milch oder Sahne liefert Vitamin D, und Öl spendet wertvolles Vitamin E.

Leinsamenschleim

Bei Appetitlosigkeit, Entzündungen in Mund oder Speiseröhre, Kau- und Schluckbeschwerden sowie Durchfall.

- 1 EL Leinsaat (beispielsweise Frema Leinsamen Gold) 5 Minuten in $1/8$ l Wasser kochen lassen.

- Dann durch ein Sieb geben und mischen mit Zutaten nach freier Wahl.

- Dieser Leinsamenschleim eignet sich bestens zum Binden von Säften und zum Herstellen von Suppen.

Zutaten

1 EL   Leinsaat spezial
$1/8$ l   Wasser

E 2 • F 4 • KH 1
kcal 49 • kJ 205

Mandelmilch

Bei Appetitlosigkeit, Entzündungen in Mund oder Speiseröhre, Kau- und Schluckbeschwerden. Für Muskelaufbau und Gewichtszunahme. Eiweißreich.

- Mandelmus in ein Gefäß geben, nach und nach das Wasser oder den Hafer-Drink mit dem Schneebesen dazurühren.

- Mandelmilch ist besonders nahrhaft.

Zutaten

$1/8$ l   Wasser oder Hafer-Drink
1 EL   Mandelmus

E 2 • F 6 • KH 1
kcal 67 • kJ 281

Rezepte

Mandelmilch mit Orangensaft

Bei Appetitlosigkeit. Für Muskelaufbau und Gewichtszunahme. Eiweißreich.

Zutaten

- 1 EL Mandelmus
- ⅛ l Orangensaft

E 2 • F 6 • KH 19
kcal 175 • kJ 735

▎ Mandelmus in ein Gefäß geben und nach und nach den Orangensaft dazurühren.

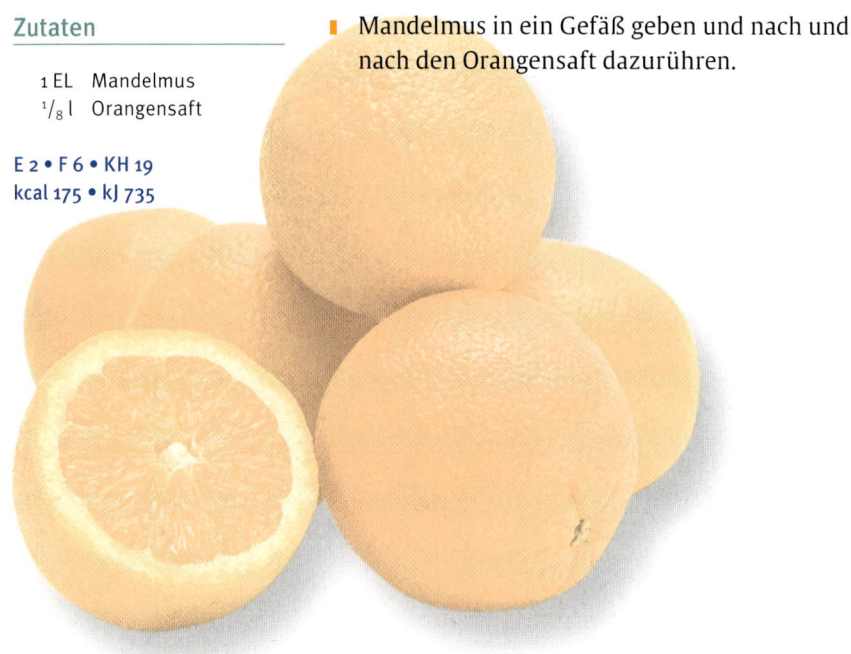

Tomaten-Spinat-Saft

Bei Verstopfung.

Zutaten

- 150 g Tomaten
- 150 g Spinat oder
  1 Handvoll Weizengras
  etwas Zitronensaft

E 1 • F 0 • KH 8
kcal 64 • kJ 268

▎ Frisches Gemüse in der Saftpresse auspressen. Säfte vermischen und mit Zitronensaft abschmecken.

▎ Saft bei Nichtverträglichkeit wie vorstehend beschrieben binden.

Rote-Bete-Apfel-Saft

Bei Appetitlosigkeit.

- Rote Bete und Äpfel in der Saftpresse auspressen.

- Säfte mischen und mit etwas Meerrettich abschmecken. Eventuell binden.

Zutaten

150 g   Rote Bete
150 g   Äpfel
            Meerrettich

E 2 • F 0 • KH 30
kcal 134 • kJ 562

Tipp
Geht schnell – Saft aus Rote-Bete-Pulver
Besonders mild, wohlbekömmlich und wohlschmeckend ist auch Saft aus Rote-Bete-Pulver. Lassen Sie einen gehäuften Esslöffel Rote-Bete-Pulver von Schoenenberger in ein Glas Wasser einrieseln, löst sich sofort. Dieser Drink empfiehlt sich bei Appetitlosigkeit und Entzündungen in Mund oder Speiseröhre sowie bei Kau- und Schluckbeschwerden.

Karotten-Apfel-Saft

Bei Appetitlosigkeit und Durchfällen.

- Karotten und Äpfel in der Saftpresse auspressen.

- Nach Belieben mischen und mit etwas Zitronensaft abschmecken.

- Lässt sich auch gut binden.

Zutaten

150 g   Karotten
100 g   Äpfel
            Zitronensaft

E 1 • F 0 • KH 23
kcal 103 • kJ 432

Rezepte

Hafer-Drink pikant

Bei Appetitlosigkeit, Entzündungen in Mund oder Speiseröhre, Kau- und Schluckbeschwerden, empfindlichem Magen und Bauchbeschwerden. Ballaststoffarm.

Zutaten

50 g passierte Tomaten oder Saft
200 ml Vitaquell Hafer-Drink
Kräuter nach Belieben: Basilikum, Dill
etwas Zitronensaft
Salz

E 3 • F 3 • KH 14
kcal 94 • kJ 393

- Geschälte Tomaten oder Saft mit Kräutern vermixen.
- Hafer-Drink zugeben, mit Zitronensaft und Salz abschmecken und anrichten.
- Kann alternativ bei Milchunverträglichkeit getrunken werden.

Rote-Bete-Most mit Apfelsaft

Bei Appetitlosigkeit und Verstopfung.

Zutaten

100 ml Bio-Rote-Bete-Most
100 ml Apfelsaft
Meerrettich

E 1 • F 0 • KH 19
kcal 83 • kJ 348

- Säfte mischen und bei Bedarf mit Meerrettich würzen. Es sind auch nitratverminderte Säfte erhältlich.
- Eventuell mit Weizendiät binden.

Säfte ▶

Karottenmost mit Apfelsaft

Bei Appetitlosigkeit.

- Säfte mischen, eventuell binden – mit 1 Esslöffel Glidine verrühren.

- Bei Bedarf mit Ingwer würzen.

Zutaten

100 ml	Bio-Karottenmost
100 ml	Apfelsaft
	evtl. Ingwer
1 EL	Glidine

E 0 • F 0 • KH 17
kcal 72 • kJ 302

Selleriemost, gemischt

Bei Bauchbeschwerden, empfindlichem Magen und Verstopfung. Ballaststoffarm.

- Säfte nach Belieben mischen.

- Bei Bedarf mit Hafer-Drink binden.

Zutaten

50 ml	Bio-Selleriemost
50 ml	Karottenmost
50 ml	Apfelsaft
50 ml	Hafer-Drink

E 1 • F 0 • KH 13
kcal 55 • kJ 231

Rezepte

Karottenmost-Tomaten-Trunk

Bei Bauchbeschwerden und empfindlichem Magen. Ballaststoffarm.

Zutaten

100 ml Karottenmost
50 ml   Tomatensaft
        gehackte Petersilie
        Zitronensaft nach
        Geschmack

- Die Säfte mischen, mit Zitronensaft und gehackter Petersilie abschmecken.

- Eventuell binden.

E 0 • F 0 • KH 9
kcal 48 • kJ 201

Selleriemost-Tomatensaft

Für Muskelaufbau und Gewichtszunahme. Bei Verstopfung. Eiweißreich.

Zutaten

100 ml Selleriemost
50 ml   Tomatensaft
        gehackter Dill
        etwas Zitronensaft

- Säfte miteinander vermischen und mit Dill und Zitronensaft abschmecken.

- Eventuell mit einem Esslöffel Glidine binden.

E 2 • F 0 • KH 9
kcal 48 • kJ 201

Fitness-Kur-Cocktail

Bei Verstopfung.

Zutaten

125 ml Fitness-Kur-Cocktail
        etwas Meerrettich
        oder Ingwer nach
        Belieben

- Fitness-Kur-Cocktail mit frisch geriebenem Meerrettich oder Ingwer abschmecken.

E 5 • F 0 • KH 15
kcal 80 • kJ 336

Säfte

Muttersaft mit Apfelsaft

Bei Bauchbeschwerden und empfindlichem Magen. Ballaststoffarm.

- Die Säfte miteinander mischen und nach Belieben binden.

- Muttersäfte bekommen Sie im Reformhaus.

Hinweis
Beliebig mischen bei Muttersaft
Für diese beiden Mischungen lässt sich jeder andere Muttersaft verwenden – je nach Ihren persönlichen Vorlieben und was Ihnen am besten schmeckt. Je nach Geschmack können Sie mit Ingwer würzen. Zum Binden können Sie 1 EL Glidine-Eiweißkonzentrat verwenden oder 100 ml Muttersaft und 100 ml Hafer-Drink.

Zutaten

50 ml Schwarzer Johannisbeer-Muttersaft
50 ml Apfelsaft

E 0 • F 0 • KH 9
kcal 66 • kJ 277

Muttersaft mit Orangensaft

Bei Appetitlosigkeit. Für Muskelaufbau und Gewichtszunahme.

- Die beiden Säfte gut mischen.

- Je nach Bedarf eventuell binden wie oben beschrieben.

Zutaten

50 ml Kirsch-Muttersaft
50 ml frisch gepresster Orangensaft

E 0 • F 0 • KH 13
kcal 69 • kJ 289

Rezepte

Power-Drink

Bei Appetitlosigkeit, Entzündungen in Mund oder Speiseröhre, Kau- und Schluckbeschwerden, empfindlichem Magen und Bauchbeschwerden. Ballaststoffarm.

Zutaten

10 ml	Granatapfel-Muttersaft
1 EL	Rote-Bete-Instantpulver

- 1 Glas Wasser mit Muttersaft mischen und das Rote-Bete-Instantpulver darin auflösen.
- Nach Belieben können Sie den Drink mit 1 Esslöffel Hensel-Sojamalt anreichern.

E 0 • F 0 • KH 9
kcal 42 • kJ 168

Granatapfel-Muttersaft mit Waldbeeren

Bei Appetitlosigkeit, Bauchbeschwerden und empfindlichem Magen. Ballaststoffarm.

Zutaten

10 ml	Granatapfel-Muttersaft
1 Glas	Waldbeeren-Cocktail (Schoenenberger)

- Granatapfel-Muttersaft mit dem Waldbeeren-Cocktail mischen.
- Nach Belieben binden mit Hensel-Vollsojamehl.

E 0 • F 0 • KH 16
kcal 34 • kJ 136

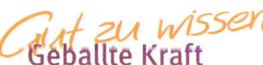
Geballte Kraft

Granatapfel-Muttersaft hat eine besonders hohe antioxidative Wirkung. Dies dient zur Stärkung der körpereigenen Abwehr sowie zum Schutz der Zellen und Gefäße. Der hohe Gehalt an Polyphenolen übertrifft die Wirkung von Rotwein oder grünem Tee um ein Vielfaches.

Salate und Rohkost

Salate und Rohkost eignen sich als Zwischenmahlzeit oder Vorspeise, aber auch als Hauptgericht oder Beilage. Sie sind echte Frischkost, also naturbelassene Nahrung, die als Rohgemüse oder Blattsalate den höchsten Vitamin-, Mineral-, Ballaststoff- und Enzymgehalt behalten. Sie erfordern allerdings manchmal eine höhere Verdauungsleistung, müssen gut gekaut werden und aktivieren damit die körpereigenen Verdauungsenzyme.

Achten Sie beim Einkauf darauf, dass Sie Gemüse und Salate – wenn möglich – aus biologisch kontrolliertem Anbau erhalten. Kaufen Sie tagesfrisch ein. Bei längerem Aufbewahren gehen sonst wichtige Wirkstoffe verloren.

Waschen Sie sorgfältig und kurz, Salat zuerst im Ganzen. Danach die einzelnen Blätter gut abtrocknen lassen, damit die Zutaten nicht verwässert werden. Kurz vor dem Anrichten große Blätter zerteilen, Rippen mit verwenden, Endivien erst vor dem Servieren schneiden, Feldsalat, Rucola und Kresse nur verlesen.

Hinweis

Salatsoßen

Salatsoßen lassen sich gut vorbereiten, den zerkleinerten Salat dagegen gleich mit der Marinade vermengen und servieren. Salatsoßen können Sie auch gut für die Rohkost verwenden. Wir haben im nächsten Kapitel einige Rezeptvorschläge für Sie zusammengestellt, sodass Sie nach Vorliebe und Geschmack auswählen können.

Jeder Salat kann abwechslungsreich gewürzt werden durch die Wahl unterschiedlicher Öle wie beispielsweise Olivenöl, Rapskernöl, Lein-, Walnuss-, Kürbiskernöl (Fauser Vitaquell). Verwenden Sie nur kalt gepresste und naturbelassene Öle.

Rezepte

Kopfsalat

Zutaten

- ½ Kopfsalat
- Dill oder andere frische Kräuter

50 g enthalten:
E 1 • F 0 • KH 1
kcal 8 • kJ 33

- Salat putzen und waschen. Kurz vor dem Essen mit Salatsoße nach Wahl anrichten und mit Kräutern bestreuen.

- Zahlreiche Rezepte für Salatsoßen finden Sie auf den Seiten 134 ff.

Endiviensalat mit Tomate

Bei Verstopfung.

Zutaten

- 50 g Endiviensalat
- 50 g Tomaten
- Zitronensaft
- 1 EL Olivenöl
- Kräutersalz, Senf
- Hefeextrakt, körnig
- 50 g Gewürzgurke

E 1 • F 10 • KH 3
kcal 116 • kJ 487

- Salatsoße aus Zitronensaft, Kräutersalz, Hefeextrakt je nach Geschmack, Senf und Öl zubereiten.

- Gewürzgurke fein reiben und dazugeben.

- Endiviensalat und Tomate waschen und klein schneiden.

- Den Salat mit der Soße anrichten.

Feldsalat

Zutaten

- 100 g Feldsalat
- 1 TL Haselnussöl
- 1 TL Zitronensaft
- Kräutersalz

E 2 • F 5 • KH 3
kcal 68 • kJ 285

- Gelbe Blätter und Wurzeln abschneiden. Salat gut waschen.

- Feldsalat mit Marinade anrichten.

Salate und Rohkost ▶

Eichblattsalat mit Tomate

Bei Verstopfung.

- Eichblattsalat waschen und zerteilen, Tomaten in Würfel schneiden.

- Bioghurt mit Zitronensaft mischen und über den geschnittenen Salat geben.

- Mit etwas Zwiebel oder Rucola anrichten.

Zutaten

100 g	Eichblatt
100 g	Tomaten
50 g	Bioghurt
	etwas Zitronensaft
	Rucola oder Zwiebel

E 3 • F 0 • KH 8
kcal 52 • kJ 218

Chicorée mit Orange

Bei Verstopfung.

- Chicorée waschen und in 2 cm breite Streifen schneiden.

- Orange schälen, in Scheiben schneiden und mit den übrigen Zutaten anrichten.

- Variante: Statt einer Orange können Sie auch Mandarine verwenden.

Zutaten

100 g	Chicorée
100 g	Orange
50 g	Bioghurt
	etwas Zitronensaft
1 TL	Mandelmus

E 4 • F 3 • KH 15
kcal 121 • kJ 508

Tipp Immer frische Produkte

Kaufen Sie Salat und Gemüse nach Möglichkeit tagesfrisch ein und bereiten Sie dieses gleich zu. Bei längerem Aufbewahren gehen sonst wichtige Wirkstoffe verloren. Achten Sie zudem stets auf kühle Lagerung.

Rezepte

Chicorée mit Ananas und Apfel

Bei Verstopfung.

Zutaten

100 g	Chicorée
50 g	Apfel
50 g	Ananas
50 g	Bioghurt
	Zitronensaft
1 EL	Walnüsse

E 4 • F 3 • KH 24
kcal 122 • kJ 512

▎ Chicorée waschen und in 2 cm breite Streifen schneiden. Apfel und Ananas ebenfalls in Stücke schneiden. Falls Sie Ananas aus der Dose nehmen, auf ungesüßte Ware achten.

▎ Alles mit Bioghurt und nach Belieben mit etwas Zitronensaft anrichten. Zum Schluss mit den Walnüssen garnieren.

▎ Die Walnüsse ersetzen Sie bei Nichtverträglichkeit durch einen 1 Teelöffel Walnussöl.

Chicorée mit Kiwi

Bei Verstopfung.

Zutaten

100 g	Chicorée
100 g	Kiwi
1 EL	Sojasprossen, gekeimt
50 g	Bioghurt
	Zitronensaft
1 TL	Haselnussmus
1 TL	Rapskernöl

E 4 • F 8 • KH 19
kcal 121 • kJ 508

▎ Chicorée waschen und in 2 cm breite Streifen schneiden. Kiwi schälen, in dünne Scheiben schneiden, Sojasprossen zugeben.

▎ Alles sofort mit Bioghurt, Zitronensaft, Haselnussmus und Rapskernöl anrichten und servieren.

Salate und Rohkost ▶

Kressesalat

Bei Verstopfung.

- Die Kresse gut waschen, abtropfen lassen und mit etwas Zitronensaft und Öl anrichten.

- Hier passt beispielsweise gut Leinöl.

Zutaten

50 g	Kresse
1 TL	Zitronensaft
1 TL	Öl

E 1 • F 5 • KH 2
kcal 57 • kJ 239

Spinatsalat, roh

Bei Bauchbeschwerden und empfindlichem Magen. Ballaststoffarm.

- Spinat verlesen, waschen, die Stiele entfernen und auf einem Mulltuch trocknen. Vor dem Anrichten schneiden.

- Salatsoße mit Bioghurt, Preiselbeeren, Zitronensaft nach Geschmack und Öl herstellen und über den fein geschnittenen Spinat geben.

Zutaten

50 g	Spinat
1 EL	Preiselbeeren
50 g	Bioghurt
	Zitronensaft
1 TL	Oliven- oder Leinöl

E 3 • F 47 • KH 9
kcal 101 • kJ 424

Rezepte

Tomatensalat

Bei Bauchbeschwerden und empfindlichem Magen. Ballaststoffarm.

Zutaten

200 g	Tomaten
1 TL	Apfelessig
1 TL	Öl
	Dill, Rucola oder Basilikum
	Zwiebelpulver oder frische Zwiebeln

E 0 • F 5 • KH 6
kcal 85 • kJ 357

- Tomaten kurz in heißes Wasser tauchen, Schale abziehen und Tomaten in Scheiben schneiden. Eventuell auch die Kerne entfernen. Kräuter klein schneiden und Zwiebel fein hacken.

- Marinade aus Öl, Apfelessig, Zwiebel und Kräutern zubereiten und über die Tomatenscheiben geben.

Möhrenrohkost mit Apfel

Zutaten

100 g	Möhren
50 g	Apfel
50 g	Bioghurt
1 TL	Öl
1 TL	Zitronensaft
	etwas Apfeldicksaft

E 3 • F 5 • KH 15
kcal 124 • kJ 520

- Soße aus Bioghurt, etwas Zitronensaft und Öl zubereiten. Mit Apfeldicksaft würzen.

- Möhren putzen. Apfel gut waschen und wenn gewünscht schälen.

- Möhren und Äpfel reiben und sofort unter die Soße mischen.

Hinweis
Rohkost – bekömmlicher machen
Für Rohkost aus gewaschenem, gereinigtem Gemüse gilt: Je feiner gerieben, umso bekömmlicher ist sie. Servieren Sie Rohkost am besten mittags, dann ist sie bekömmlicher als abends.

Möhrenrohkost mit Ananas

- Soße aus Bioghurt, Salatcreme und etwas Zitronensaft zubereiten.

- Möhren putzen und fein reiben. Frische Ananas vorbereiten und in Stücke schneiden. Beides sofort unter die Soße mischen.

- Ersatzweise können Sie auch ungesüßte Dosenananas verwenden.

Zutaten

- 100 g Möhren
- 50 g frische Ananas
- 50 g Bioghurt
- 1 TL Salatcreme
- Zitronensaft

E 6 • F 2 • KH 16
kcal 79 • kJ 331

Rote-Bete-Rohkost

Bei Verstopfung.

- Salatsoße zubereiten aus Bioghurt, Zitronensaft nach Geschmack, Apfeldicksaft, fein geriebenem Meerrettich und Öl.

- Apfel auf der groben Raffel mit der Schale in die Soße reiben.

- Zum Schluss die Rote Bete schälen und auf der feinen Raffel dazureiben, alles gut vermischen.

Zutaten

- 100 g rohe Rote Bete
- 50 g Apfel
- 50 g Bioghurt
- Zitronensaft
- etwas Apfeldicksaft
- etwas Meerrettich
- 1 TL Öl

E 4 • F 5 • KH 16
kcal 127 • kJ 533

Rezepte

Sellerie-Champignon-Frischkost

Eiweißreich.

Zutaten

100 g	Stangensellerie
50 g	Champignons
1 Blatt	Radicchio
1 EL	Olivenöl
1 EL	Apfelessig
	Kräutersalz
	fein gemahlener Pfeffer
1 TL	fein gehackte Zwiebel
1 EL	Parmesan
1 TL	Petersilie

E 4 • F 13 • KH 23
kcal 172 • kJ 722

- Marinade herstellen aus Olivenöl, Apfelessig, Kräutersalz, Pfeffer und fein gehackter Zwiebel. Sämig verrühren.

- Gemüse putzen, gut waschen. Stangensellerie und Champignons in feine Streifen schneiden, in Marinade wenden und auf Radicchioblatt anrichten.

- Geriebenen Parmesan und fein gehackte Petersilie obenauf streuen.

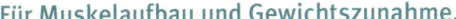

Sellerie-Apfel-Bananen-Rohkost

Für Muskelaufbau und Gewichtszunahme.

Zutaten

100 g	Sellerie
50 g	Banane
50 g	Apfel
50 g	Bioghurt
	etwas Zitronensaft

E 5 • F 0 • KH 25
kcal 126 • kJ 529

- Sellerie putzen, holzige Teile entfernen, gut waschen und auf der feinen Bircher-Raffel reiben. Sofort mit Bioghurt vermischen.

- Banane und ungeschälten Apfel in Scheiben schneiden, dazugeben.

- Die Rohkost zuletzt nach Belieben mit Zitronensaft abschmecken.

Salate und Rohkost ▶

Kohlrabi-Möhren-Rohkost mit Dinkelkeimlingen

- Soße aus Bioghurt, etwas naturtrübem Apfelessig und Öl zubereiten.

- Die geschälte Möhre und den geputzten Kohlrabi auf der feinen Bircher-Raffel in die Soße reiben. Alles gut vermischen.

- Mit Dinkelkeimlingen bestreuen und sofort servieren (Zubereitung von Keimen siehe Seite 69).

Zutaten

50 g	Kohlrabi
50 g	Möhren
50 g	Bioghurt
1 TL	Öl
	Hensel-Apfelessig
1 EL	Dinkelkeimlinge

E 4 • F 5 • KH 14
kcal 120 • kJ 504

Rettich-Zucchini-Rohkost

- Quark mit Bioghurt und Öl, Zitronensaft oder Apfelessig nach Bedarf zur Salatsoße verrühren. Abschmecken.

- Das Gemüse waschen und putzen. Den Rettich fein hineinreiben, die Zucchini grob raspeln und dazugeben. Alles gut vermischen.

Zutaten

100 g	Zucchini
100 g	Rettich
50 g	Quark
2 EL	Bioghurt
1 TL	Öl
1 TL	Zitronensaft oder Apfelessig

E 13 • F 5 • KH 21
kcal 190 • kJ 798

Wichtig
Auf Verträglichkeit achten
Probieren Sie selbst aus, was Ihnen gut tut. Wenn Sie merken, dass Sie eine bestimmte Zutat nicht vertragen, lassen Sie diese einfach weg oder ersetzen Sie diese nach Belieben durch eine andere. Sie müssen sich auf gar keinen Fall streng an ein Rezept halten, sondern Sie essen nur das, was Ihnen bekommt.

Rezepte

Fenchelrohkost

Bei Bauchbeschwerden und empfindlichem Magen. Ballaststoffarm.

Zutaten

150 g	Fenchelknolle
	Zitronensaft
50 g	Bioghurt
1 TL	Öl
	etwas Senf
	Kresse

E 5 • F 5 • KH 16
kcal 139 • kJ 583

- Fenchel putzen, holzige Teile entfernen und gut waschen. Knolle in feine Scheiben schneiden oder auf der groben Raffel reiben. Mit Zitronensaft beträufeln und anrichten.

- Salatsoße mit Bioghurt, Öl und Senf anrühren, über den Fenchel gießen und alles schön mit Kresse garnieren.

Fenchelrohkost mit Orange

Zutaten

100 g	Fenchel
200 g	Orange
50 g	Bioghurt
1 EL	Pinienkerne
	frischer Ingwer

F 5 • F 6 • KH 30
kcal 145 • kJ 609

- Soße aus Bioghurt und dem Saft der halben Orange herstellen. Die andere Orangenhälfte in Würfel geschnitten dazugeben.

- Fenchel putzen, waschen, fein schneiden und unter die Soße mischen.

- Rohkost mit Pinienkernen und frisch geriebenem Ingwer garnieren.

- Falls Sie die Pinienkerne nicht vertragen, nehmen Sie ersatzweise einen Teelöffel Haselnussöl.

Sauerkrautrohkost mit Tomate

Bei Verstopfung.

- Sauerkraut klein schneiden. Tomate in Würfel schneiden und dazugeben.

- Apfel und Gewürzgurke hineinreiben. Zum Schluss mit dem Öl vermischen.

Zutaten

100 g	Frischkostsauerkraut
50 g	Tomate
50 g	Apfel
50 g	Gewürzgurke
1 EL	Öl

E 2 • F 10 • KH 12
kcal 160 • kJ 672

Sauerkrautrohkost mit Ananas

Bei Verstopfung.

- Sauerkraut klein schneiden, ebenso die Ananas.

- Alle Zutaten gut miteinander vermischen und zum Schluss mit Kresse bestreuen.

Zutaten

100 g	Sauerkraut
100 g	Ananas, frisch oder ungesüßt
2 EL	Ananassaft
1 TL	Öl
1 EL	Kresse

E 2 • F 5 • KH 17
kcal 129 • kJ 541

Rezepte

Paprika-Tomaten-Rohkost

Zutaten

50 g	Paprikaschote nach Wahl
100 g	Tomate
50 g	frische Gurke
1 TL	Sonnenblumenöl
	etwas Zitronensaft
	Dill oder Basilikum
	Kräutersalz

E 0 • F 5 • KH 5
kcal 85 • kJ 357

- Von der Paprikaschote Weißes und Kerne entfernen, in Würfel schneiden. Tomate brühen und abziehen, ebenfalls in Würfel schneiden, die Gurke ungeschält dazureiben.

- Alles vermischen und mit Öl, Zitronensaft, etwas Kräutersalz und Dill oder Basilikum nach Belieben abschmecken.

Blumenkohlrohkost mit Alfalfasprossen

Bei Verstopfung.

Zutaten

100 g	Blumenkohl
50 g	Banane
50 g	Bioghurt
1 TL	Mandelmus
	etwas Zitronensaft
1 EL	Alfalfa, gekeimt

E 5 • F 3 • KH 17
kcal 124 • kJ 520

- Soße aus Bioghurt, Mandelmus und Zitronensaft herstellen.

- Blumenkohl waschen und auf der groben Raffel reiben. Banane schälen und in Scheiben schneiden. Sofort alles unter die Soße mischen.

- Alfalfa dazugeben.

Tipp
Rundum ergiebig – Keimlinge!
Durch das Keimen von Getreide oder Samen eröffnen sich eine Vielzahl von Nährstoffen und bioaktiven Substanzen. Keimlinge und Sprossen machen Speisen leichter bekömmlich. Ausführliche Information zum Keimen finden Sie auf Seite 69.

Salate und Rohkost ▶

Gemischter Salat mit Radieschenkeimlingen

Bei Verstopfung.

- Soße aus Sauermilch, Salatcreme und etwas Zitronensaft zubereiten.

- Gurke auf der groben Raffel hineinreiben.

- Möhren und Sellerie putzen und waschen. Das Gemüse auf der feinen Bircher-Raffel reiben und zusammen mit den Radieschenkeimlingen ebenfalls dazugeben.

- Hinweise zum Keimen finden Sie auf Seite 69.

Zutaten

50 g	Möhren
50 g	Sellerie
2 EL	Radieschenkeimlinge
1	kleine Dillgurke
2 EL	Sauermilch
1 TL	Salatcreme
	Zitronensaft

E 4 • F 2 • KH 15
kcal 86 • kJ 361

Spargelsalat, roh

- Spargel, wenn nötig, schälen und in feine Scheiben schneiden.

- Aus den übrigen Zutaten eine Salatsoße zubereiten und über den geschnittenen Spargel gießen.

- Zuletzt mit den geriebenen Nüssen bestreuen.

Zutaten

150 g	Spargel, weiß oder grün
1 TL	Zitronensaft
1 TL	Öl
	etwas Buttermilch
1 TL	Salatcreme
1 TL	geriebene Nüsse

E 6 • F 9 • KH 5
kcal 132 • kJ 554

Rezepte

Salatsoßen

Salatsoßen sind variabel in der Zubereitung und können wechselnd nach Appetit und Fantasie zu unterschiedlichen Salaten oder zu Rohkost serviert werden. Zitronensaft lässt sich nach Belieben durch Apfelessig ersetzen.

Auch beim Öl bietet sich Ihnen eine reichhaltige Auswahl. Wichtig ist nur, dass Sie kalt gepresste, naturbelassene Öle verwenden, weil sie hochwertiger und damit für unseren Organismus gesünder sind.

Salatsoße mit Öl

Zutaten

1 EL Vitaquell-Rapskernöl
Zitronensaft oder Apfelessig
etwas Hefeextrakt
reichlich frische Kräuter
etwas Senf

- Öl mit etwas frisch gepresstem Zitronensaft oder naturtrübem Apfelessig (Hensel) nach Geschmack vermischen.

- Mit den anderen Zutaten abschmecken.

E 0 • F 10 • KH 0
kcal 93 • kJ 390

Salatsoße mit Bioghurt

Zutaten

½ Becher Bioghurt
1 TL Sesamöl
1 TL Zitronensaft
frische Kräuter
frische Zwiebel
etwas Hefeextrakt
Senf

- Zwiebel schälen, Kräuter kurz waschen, alles fein hacken.

- Bioghurt mit Zwiebel und Kräutern sowie den übrigen Zutaten gut verrühren.

- Falls Ihnen frische Zwiebel nicht bekömmlich ist, nehmen Sie ersatzweise Zwiebelpulver.

E 4 • F 5 • KH 5
kcal 78 • kJ 327

Salatsoße mit Buttermilch

- Buttermilch mit Salatcreme vermischen und die übrigen Zutaten daruntergeben.

- Variieren Sie bei den Salatkräutern je nach Jahreszeit und Ihrem persönlichen Geschmack.

Zutaten

50 ml	Buttermilch oder Kefir
1 TL	Salatcreme
	reichlich frische Kräuter
	etwas Hefeextrakt (Vitam)

E 3 • F 1 • KH 2
kcal 30 • kJ 126

Salatsoße mit Quark

- Quark mit Eigelb und Bioghurt oder Kefir gut verrühren.

- Dann mit Zitronensaft, Senf und Hefeextrakt abschmecken.

Zutaten

25 g	Bioghurt-Quark
1	Eigelb
100 g	Bioghurt oder Kefir
	etwas Zitronensaft
	Senf
	etwas Hefeextrakt

E 11 • F 6 • KH 6
kcal 132 • kJ 554

Rezepte

Quark-Remouladensoße

Für Muskelaufbau und Gewichtszunahme. Eiweißreich.

Zutaten

1	Eigelb
100 g	Bioghurt
1 TL	Olivenöl
50 g	Bioghurt-Quark, mager
50 g	Apfel
½	Gewürzgurke
	etwas Senf
1 TL	Kapern
	etwas Zwiebel
1	Prise Salz
	Zitrone nach Geschmack

E 15 • F 11 • KH 12
kcal 232 • kJ 974

▌ Eigelb mit Öl, Bioghurt und Quark glatt rühren.

▌ Apfel und Gewürzgurke reiben und dazugeben.

▌ Mit fein geschnittenen Kapern, etwas gehackter Zwiebel und den übrigen Gewürzen ganz nach Belieben abschmecken.

Tipp
Proteinreich und vielseitig
Die Quark-Remouladensoße enthält reichlich Eiweiß und empfiehlt sich daher gut, wenn Muskeln aufgebaut werden sollen oder man an Gewicht zunehmen möchte. Sie eignet sich ideal als Beilage zu vegetarischer Sülze und gekochten Eiern sowie zu kaltem Roastbeef, schmeckt aber auch zu Folienkartoffeln, gekochtem Gemüse, Reis oder Nudeln.

Avocado-Dip

Für Muskelaufbau und Gewichtszunahme. Schleimhaut und Magenpflege. Eiweißreich.

Zutaten

½	Avocado
	Saft von ½ Zitrone
1 Prise	Salz
	weißer Pfeffer
1 TL	Zwiebel oder Schnittlauch

E 2 • F 23 • KH 1
kcal 221 • kJ 932

▌ Avocadokern entfernen, Fruchtfleisch aus der Schale lösen und mit einer Gabel fein zerdrücken.

▌ Nach Geschmack Zwiebel oder Schnittlauch fein hacken und dazugeben. Mit den übrigen Zutaten gut abschmecken.

▌ Zu Salat oder Rohkoststreifen reichen.

Gemüse

Dünsten Sie das frisch gewaschene, geputzte Gemüse immer in ganz wenig Flüssigkeit und geben Sie die erlaubte Fettmenge in Form von kalt gepresstem, naturbelassenem Öl, ungehärteter Pflanzenmargarine oder Butter erst dann hinzu, wenn das Gemüse fertig gegart ist.

Eine Ausnahme bildet beispielsweise Brokkoli, der besser in viel Wasser kurz blanchiert und danach angerichtet wird.

Die Garzeiten sind bei den einzelnen Rezepten angegeben. Bitte weichen Sie nicht davon ab, um Wertminderungen zu vermeiden. Verwenden Sie nur gut verschließbare, einwandfreie Töpfe oder eine Grillpfanne mit Waffelboden. Geeignet ist auch feuerfestes Geschirr. Sie können das Gemüse auch in der Folie zubereiten.

Wichtig: Nur bei schonender Zubereitung bleibt der Eigengeschmack des Gemüses erhalten, ebenso Vitamine und Mineralstoffe.

Das Würzen mit Hefe, Zitronensaft, die Zugabe von reichlich frischen Kräutern und das leichte Binden, beispielsweise mit Weizenkeimen, gleicht den durch den Kochprozess entstandenen Vitaminverlust wieder aus. Zu den Gemüsen gereichte Soßen können Sie immer nach Belieben und Bedarf verfeinern oder anreichern.

Hinweis

Praktisch: Tiefkühlkost

Nährstoffe bleiben in gefrorenem Zustand gut erhalten. Sie dürfen daher auf Tiefkühlkost zurückgreifen, wenn Sie's mal eilig haben. Tiefkühlprodukte sind auch im Reformhaus erhältlich. Die dort angebotenen Gemüse stammen aus biologisch-ökologisch kontrolliertem Anbau und sind damit schadstoffärmer als herkömmliche. Tiefkühlgemüse wird immer unaufgetaut, also gefroren, zur Zubereitung in den Topf gegeben. Beachten Sie bittte die kürzeren Garzeiten!

Rezepte

Gemüsebrühe

Bei Appetitlosigkeit, Entzündungen in Mund oder Speiseröhre, Kau- und Schluckbeschwerden, empfindlichem Magen und Bauchbeschwerden. Ballaststoffarm.

Zutaten

500 g verschiedene Gemüsesorten je nach Jahreszeit (auch gute Gemüseabfälle)
etwas Hefeextrakt (Vitam)
frische Petersilie

E 5 • F 5 • KH 20
kcal 143 • kJ 600

- Gemüse waschen – Sie können wahlweise Möhren, Sellerie, Lauch, Zwiebeln verwenden –, putzen und in kleine Stücke schneiden.

- In 1 l kaltem Wasser ansetzen und etwa 30 Minuten bei schwacher Hitze zugedeckt köcheln lassen. Durch ein Sieb abgießen.

- Mit Hefeextrakt und Petersilie abschmecken.

Wichtig Mineralstoffreich

Gemüsebrühe sollten Sie häufig trinken und statt Wasser besser zum Zubereiten von Gerichten verwenden. Sie sorgt für einen ausgeglichenen Stoffwechsel. Der Säure-Basen-Haushalt wird durch den Verzehr vieler Gemüse in den basischen Bereich geführt. Mehr darüber können Sie auf Seite 57 ff. nachlesen.

Gemüse ▶

Gemüse-Kartoffel-Suppe

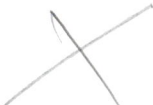

Bei Appetitlosigkeit und Entzündungen in Mund oder Speiseröhre, Kau- und Schluckbeschwerden, empfindlichem Magen und Bauchbeschwerden. Für Muskelaufbau und Gewichtszunahme. Ballaststoffarm und eiweißreich.

- Kartoffeln waschen, schälen, Möhren, Sellerie und Petersilienwurzel putzen. Alles klein schneiden.

- Das Gemüse in $^3/_8$ l kaltes Wasser geben. Zum Kochen bringen und zugedeckt in knapp 20 Minuten weich kochen.

- Die Suppe mit einem Mixstab zerkleinern oder durch ein Sieb streichen.

- Mit Vitam-Hefeflocken, Salz und gehackter Petersilie würzen. Mit Olivenöl abschmecken.

Zutaten

50 g	Kartoffeln
50 g	Möhren
50 g	Sellerie
1 Stück	Petersilienwurzel
1 TL	Hefeflocken
	wenig Salz
	Petersilie
1 TL	Olivenöl

E 5 • F 5 • KH 20
kcal 143 • kJ 600

Junges Karottengemüse

Bei Appetitlosigkeit, Entzündungen in Mund oder Speiseröhre, Kau- und Schluckbeschwerden, empfindlichem Magen und Durchfällen. Ballaststoffarm.

- Junge Karotten mit einer festen Bürste putzen. Den oberen grünen Teil abschneiden, Karotten in Scheiben schneiden.

- Etwas Wasser in einem Topf zum Kochen bringen, Karotten hineingeben und auf kleiner Flamme 10–15 Minuten dünsten.

- Zum Schluss Öl hinzufügen, mit Ursüße, Salz, Zitronensaft, Hefeflocken und frischer Petersilie abschmecken.

Zutaten

200 g	junge Karotten
1 EL	Öl
1 Prise	Ursüße
	etwas Salz
	reichlich gehackte Petersilie
1 TL	Zitronensaft
1 TL	Hefeflocken

E 3 • F 10 • KH 21
kcal 214 • kJ 899

Rezepte

Bunter Gemüseeintopf

Bei Appetitlosigkeit, empfindlichem Magen oder Bauchbeschwerden.

Zutaten

50 g	Möhren
1 kleine	Petersilienwurzel
50 g	grüne zarte Bohnen
50 g	Sellerie
50 g	Spargel
50 g	Kartoffeln
1 EL	Sonnenblumenöl
	reichlich grüne Küchenkräuter
	Salz
	etwas Hefeextrakt

▮ Gemüse waschen, putzen, Kartoffeln schälen und alles klein schneiden.

▮ In einen Topf geben und mit $^3/_8$ l Wasser auffüllen. In 20–25 Minuten gar kochen.

▮ Öl dazugeben. Mit Hefeextrakt, grünen Kräutern und Salz abschmecken.

E 5 • F 10 • KH 23 • kcal 199 • kJ 835

Gemüseeintopf mit Hirse

Bei Appetitlosigkeit, empfindlichem Magen oder Bauchbeschwerden.

Zutaten

50 g	Möhren
50 g	Blumenkohlröschen
50 g	Sellerie
50 g	Schnittbohnen
2 EL	Hirseflocken
	etwas Hefeextrakt
1 EL	frische gehackte Kräuter
1 EL	Öl

E 5 • F 10 • KH 33
kcal 254 • kJ 1066

▮ Gemüse putzen, waschen, klein schneiden.

▮ In einen Topf geben und mit ¼ l Wasser, eventuell etwas mehr, garen.

▮ Nach 10 Minuten die Hirseflocken dazugeben und den Eintopf weitere 10 Minuten kochen.

▮ Mit Hefeextrakt abschmecken, das Öl dazugeben und den Gemüseeintopf mit den gehackten Kräutern bestreuen.

Gemüse

Zucchini mit Reis gefüllt

Bei Appetitlosigkeit.

- Reis vorkochen. Inzwischen die Zucchini schälen, längs halbieren und Kerne herausnehmen. Die Zwiebel klein würfeln und Petersilie fein hacken.

- Wenn der Reis etwas abgekühlt ist, die vegetarische Paste, Zwiebel oder ersatzweise Zwiebelpulver, Petersilie, Salz und Hefeflocken dazugeben und alles gut vermischen. Abschmecken.

- Die Zucchinihälften mit der Reismischung füllen, in einen flachen Topf legen und mit etwas Wasser etwa 30 Minuten zugedeckt bei schwacher Hitze dünsten.

- Sud mit Hefeextrakt und Tomatenmark abschmecken, Öl dazugeben und mit frisch geriebenem Parmesan bestreuen. Wenn gewünscht kurz übergrillen.

Zutaten

150 g	Zucchini
25 g	Naturreis
1 EL	vegetarische Paste (Champignon-Pastete Danga)
1 EL	Zwiebel oder Zwiebelpulver
	reichlich Petersilie
1 TL	Hefeflocken
	Salz
	Hefeextrakt
2 EL	Tomatenmark
1 EL	Öl
	etwas Parmesan

E 5 • F 12 • KH 26
kcal 247 • kJ 1037

Selleriegemüse

Bei Verstopfung.

- Sellerie waschen, putzen und in kleine Würfel schneiden. Mit Zitronensaft nach Bedarf beträufeln und in 4 EL Wasser 15–20 Minuten garen.

- Öl dazugeben, mit Zitronensaft, Salz, Hefeflocken und eventuell Wein abschmecken.

Zutaten

200 g	Sellerie
1 EL	Zitronensaft
1 EL	Sonnenblumenöl
	etwas Salz
1 TL	Hefeflocken
1 EL	Wein

E 6 • F 7 • KH 26
kcal 260 • kJ 1092

Rezepte

Selleriepüree

Bei Appetitlosigkeit, Entzündungen in Mund oder Speiseröhre, Kau- und Schluckbeschwerden, empfindlichem Magen, Bauchbeschwerden und Durchfällen. Ballaststoffarm.

- Sellerie und Kartoffeln schälen und in Würfel schneiden. Mit etwas Wasser in 15–20 Minuten gar kochen.

- Das Gemüse passieren oder mit dem Mixer pürieren. Püree mit Öl, Hefeextrakt, fein geschnittener Petersilie und Zitronensaft abschmecken

- Wenn gewünscht, mit etwas frisch geriebenem Parmesan überstreuen, eventuell mit 1 EL Sahne anreichern.

Zutaten

200 g	Sellerie
100 g	Kartoffeln
1 EL	Öl
	Vitam-Hefeextrakt
	Frische Petersilie
	Zitronensaft
	Parmesan

E 6 • F 10 • KH 33
kcal 254 • kJ 1066

Gurken-Tomaten-Gemüse

Bei Verstopfung.

- Gurke schälen, längs halbieren und in kleine Stücke schneiden. In einer Grillpfanne mit der fein gehackten Zwiebel und in wenig Wasser auf kleiner Flamme andünsten.

- Nach 5 Minuten die abgezogenen und geviertelten Tomaten untermischen und alles zusammen weitere 10 Minuten dünsten.

- Zum Schluss Öl und Dill hinzufügen und mit Salz, Hefeextrakt oder Bärlauchpesto abschmecken.

Zutaten

200 g	frische Gurke
100 g	Tomaten
1 EL	fein gehackte Zwiebel
1 EL	Sonnenblumenöl
	reichlich Dill
	etwas Salz
	Hefeextrakt oder
	Vitam-Bärlauchpesto

E 4 • F 10 • KH 10
kcal 168 • kJ 705

Gemüse

Tomaten, gedünstet

Bei empfindlichem Magen und Bauchbeschwerden. Ballaststoffarm.

- Tomaten oben einschneiden und von den Stielansätzen befreien. Margarine und fein geschnittene Petersilie in den Keil geben.

- Die Tomaten in einen Topf setzen und mit etwas Wasser 10–15 Minuten dünsten.

- Mit Hefeextrakt abschmecken.

Zutaten

200 g	Tomaten
10 g	Diätmargarine oder Butter
	frische Petersilie
	Hefeextrakt

E 0 • F 10 • KH 6
kcal 131 • kJ 550

Stangenspargel

Bei Appetitlosigkeit.

- Spargel waschen, schälen, holzige Enden abschneiden. Schalen und Enden in ½ l Wasser bedeckt 10 Minuten auskochen.

- Sud abgießen, mit Salz und Ursüße würzen und den Spargel darin 10 Minuten garen. Herausnehmen und abtropfen lassen.

- Margarine oder Butter auf dem heißen Spargel zerlaufen lassen.

Zutaten

250 g	Spargel
1 Prise	Salz
1 Prise	Ursüße
20 g	Diätmargarine oder Butter

E 5 • F 16 • KH 8
kcal 196 • kJ 823

Spargelgemüse

Bei Appetitlosigkeit und Durchfällen. Für Muskelaufbau und Gewichtszunahme. Eiweißreich.

Zutaten

250 g	Spargel
1 Prise	Ursüße
1 Prise	Salz
1 El	Weizen- oder Dinkelmehl
1 TL	Zitronensaft
1 EL	Wein
10 g	Butter
1	Eigelb
1 EL	Sahne

E 10 • F 16 • KH 25
kcal 328 • kJ 1377

- Spargel waschen, schälen und in 3 cm große Stücke schneiden.

- Den Spargel wie im vorigen Rezept beschrieben vorbereiten und gar kochen. Herausnehmen.

- Mehl in etwas Wasser anrühren, in das Spargelwasser einrühren und kurz aufkochen lassen. Mit Salz, Zitronensaft, Wein und Butter abschmecken.

- Eigelb mit 1 EL Sahne verquirlen und den Sud damit legieren. Zum Schluss die Spargelstücke dazugeben.

Variantenreich

Statt Spargel können Sie auch Blumenkohl, Brokkoli oder Zuckerschoten auf die gleiche Weise zubereiten. Bei nicht zu großem Appetit stellt dies auch eine vollwertige Mahlzeit. Wenn Sie hungriger sind, reichen Sie als Beilage Kartoffeln oder Reis dazu.

Gemüse

Kohlrabigemüse

- Kohlrabi waschen und die zarten grünen Blätter abschneiden. Kohlrabi schälen, in Scheiben schneiden und in etwas Wasser 15–20 Minuten dünsten.

- Inzwischen die Blätter vom Stiel befreien, klein hacken und 5 Minuten vor Ende der Garzeit hinzufügen.

- Öl dazugeben, mit Hefeextrakt und wenig Salz abschmecken, mit Weizenkeimen bestäuben und anrichten.

Zutaten

200 g	Kohlrabi
1 EL	Sonnenblumenöl
	etwas Hefeextrakt
1 Prise	Salz
1 TL	Weizenkeime

E 6 • F 10 • KH 26
kcal 255 • kJ 1071

Schwarzwurzelgemüse

Bei Entzündungen in Mund oder Speiseröhre und Kau- und Schluckbeschwerden.

- Die geschälte und vorbereitete Schwarzwurzel in etwa 5 cm lange Stücke schneiden.

- Mit etwas Mehl bestäuben und in wenig Wasser in 20 Minuten garen.

- Das Gemüse mit etwas Salz, Hefeextrakt, Bioghurt und Zitronensaft abschmecken, das Öl hinzufügen.

Zutaten

250 g	Schwarzwurzeln
1 TL	Mehl
50 g	Bioghurt
	Zitronensaft
	etwas Salz
	Hefeextrakt
1 EL	Öl

E 4 • F 10 • KH 8
kcal 296 • kJ 1243

Rezepte

Überbackener Lauch

Eiweißreich. Gut zum Muskelaufbau und zur Gewichtszunahme.

Zutaten

- 250 g Lauch
- 1 Ei
- 2 EL geriebener Käse
- 1 TL Öl
- etwas Salz

E 18 • F 17 • KH 15
kcal 323 • kJ 1356

▌ Lauch gründlich waschen, in 2 cm lange Streifen schneiden und in etwas Wasser circa 10 Minuten dünsten.

▌ Ei trennen. Eiweiß zu Schnee schlagen. Eigelb und Käse mischen, kurz verrühren und locker unter den Eischnee ziehen.

▌ Lauch in eine feuerfeste Form geben, Salz und Öl sowie die Käse-Ei-Masse darübergeben und etwa 10 Minuten im Ofen überbacken.

Auberginen-Tomaten-Gemüse

Bei empfindlichem Magen und Bauchbeschwerden. Ballaststoffarm.

Zutaten

- 200 g Auberginen
- 100 g Tomaten
- 1 EL Öl
- 1 EL Weizenkeime
- Hefeextrakt
- etwas Parmesan
- Basilikum

E 10 • F 10 • KH 25
kcal 260 • kJ 1092

▌ Tomaten in heißes Wasser tauchen, häuten, halbieren und Stielansätze entfernen. Aubergine schälen, in Scheiben schneiden und beide Gemüse in etwas Wasser ungefähr 10 Minuten dünsten.

▌ Das fertige Gemüse mit Weizenkeimen bestreuen und mit Hefeextrakt abschmecken. Zum Schluss Öl darübergeben.

▌ Nach Belieben mit frisch geriebenem Parmesan bestreuen. Mit Basilikum anrichten.

Gemüse

Gehackter Spinat

- Spinat verlesen und waschen. Den gewaschenen Spinat grob hacken und in wenig Wasser 5 Minuten dünsten.

- Die gekörnte Hefebrühe, den frisch gepressten Knoblauch und etwas Muskat hinzufügen.

- Die Hefeflocken und Weizenkeime darüber streuen und alles mit Öl beträufeln.

Zutaten

250 g	junger frischer Spinat
	gekörnte Hefebrühe
	Muskat
	Knoblauch
1 TL	Hefeflocken
1 TL	Weizenkeime
1 TL	Öl

E 8 • F 5 • KH 9
kcal 142 • kJ 596

Spinat mit Käse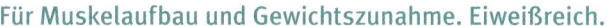

Für Muskelaufbau und Gewichtszunahme. Eiweißreich.

- Spinat waschen und verlesen. Die ganzen Blätter in wenig Wasser 5 Minuten dünsten.

- Öl dazugeben und mit wenig Salz würzen. Die Hefeflocken und den geriebenen Käse mischen und über den fertigen Spinat streuen.

Zutaten

250 g	Spinat
1 TL	Öl
	etwas Salz
1 TL	Hefeflocken Vitam
1 EL	geriebener Käse

E 10 • F 8 • KH 7
kcal 160 • kJ 672

Tipp
Tiefkühlspinat – für Eilige
Sie können nach Bedarf gerne Tiefkühlspinat nehmen. Den unaufgetauten Spinat einfach in einen Topf mit wenig Wasser geben und bei schwacher Hitze auftauen lassen. Zwischendurch immer wieder wenden. Mit Zwiebelpulver und Hefeextrakt würzen und nach Belieben mit Parmesankäse oder Sahne und etwas Öl verfeinern. Sofort servieren. Spinat niemals aufwärmen.

Rote-Bete-Gemüse

Zutaten

200 g	Rote Bete
100 g	Apfel
2 EL	Wein
1 TL	Öl
1 TL	Apfeldicksaft
	Zitronensaft
	etwas Salz
	Vitam-Hefeextrakt, körnig

E 4 • F 5 • KH 28
kcal 173 • kJ 726

- Rote Bete waschen, putzen, schälen und auf der Bircher-Raffel fein reiben. Äpfel ungeschält in Stücke schneiden.

- Beides in etwas Wasser und mit dem Wein in 20–30 Minuten gar dünsten.

- Zum Schluss das Öl hinzufügen und mit allen übrigen Zutaten abschmecken.

Fenchelgemüse

Bei Entzündungen in Mund oder Speiseröhre, Kau- und Schluckbeschwerden, empfindlichem Magen oder Bauchbeschwerden. Ballaststoffarm.

Zutaten

200 g	Fenchelknollen
3 EL	Wein
	Zitronensaft
	etwas Salz
1 EL	Öl
1 TL	Hefeflocken

E 6 • F 10 • KH 20
kcal 210 • kJ 882

- Fenchel waschen, putzen, das Grün abschneiden und zurücklegen. Harte Teile der Knolle ausschneiden.

- Fenchel vierteln und mit etwas Wasser und dem Wein in 20 Minuten gar dünsten.

- Zum Schluss mit Salz und Zitronensaft würzen, Öl dazugeben und mit den Hefeflocken bestreuen. Mit dem Fenchelgrün anrichten.

Fenchelgemüse pikant

Für Muskelaufbau und Gewichtszunahme. Eiweißreich.

- Fenchel waschen, putzen, das zarte Fenchelgrün beiseite stellen. Harte Teile entfernen.

- Die Fenchelknolle in Viertel schneiden und in etwas Wasser, Wein und Zitronensaft in 20 Minuten gar dünsten. Gemüse herausnehmen und in eine Schüssel legen.

- Für die Soße das Olivenöl, Tomatenmark, Salatcreme und Salz in den Gemüsesud geben und gut verrühren. Soße über den Fenchel gießen und mit geriebenem Käse bestreuen.

- Zum Schluss das in Würfel geschnittene Ei und das fein gewiegte Fenchelgrün darübergeben.

Zutaten

200 g	Fenchelknollen
2 TL	Zitronensaft
2 EL	Wein
1 TL	Olivenöl
2 EL	Tomatenmark
1 EL	Salatcreme
1 Prise	Salz
2 EL	geriebener Käse
1	nicht zu weich gekochtes Ei

E 17 • F 17 • KH 20
kcal 347 • kJ 1457

Bohnengemüse

Bei empfindlichem Magen und Bauchbeschwerden. Ballaststoffarm.

- Bohnen putzen, waschen und in etwas Wasser mit einer Prise Salz und zusammen mit dem Bohnenkraut in circa 20 Minuten gar dünsten.

- Bohnen auf einer Platte wie Spargel anrichten.

- Zum Schluss Margarine oder Butter und frische gehackte Petersilie darübergeben.

Zutaten

250 g	fadenfreie Wachsbohnen oder zarte grüne Bohnen
	etwas Bohnenkraut
	etwas Salz
15 g	Diätmargarine oder Butter
1 EL	Petersilie

E 5 • F 12 • KH 13
kcal 193 • kJ 810

Rezepte

Bohnen-Tomaten-Gemüse

Bei empfindlichem Magen und Bauchbeschwerden. Ballaststoffarm.

Zutaten

150 g	Bohnen
	Bohnenkraut oder -pulver
100 g	Tomaten
1 EL	Sonnenblumenöl
1 TL	Hefeflocken
	etwas Salz
	Petersilie

E 5 • F 10 • KH 13
kcal 179 • kJ 752

- Bohnen putzen, waschen und zusammen mit dem Bohnenkraut in etwas Wasser andünsten.

- Inzwischen die Tomaten überbrühen, häuten, vierteln und vom Stielansatz befreien.

- Tomatenviertel nach 10 Minuten zu den Bohnen geben und zusammen weitere 10 Minuten garen lassen.

- Zum Schluss Öl, Salz und Hefeflocken hinzufügen. Kurz vor dem Anrichten die klein gehackte Petersilie darüber streuen.

- Sie können hier auch gut Tiefkühl-Bohnen aus dem Reformhaus nehmen. Benötigten Packungsinhalt einfach abteilen und nach Packungsvorschrift zubereiten.

Gemüse ▶

Möhrenflan mit Kresse- oder Rucolasoße

Bei Appetitlosigkeit, Entzündungen in Mund oder Speiseröhre, Kau- und Schluckbeschwerden, empfindlichem Magen und Bauchbeschwerden. Für Muskelaufbau und Gewichtszunahme. Ballaststoffarm und eiweißreich.

- Möhren geputzt und klein geschnitten in wenig Wasser etwa 15 Minuten weich kochen. Mit dem Mixstab pürieren oder durch ein Sieb passieren.

- Das Eiweiß steif schlagen, den Eischnee zusammen mit Milch und Gewürzen unter das Püree ziehen. Abschmecken.

- Masse in eine leicht gebutterte Auflaufform füllen. Diese in größere Form im Wasserbad im Backofen bei 200 Grad oder im geschlossenen Topf stocken lassen. Dauer: etwa 15 Minuten.

- Für die Soße inzwischen Bioghurt mit Leinöl sämig rühren, würzen. Je nach Belieben fein gehackte Kresse oder Rucola unterziehen.

- Möhrenflan aus der Form nehmen und auf einen Teller stürzen. Mit der Soße umgießen.

Zutaten

200 g	Möhren
1	Eiweiß
2 EL	Milch oder Sahne
	Meersalz
1 Prise	Ursüße
	weißer Pfeffer
	Zitronensaft
	etwas Butter
50 g	Bioghurt
1 TL	Leinöl
	etwas Hefeextrakt
	etwas Senf
2 EL	Kresse oder Rucola

E 6 • F 3 • KH 15
kcal 192 • kJ 806

Rezepte

SPEZIAL

Gerichte aus milchsaurem Gemüse

Milchsaures Gemüse wird durch die Milchsäure-Vergärung schonend haltbar gemacht, ist nicht sterilisiert und dadurch reich an Vitaminen und Mineralstoffen.

Sie können es selbst herstellen; besser und sicherer erhalten Sie milchsauer vergorene Gemüsesäfte und Gemüse – nicht nur Sauerkraut – frisch im Reformhaus.

Das zur Herstellung angewandte Verfahren sichert einen hohen Anteil an hochwertiger L(+)-Milchsäure, die sich günstig auf die Verdauungsvorgänge auswirkt. Sie beeinflusst die Darmbakterienflora positiv und scheint wirksam das Dickdarmkrebsrisiko zu senken.

Milchsaure Gemüse sind leicht bekömmlich, können roh als Salat gereicht werden, sind aber auch in gedünsteter Form als Gemüse oder Eintopfgericht überaus schmackhaft. Nachfolgend ein paar Rezeptvorschläge.

Selleriesalat mit Ananas

Zutaten

100 g	milchsaurer Sellerie
50 g	frische Ananas
1 TL	Salatcreme

E 2 • F 2 • KH 12
kcal 64 • kJ 269

- Ananas in kleine Stücke schneiden.
- Ananasstücke mit milchsaurem Sellerie und Salatcreme mischen.

Tipp

Variieren Sie – Selleriesalat mit Apfel

Statt der frischen Ananas können Sie den milchsauren Sellerie auch gut mit Apfel kombinieren. 50 g Apfel in Scheiben schneiden, mit Sellerie und mit 1 TL Öl mischen.

Selleriesalat herzhaft

Zutaten

100 g	milchsaurer Sellerie
50 g	Apfel
50 g	gekochte Kartoffeln
1 TL	Salatcreme

E 3 • F 2 • KH 21
kcal 106 • kJ 445

- Sellerie in kleine Stücke schneiden, Apfel und gekochte Kartoffel in Würfel schneiden.
- Alle Zutaten miteinander mischen und mit Salatcreme abschmecken.

Milchsaures Gemüse

Rote-Bete-Salat

Zutaten

100 g	milchsaure Rote Bete
50 g	Apfel
1 TL	Öl
	Meerrettich nach Geschmack

E 1 • F 5 • KH 9
kcal 89 • kJ 373

- Apfel ungeschält in feine Scheiben schneiden.
- Mit Roter Bete, Öl und Meerrettich vermischen. Abschmecken.

Bohnensalat mit Tomate

Zutaten

100 g	milchsaure Bohnen
50 g	Tomate
	getrocknetes Bohnenkraut
	etwas Zwiebelpulver oder Zwiebel
1 TL	Öl

E 1 • F 5 • KH 5
kcal 76 • kJ 319

- Tomate heiß überbrühen, häuten und in Würfel schneiden. Die Zwiebel fein hacken.
- Milchsaure Bohnen mit den übrigen Zutaten vermischen und alles mit Öl abschmecken.

Bohnensalat mit Ei

Zutaten

100 g	milchsaure Bohnen
1	kleine milchsaure Gewürzgurke
50 g	Tomate
1	gekochtes Ei
1 TL	Öl
	Bohnenkraut

E 8 • F 11 • KH 5
kcal 163 • kJ 684

- Die Gewürzgurke und das gekochte Ei in Würfel schneiden.
- Tomate heiß überbrühen, schälen und würfeln.
- Alle Zutaten mit den milchsauren Bohnen vermischen. Mit Öl abschmecken.

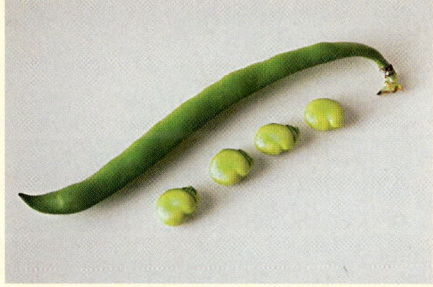

Grüne Bohnen nicht roh verzehren.

Rezepte

Rote-Bete-Gemüse

Zutaten

120 g	milchsaure Rote Bete
100 g	Apfel
1	kleine Nelke
1 EL	Sauerrahm
½ TL	Apfeldicksaft
	etwas Hefeextrakt
1 TL	Öl
2 EL	gekeimter Weizen

E 6 • F 5 • KH 22
kcal 153 • kJ 642

- Apfel schälen, in Stücke schneiden und in wenig Wasser mit Nelke halb gar dünsten.
- Rote Bete in Streifen schneiden, zusammen mit etwas Rote-Bete-Saft aus dem Glas zu dem Apfel geben. Alles 5 Minuten weiterdünsten.
- Mit Apfeldicksaft und Hefeextrakt abschmecken, Sauerrahm und Öl hinzufügen.
- Zum Schluss die Weizenkeimlinge (siehe hierzu Seite 69) darüberstreuen.

Milchsaures Selleriegemüse

Zutaten

½ Glas	milchsaurer Sellerie (120 g)
100 g	Apfel
1 EL	Sauerrahm
1 TL	Öl
	reichlich frische Petersilie

E 5 • F 5 • KH 24
kcal 162 • kJ 680

- Apfel schälen, in Stücke schneiden und in wenig Wasser halb gar dünsten.
- Den klein geschnittenen Sellerie hinzufügen und mitdünsten.
- Zum Schluss mit Öl und Sauerrahm verfeinern und mit gehackter Petersilie bestreuen.

Bohnengemüse

Zutaten

½ Glas	milchsaure Bohnen (120 g)
100 g	Tomaten
	reichlich Bohnenkraut
1 EL	Tomatenmark
	etwas Hefeextrakt
1 TL	Weizenkeime oder 2 EL Dinkelkeimlinge
1 TL	Öl

E 2 • F 5 • KH 10
kcal 114 • kJ 478

- Tomaten heiß überbrühen, abziehen und würfeln. Mit dem Bohnenkraut 10 Minuten dünsten.
- Milchsaure Bohnen mit Saft hinzufügen und alles zusammen weitere 2 Minuten dünsten.
- Mit Tomatenmark und Hefeextrakt abschmecken.
- Öl hinzufügen und Keimlinge nach Geschmack dazugeben.

Gratinierter Chicorée

Bei empfindlichem Magen und Bauchbeschwerden. Ballaststoffarm.

- Chicorée waschen, von der Spitze nach unten teilen, den bitteren Keil ausschneiden und die Hälften mit Zitronensaft beträufeln.

- In etwas Wasser, Wein und einer Prise Salz in etwa 10 Minuten gar dünsten.

- Den gegarten Chicorée auf eine feuerfeste Platte legen, mit Käse bestreuen und kurz in den Backofen schieben, bis der Käse zerläuft.

- Dann das Öl darüberträufeln und für weitere 5 Minuten im Backofen überbacken.

Zutaten

250 g	Chicorée
2 EL	Wein
	etwas Zitronensaft
	Salz
1 EL	geriebener Käse
1 TL	Öl

E 9 • F 11 • KH 5
kcal 181 • kJ 760

Zucchetti mit Tomaten

Bei empfindlichem Magen und Bauchbeschwerden. Ballaststoffarm.

- Zucchetti putzen und in kleine Stücke schneiden. Tomaten überbrühen und abziehen. Gemüse in 15 Minuten gar dünsten.

- Die Weizenkeime darüberstreuen und kurz aufkochen lassen. Das Öl und die verschiedenen Gewürze dazugeben.

Zutaten

150 g	Zucchetti
50 g	Tomaten
1 TL	Weizenkeime
1 EL	Öl
	etwas Dill
	Salz
	Vitam-Misopaste
	Chili

E 3 • F 10 • KH 7
kcal 136 • kJ 571

Rezepte

Zucchini mit geröstetem Dinkel

Für Muskelaufbau und Gewichtszunahme. Eiweißreich.

Zutaten

- 200 g Zucchini
- 2 EL Dinkel, geschrotet
- 1 EL Olivenöl
- etwas Zwiebel
- Meersalz
- etwas Weißwein
- Thymian
- etwas Zitronensaft
- Petersilie
- 1 EL Parmesankäse

E 10 • F 12 • KH 12
kcal 230 • kJ 960

▎ Zucchini waschen, putzen und in 1 cm dicke Scheiben schneiden.

▎ Den geschroteten Dinkel in der trockenen Pfanne schwach goldgelb anrösten. Olivenöl, 1 EL fein gehackte Zwiebel und Meersalz untermengen.

▎ Zucchinischeiben obenauflegen, etwas Weißwein angießen und mit Thymian bestreuen. Das Ganze 5–10 Minuten garen.

▎ Zum Schluss ein wenig Zitronensaft und gehackte Petersilie hinzufügen. Mit Parmesan bestreut servieren.

Tipp
Geht auch mit Tomaten
Wenn Sie keine Zucchini mögen, können Sie das gleiche Rezept auch mit Tomaten als frisches Sommergemüse ausprobieren. Die Tomaten werden dazu halbiert oder in Scheiben geschnitten.

Gemüse

Endiviengemüse

Bei Verstopfung.

- Den Endiviensalat waschen, die harten Blätter entfernen und nochmals waschen.

- Endivienblätter in Streifen schneiden und mit Schrot oder Haferflocken in etwas Wasser oder Gemüsebrühe 10 Minuten dünsten.

- Öl, Weißwein und Gewürze dazugeben und das fertige Gemüse abschmecken.

Zutaten

200 g	Endiviensalat
	etwas Wasser oder Gemüsebrühe
1 EL	Haferflocken oder Dinkelschrot
1 EL	Öl
1 EL	Weißwein
	körniger Hefeextrakt
	Zitronensaft oder Apfelessig

E 5 • F 11 • KH 11
kcal 167 • kJ 701

Sauerkraut mit Ananas

Bei Verstopfung.

- Sauerkraut in Wein und nach Bedarf Ananassaft – falls Sie ungesüßte Dosenananas nehmen – 10 Minuten dünsten. Öl zum Schluss dazugeben.

- Die Ananasscheibe in einer Pfanne erwärmen und auf dem fertigen Sauerkraut anrichten.

Zutaten

200 g	Frischkost-Sauerkraut (Reformhaus)
100 g	frische Ananas, ersatzweise aus der Dose
2 EL	Wein
1 EL	Öl

E 4 • F 10 • KH 21
kcal 201 • kJ 844

Rezepte

Rosenkohlgemüse

Bei Verstopfung.

Zutaten

200 g	Rosenkohl
1 TL	Weizenkeime
1 TL	Hefeflocken
	etwas Salz
1 EL	Öl

E 11 • F 10 • KH 18
kcal 234 • kJ 982

- Rosenkohl waschen und putzen. In etwas Wasser circa 10 Minuten dünsten.

- Mit Hefeflocken und Weizenkeimen bestreuen und mit einer Prise Salz würzen. Zum Schluss das Öl zugeben.

Brokkoli, blanchiert

Bei empfindlichem Magen und Bauchbeschwerden. Ballaststoffarm.

Zutaten

200 g	Brokkoli
10 g	Diätmargarine oder Butter
1 EL	Weizenkeime
1 EL	Parmesankäse
	etwas Hefeflocken
	Zitronensaft

E 10 • F 12 • KH 10
kcal 228 • kJ 957

- Brokkoli putzen, waschen und in kleine Röschen zerteilen. In viel kochendem Wasser 5 Minuten blanchieren.

- Inzwischen in einer Pfanne Diätmargarine oder Butter zerlaufen lassen. Weizenkeime, fein geriebenen Parmesan und nach Belieben Hefeflocken hinzufügen.

- Brokkoli auf einer Platte anrichten, nach Wunsch mit etwas Zitronensaft beträufeln und die Käsemischung darüber verteilen und servieren.

Gemüse

Paprika-Gurken-Tomaten-Gemüse

Bei Verstopfung.

- Paprika waschen, putzen, die Kerne und das Weiße entfernen und in Würfel schneiden. Gurke ebenfalls würfeln. In etwas Wasser dünsten.

- Inzwischen die Tomate mit heißem Wasser überbrühen, abziehen und vierteln.

- Nach 10 Minuten zu den Paprika geben und weitere 10 Minuten mitdünsten.

- Gemüse mit Hefeextrakt, Zwiebel, Salz und Gewürzen abschmecken. Öl und Sauermilch dazugeben.

Zutaten

100 g	Paprikaschote nach Wahl
100 g	Gurke
50 g	Tomate
1 TL	Hefeextrakt Zwiebelpulver oder frische Zwiebel
	Salz, Thymian, Rosmarin
1 EL	Sonnenblumenöl
2 EL	Sauermilch

E 3 • F 10 • KH 8
kcal 147 • kJ 617

Shiitake in Sahnesoße

Bei empfindlichem Magen und Bauchbeschwerden. Ballaststoffarm.

- Pilze abreiben, vom Stiel trennen und in Scheiben schneiden. Zwiebel fein würfeln.

- Pilze und Zwiebeln in Olivenöl andünsten. Sahne, Weißwein, Pfeffer, Salz und Zucker zugeben und bei geschlossenem Deckel 5 Minuten köcheln lassen.

- Mit Reis oder Nudeln servieren.

Zutaten

100 g	Shiitake
½	Zwiebel
100 g	Sahne
2 EL	Weißwein
	Pfeffer, Salz
1 TL	Zucker
1 EL	Olivenöl

E 4 • F 42 • KH 15
kcal 440 • kJ 1860

Rezepte

Shiitake-Gericht im Wok

Zutaten

- 50 g Karotten
- 50 g Schotenerbsen
- 50 g Frühlingszwiebeln
- 50 g Zucchini
- 50 g Brokkoli
- 50 g Shiitake
- 1 EL Sesam- oder Olivenöl
- 1 TL Zucker
- Salz
- Sojasoße nach Geschmack

E 6 • F 10 • KH 23
kcal 199 • kJ 835

- Gemüse waschen und putzen. Karotten, Frühlingszwiebeln und Zucchini klein schneiden, Brokkoli in Röschen zerteilen, Schotenerbsen ganz lassen. Shiitakepilze abreiben und in Scheiben schneiden.

- Sesam- oder Olivenöl (Fauser Vitaquell) im Wok erwärmen und das Gemüse der Reihe nach darin andünsten. Dann das ganze Gemüse im Wok mischen, Zucker darüberstreuen und 5 Minuten bei geschlossenem Deckel weiterdünsten.

- Mit Salz und Sojasoße nach Belieben würzen.

- Dazu Reis oder Kartoffeln reichen.

Gut zu wissen
Pilze – immer gut

Je fester das Fleisch einer Pilzsorte ist, umso leichter bekömmlich ist sie. Die Auswahl ist groß – von Champignons, Egerlingen, Pfifferlingen bis hin zum Shiitake. Dem japanischen Zuchtpilz werden besonders viele Vitamine und auch tumorfeindliche Inhaltsstoffe zugeschrieben. Der Shiitake-Pilz hat einen hohen Anteil an Eiweiß, Kalium und Zink, ein wichtiges Element für die Aktivierung des Immunsystems. Er enthält darüber hinaus viel Vitamin B_1, B_2 und D.

Hülsenfrüchte

Gekochte oder gekeimte und blanchierte Hülsenfrüchte erfordern eine gute Verdauungsleistung. Sie sind für unseren Körper wichtige Lieferanten von Stärke und Ballaststoffen, die dazu beitragen, die Cholesterinwerte zu senken und vor Darmkrebs zu schützen.

Zudem enthalten sie kaum Fett, dafür aber jede Menge Eiweiß, B-Vitamine, Eisen, Kalium, Magnesium und Zink. Hülsenfrüchte wirken vitalisierend durch ihren hohen Eiweißgehalt, aktivieren den Zellstoffwechsel und kräftigen Bindegewebe, Haare und Nerven.

Sie können wählen zwischen: braunen, schwarzen und roten Linsen, Mungbohnen, Sojabohnen, weißen kleinen Cannellini-Bohnen, dicken Kernbohnen (Flageolets), roten Kidneybohnen, geschälten und ungeschälten Erbsen und Kichererbsen.

Mit Ausnahme der roten Linsen – die am wenigsten Blähungen hervorrufen – müssen alle Hülsenfrüchte eingeweicht werden, können teilweise gekeimt und blanchiert oder gekocht werden. Alle Hülsenfrüchte werden erst nach dem Kochen gesalzen.

Weiße Bohnen mit Tomaten

Toskanisches Herbst- und Wintergericht.

- Die Bohnen über Nacht in Wasser einweichen, abgießen.

- Dann gut bedeckt mit frischem Wasser und 2 Blatt Salbei aufsetzen und etwa 1 Stunde garen lassen.

- Eine Hälfte der gegarten Bohnen für den Bohnensalat beiseitestellen.

Zutaten

120 g	weiße Cannellini-Bohnen
1 EL	Salbei, fein gehackt
1 EL	Olivenöl
1	Tomate
$1/2$	Knoblauchzehe
	Salz, weißer Pfeffer
1 EL	Parmesankäse

E 25 • F 10 • KH 61
kcal 330 • kJ 1320

Rezepte

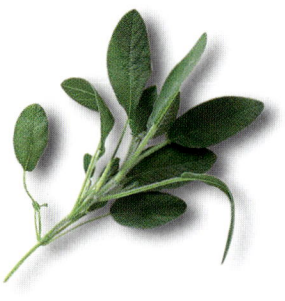

- Tomate überbrühen, schälen und würfeln, Knoblauch schälen und zerdrücken, die restlichen Salbeiblätter fein hacken. Tomate, Knoblauch und Salbei in 1 EL Olivenöl andünsten, die Hälfte der Bohnen zugeben und mit Salz und Pfeffer würzen.

- Das fertige Gericht sollte die Konsistenz einer Suppe haben, obenauf Parmesan streuen.

Tipp
Top vitalstoffreich
Wichtig ist, getrocknete Bohnen und Erbsen immer über Nacht einzuweichen, weil sie dann sehr viel bekömmlicher sind. Ansonsten gelten sie als blähungsbildend – nach dem Motto: Jedes Böhnchen gibt ein Tönchen. Reichern Sie das Gericht vor dem Servieren mit zarten Linsensprossen oder sonstigen Sprossengemüsen an – und Sie haben eine überaus vitalstoffreiche gesunde Mahlzeit, die zudem noch äußerst preiswert ist.

Weißer Bohnensalat

Zutaten

	Hälfte der gekochten Cannellini-Bohnen, siehe vorheriges Rezept
2 EL	Salbei oder Petersilie
	Saft von 1 Zitrone
1 EL	Zwiebel
1 EL	Olivenöl
	weißer Pfeffer
	Meersalz

E 11 • F 10 • KH 30
kcal 170 • kJ 680

- Je nach Wunsch Salbeiblätter oder Petersilie verwenden und fein hacken. Zitrone auspressen, Zwiebel ebenfalls fein hacken.

- Alles zusammen mit dem Öl, Salz und frisch gemahlenem Pfeffer über die beiseitegestellte Hälfte der bereits gekochten Bohnen geben, mischen und zu einem würzigen Salat abschmecken.

- Mit Vollkorntoast als Vorspeise oder als kleine Mahlzeit reichen.

Hülsenfrüchte

Erbsen, gedünstet

Für Muskelaufbau und Gewichtszunahme. Eiweißreich.

- Die Erbsen in wenig kochendes Wasser geben. Bei mäßiger Hitze zugedeckt in circa 10 Minuten gar dünsten.

- Mit Salz und Ursüße würzen, Öl dazugeben.

- Zum Schluss mit frischer gehackter Petersilie überstreuen. Eventuell ein nussgroßes Stückchen Butter obenaufgeben.

- Wenn frische Erbsen nicht verfügbar sind, wählen Sie Tiefkühlware. Die Garzeit verkürzt sich dann auf 5 Minuten.

Zutaten

200 g	frische Erbsen, enthülst
1 TL	Öl oder 10 g Butter
1 Prise	Ursüße
	etwas Salz
	reichlich Petersilie
1 TL	Butter

E 14 • F 5 • KH 28
kcal 233 • kJ 978

Currylinsen mit Ananas

- Die Linsen mit Gemüsebrühe ansetzen und in 25–30 Minuten bei milder Hitze gar kochen.

- Frühlingszwiebel waschen, putzen und in feine Ringe schneiden. Ananas schälen, in Streifen schneiden.

- Öl erwärmen, Zwiebelringe darin andünsten. Ananasstücke und feinst geschnittenen Ingwer dazugeben. Mit Curry überstreuen und kurz weiterdünsten.

- Dann Apfelessig und die gegarten Linsen hinzufügen, abschrecken und anrichten. Sauerrahm obenaufgeben.

Zutaten

60 g	rote Berglinsen
1/8 l	Hefe-Gemüsebrühe Vitasan
1	Frühlingszwiebel
100 g	frische Ananas
1 TL	Sesamöl
1 TL	frischer Ingwer
1/2 TL	Curry
	etwas Hensel-Apfelessig
1 EL	Sauerrahm

E 9 • F 8 • KH 33
kcal 207 • kJ 828

Mungsprossensalat mit Kresse in Avocado

Bei Appetitlosigkeit.

Zutaten

- 1 Tasse fertige Mungsprossen
- 1/2 Avocado
- 1/2 Tomate
- 1 Handvoll Kresse
- Saft von 1/2 Zitrone
- Meersalz, Pfeffer
- 1 TL Olivenöl
- 1 Schalotte

E 10 • F 10 • KH 36
kcal 270 • kJ 1080

- Mungsprossen im Keimgerät nach Anweisung 12 Stunden einweichen, 3 bis 4 Tage keimen lassen und gut abspülen.

- Marinade aus Zitronensaft – etwas Saft für die Avocado zurückbehalten –, Meersalz, frisch gemahlenem Pfeffer und Olivenöl herstellen.

- Tomate schälen und würfeln, Schalotte fein hacken, Avocadohälfte vom Kern befreien und mit Zitronensaft beträufeln.

- Mungsprossen, Tomatenwürfel, Schalotte und Kresse mit der Marinade mischen und in der Avocado anrichten.

Avocado macht guten Appetit!

Avocado ist eine besonders nährstoffreiche, bekömmliche und sättigende Frucht. Sie pflegt die Schleimhäute und den Magen. Avocados liefern bestes Eiweiß, feinstes Fett und gesündeste Kohlenhydrate – eine richtige »Powerfrucht«.

Kartoffelgerichte

Kartoffeln sind nicht nur Grundnahrungsmittel, sondern ein überaus wertvoller Vitamin- und Mineralstoffträger. Daher sollten sie so schonend wie möglich zubereitet werden. Am besten wäre es, sie nur in der Schale im Dampf oder mit wenig Wasser zu kochen.

Besonders werterhaltend ist auch die Zubereitung in der Alufolie oder auf dem Backblech als »Bircher-Benner«-Kartoffeln, die wegen des zu hohen Energieverbrauchs jedoch kaum noch empfohlen werden können. Servieren Sie gelegentlich Kartoffel-Aufläufe – sie bieten eine gute Abwechslung.

Ofenkartoffel in der Folie

- Kartoffeln sauber bürsten.
- Jede Kartoffel einzeln in Folie wickeln, auf ein Backblech legen und 50–60 Minuten bei 180 Grad im Backofen garen.

Zutaten

1–2 gleich große Kartoffeln, etwa 150 g

E 3 • F 0 • KH 30
kcal 128 • kJ 537

Kartoffelbrei aus Pellkartoffeln

Bei Appetitlosigkeit, Entzündungen in Mund oder Speiseröhre, Kau- und Schluckbeschwerden, empfindlichem Magen und Bauchbeschwerden. Ballaststoffarm.

- Kartoffeln kochen, heiß schälen und sofort durch die Presse drücken.
- Heiße Milch dazugießen und mit dem Schneebesen glatt schlagen. Mit Muskat und Salz würzen.
- Wenn gewünscht, etwas Butter unterrühren.

Zutaten

200 g Kartoffeln
$1/8$ l Vollmilch oder Magermilch
etwas Muskat
etwas Salz
5 g Butter nach Belieben

E 9 • F 3 • KH 48
kcal 243 • kJ 1020

Rezepte

Kartoffelbrei aus Salzkartoffeln

Bei Appetitlosigkeit, Entzündungen in Mund oder Speiseröhre, Kau- und Schluckbeschwerden, empfindlichem Magen, Bauchbeschwerden und Durchfällen. Ballaststoffarm.

Zutaten

200 g Kartoffeln
$1/8$ l Milch
etwas Salz
etwas Muskat
Diätmargarine oder Butter

E 9 • F 3 • KH 48
kcal 243 • kJ 1020

- Kartoffeln schälen, in wenig Wasser 20 Minuten kochen. Wasser abgießen und aufheben.

- Kartoffeln durchpressen, Kartoffelwasser und heiße Milch zugießen, mit dem Schneebesen verrühren und glatt schlagen.

- Mit Salz und Muskat abschmecken. Nach Belieben etwas Margarine oder Butter hinzufügen.

Gut zu wissen
Keine Nährstoffe verlieren
Bei der Zubereitung von Kartoffelbrei aus geschälten Kartoffeln tritt der geringste Verlust ein, wenn das Kartoffelkochwasser den Kartoffeln wieder zugefügt wird. Dieser Kartoffelbrei ist geeignet für empfindlichste Verdauungsorgane, dies gilt auch für den Kartoffelschnee.

Petersilienkartoffeln

Bei empfindlichem Magen und Bauchbeschwerden. Ballaststoffarm.

Zutaten

200 g Kartoffeln
1 TL Öl oder 10 g Butter
frische Petersilie

E 4 • F 5 • KH 38
kcal 217 • kJ 911

- Kleine Kartoffeln 25 Minuten im Dampf kochen.

- Gleich schälen und in Öl und reichlich klein gehackter Petersilie schwenken.

Kartoffelgerichte ▶

Kartoffelschnee

Bei Appetitlosigkeit, Entzündungen in Mund oder Speiseröhre, Kau- und Schluckbeschwerden, empfindlichem Magen, Bauchbeschwerden und Durchfällen. Ballaststoffarm.

- Kartoffeln 25 Minuten im Dampf kochen, schälen und dann gleich durch die Presse auf den Teller drücken.

- Mit Salz bestreuen und ein Margarine- oder Butter-Flöckchen daraufsetzen.

Zutaten

200 g Kartoffeln
       etwas Salz
5 g   Diätmargarine
       oder Butter

E 4 • F 4 • KH 38
kcal 206 • kJ 865

Dillkartoffeln

Bei empfindlichem Magen und Bauchbeschwerden. Ballaststoffarm.

- Kleine Kartoffeln gut gewaschen im Dampf 25 Minuten kochen. Wenn nötig schälen und in geölter Pfanne schwenken.

- Dill abbrausen und fein schneiden – am besten mit der Schere, so bleibt er am schönsten – und über die Kartoffeln streuen.

Zutaten

200 g Kartoffeln
1 TL   Öl
       reichlich Dill

E 4 • F 5 • KH 38
kcal 217 • kJ 911

Rezepte

Kartoffel-Käse-Auflauf

Für Muskelaufbau und Gewichtszunahme. Bei empfindlichem Magen und Bauchbeschwerden. Ballaststoffarm.

Zutaten

- 250 g Kartoffeln
- 2 EL geriebener Käse
- 1 TL Vollmehl
- 1 Ei, getrennt
- etwas Milch
- Muskat
- Salz

E 13 • F 6 • KH 52
kcal 318 • kJ 1335

- Kartoffeln kochen, schälen und durchdrücken, mit Milch und Eigelb vermischen.

- Mehl und Käse hinzufügen und mit Muskat und Salz abschmecken.

- Das Eiweiß steif schlagen und den Eischnee unterziehen. Die Masse in eine gut ausgefettete Auflaufform füllen und im vorgeheizten Backofen bei Mittelhitze 15 Minuten backen.

- Dazu Tomatensoße und Salat reichen.

Backofen-Kartoffeln (Bircher-Kartoffeln)

Zutaten

- 200 g Kartoffeln
- etwas Öl
- Kümmel

E 4 • F 2 • KH 38
kcal 170 • kJ 714

- Die Kartoffeln gut abbürsten, waschen und halbieren. Die Schnittfläche in Kümmel tauchen.

- Kartoffeln mit der Schnittfläche auf ein gefettetes Blech setzen und im Backofen bei mittlerer Hitze 30–40 Minuten backen.

Kartoffel-Sellerie-Nest nach Salvadore Dali

Bei empfindlichem Magen und Bauchbeschwerden. Für Muskelaufbau und Gewichtszunahme. Ballaststoffarm und eiweißreich.

- Kartoffeln waschen. Kartoffeln, Sellerie und Zwiebel schälen und klein schneiden. Mit wenig Wasser in 20 Minuten weich kochen.

- Gemüse mit dem Schneebesen glatt rühren. Mit Muskat und Sahne abschmecken und in eine feuerfeste Schale gießen.

- In die Mitte eine Vertiefung drücken, Ei hineinschlagen, leicht salzen und mit geriebenem Gruyère-Käse bestreuen.

- 10 Minuten im Ofen bei starker Hitze gratinieren, das Ei bleibt so flaumweich.

Zutaten

150 g	Kartoffeln
150 g	Sellerieknolle
1	kleine Zwiebel
	Muskat
1 EL	Sahne
1	Ei
2 EL	Gruyère
	Salz

E 15 • F 11 • KH 34
kcal 304 • kJ 1254

Rezepte

Getreide- und Hirsegerichte

Ohne Vollkornbrot und Gerichte aus Vollgetreide ist die Vitamin-B-Versorgung des Körpers nicht garantiert. Vitamin B reguliert den Kohlenhydratstoffwechsel und beeinflusst den gesamten Stoffwechsel positiv. Ein Mangel führt häufig zu Stoffwechselstörungen und anderen Erkrankungen.

Durch die tägliche Zugabe von Hefepräparaten, Weizenkeimen oder gekeimten Getreiden wird eine ausreichende Versorgung mit B-Vitaminen sowie mit Vitamin E und F garantiert. Außerdem sind Weizenkeime besonders reich an Kalium, Magnesium, Phosphor und anderen Mineralstoffen. Weizenkeime kann man über jedes fertige Gericht streuen.

Hirse liefert unserem Organismus ebenfalls wertvolle Aufbaustoffe. Sie enthält reichlich Kalium, Magnesium, Fluor, Eisen und Kieselsäure. Hirse- und Hirseflockengerichte lassen sich schnell zubereiten, sind genauso leicht bekömmlich wie Dinkel und schmecken delikat. Ein Gericht aus Hirse oder Dinkel sollten Sie mindestens einmal in der Woche in Ihren Speiseplan aufnehmen.

Fit in den Tag

Am besten, Sie beginnen den Tag gleich mit einem leckeren Frühstück aus Getreide. Damit versorgen Sie Ihren Organismus mit vielen wichtigen Vitaminen und Nährstoffen. Wir bieten Ihnen hierfür zahlreiche Vorschläge, wählen Sie aus, was Sie mögen und was Ihnen am besten bekömmlich ist.

Eine delikate Zutat zu Müsli oder sonstigen Gerichten kann auch Buchweizen, ein getreideähnliches Knöterichgewächs, sein. Seine Inhaltsstoffe, besonders Rutin, schützen vor allem die Gefäßzellen und das Bindegewebe. Buchweizen reguliert außerdem den Kreislauf, stoppt Blutungen, auch Zahnfleisch- und Nasenbluten, wirkt stark basisch, stärkt das Immunsystem und schützt vor freien Radikalen.

Getreide- und Hirsegerichte ▶

Haferbrei (Porridge)

Bei Appetitlosigkeit, Entzündungen in Mund oder Speiseröhre, Kau- und Schluckbeschwerden, empfindlichem Magen, Bauchbeschwerden und Durchfällen. Für Muskelaufbau und Gewichtszunahme. Ballaststoffarm und eiweißreich.

- $3/8$ l Wasser zum Kochen bringen. Haferflocken oder den fein geschroteten Sprießkornhafer darin 5 Minuten gar kochen.

- 1 EL Sahne dazugeben und Salz unterrühren.

Zutaten

50 g	feine Haferflocken oder 2 EL Sprießkornhafer
1	Prise Salz
1 EL	Sahne

E 9 • F 5 • KH 43
kcal 274 • kJ 1150

Schrotbrei

Bei Appetitlosigkeit, Entzündungen in Mund oder Speiseröhre, Kau- und Schluckbeschwerden, empfindlichem Magen, Bauchbeschwerden und Durchfällen. Ballaststoffarm.

- Fein geschrotetes Getreide in $1/4$ l Wasser 10 Minuten kochen. Sauerrahm hinzufügen und mit wenig Salz würzen.

- Nach Belieben können Sie auch fein geriebenes Obst oder Saft hineingeben.

- Bei Bedarf mit einem nussgroßen Stückchen Butter anreichern.

Zutaten

2 EL	Weizen oder Dinkel
1 EL	Sauerrahm
1 Prise	Salz

E 6 • F 2 • KH 24
kcal 143 • kJ 600

Gut zu wissen
Heilsam für Mund, Magen und Darm

Sowohl Haferbrei als auch Schrotbrei sind heilsam für Mund, Magen und Darm. Durch das Kochen der Getreide entwickeln sich die heilenden Schleimstoffe. Orientieren Sie sich bei der Auswahl der Rezepte nach Ihrer persönlichen Verträglichkeit.

Rezepte

Weizenkeim-Müsli

Bei Verstopfung. Für Muskelaufbau und Gewichtszunahme. Eiweißreich.

Zutaten

100 g	Bioghurt oder Buttermilch
1 TL	Honig
1 EL	Sanddorn, ungesüßt
1 TL	Frema-Leinsamen Gold
100 g	Apfel oder Obst der Jahreszeit
1 EL	Weizenkeime

E 8 • F 3 • KH 26
kcal 178 • kJ 747

- Bioghurt mit Honig, Sanddorn und Leinsamen gut vermischen.
- Geschälten oder ungeschälten Apfel hineinreiben. Nach Belieben durch anderes Obst ersetzen.
- Zum Schluss die Weizenkeime darüberstreuen.

Haferkleiemüsli

Bei Verstopfung.

Zutaten

100 g	Bioghurt
100 g	Apfel oder Orange
1 TL	Leinsaat Gold
1 TL	Ursüße
1 EL	Sanddorn, ungesüßt
1 TL	Zitronensaft
1 EL	Quickvital-Haferkleie mit Keim

E 7 • F 2 • KH 34
kcal 194 • kJ 814

- Den Apfel in den Bioghurt reiben oder schneiden. Nach Belieben können Sie auch eine Orange hineinschneiden.
- Leinsaat, Ursüße, Sanddorn, und Zitronensaft dazugeben.
- Zum Schluss – nach Verträglichkeit – die Haferkleie unterziehen.

Hirsemüsli

Bei Verstopfung.

- Bioghurt oder Sauermilch in eine Schale geben. Hirseflocken und fein gehackte Mandeln oder Mandelmus untermischen.

- Zum Schluss Erdbeeren oder Himbeeren unterziehen.

- Falls keine frischen Beeren erhältlich sind, können Sie ersatzweise auch tiefgekühlte Früchte nehmen.

Zutaten

100 g	Bioghurt oder
100 g	Sauermilch
1 EL	Hirseflocken
1 TL–1 EL	Mandeln oder Mandelmus
100 g	Erdbeeren oder Himbeeren

E 8 • F 4 • KH 30
kcal 192 • kJ 806

Schrotmüsli mit Quark

Bei Verstopfung. Für Muskelaufbau und Gewichtszunahme. Eiweißreich.

- Den Schrot über Nacht einweichen.

- Bioghurt mit Quark verrühren. Obst schälen, klein schneiden und untermischen.

- Zum Schluss, falls verträglich, den eingeweichten Schrot unterziehen.

- Nach Belieben mit Honig süßen.

Zutaten

100 g	Bioghurt oder Sauermilch
2 EL	Schrot
2 EL	Magerquark
50 g	Kiwi
50 g	Orange
1 TL	Honig

E 12 • F 0 • KH 22
kcal 152 • kJ 638

Rezepte

Weizenflockenmüsli

Bei empfindlichem Magen und Bauchbeschwerden. Ballaststoffarm.

Zutaten

- 100 g Bioghurt oder Milch
- 2 EL Weizenflocken
- 100 g Mango
- 1 TL Honig

E 7 • F 0 • KH 35
kcal 197 • kJ 807

- Mango schälen und in kleine Stücke schneiden.
- Mit Bioghurt oder Milch und den restlichen Zutaten vermischen.

Müsli mit gekeimten Getreiden

Zutaten

- 3 TL Sprießkornweizen
- 100–120 g Obst nach Wahl
- 100 g Bioghurt, Kefir oder warme Milch
- 1 TL Honig
  Zitronensaft
  Nussmus oder Nüsse

E 7 • F 0 • KH 35
kcal 197 • kJ 807

- Das Getreide nach Anleitung 2–3 Tage keimen lassen.
- Die Früchte zerkleinern, mit Bioghurt oder Milch und den weiteren Zutaten locker mischen. Nach Belieben mit Honig süßen.
- Mit etwas Frucht obenauf anrichten.

Tipp: Für Abwechslung sorgen

Nach Ihrem persönlichen Geschmack und Vorlieben können Sie den Sprießkornweizen durch Sprießkornhafer oder -gerste ersetzen. Ebenso können Sie Dinkel oder Buchweizen verwenden. Die gleiche Abwechslungsvielfalt bietet sich beim Obst. Je nachdem, was Sie bevorzugen, nehmen Sie Ananas, Apfel, Erdbeeren, Himbeeren, Heidelbeeren, Kiwi, Johannisbeeren, Grapefruit oder Pfirsich. So schmeckt Ihr Müsli jeden Tag anders.

Getreide- und Hirsegerichte

Vitalmüsli mit Weizen- oder Dinkelkeimlingen

- Das Getreide nach Anleitung 2–3 Tage keimen lassen.

- Die Ananas zerkleinern, mit Bioghurt, Weizen- oder Dinkelkeimlingen und Honig locker mischen.

- Mit etwas Frucht obenauf anrichten.

Zutaten

2 EL	Weizen- oder Dinkel-keimlinge
100 g	Ananas
100 g	Bioghurt oder Sauermilch
1 TL	Honig oder Ahornsirup

E 7 • F 0 • KH 35
kcal 197 • kJ 827

Weizenschrotbrei mit Gemüse

Bei Durchfällen sowie Entzündungen in Mund oder Speiseröhre, Kau- und Schluckbeschwerden.

- Schrot in $^3/_8$ l Wasser über Nacht einweichen.

- Das Gemüse putzen, waschen und fein reiben.

- Schrot mit Wasser zum Kochen bringen. Nach 15 Minuten das Gemüse zugeben und weich dünsten.

- Mit Hefeextrakt und fein gehackter Petersilie abschmecken. Öl und Hefeflocken hinzufügen.

- Sie können Tomatensoße dazu reichen.

Zutaten

3 EL	Schrot, fein
150 g	Gemüse wie Möhren, Sellerie, Petersilien-wurzel
	etwas Hefeextrakt
	frische Petersilie
1 EL	Öl
1 TL	Hefeflocken Vitam

E 7 • F 10 • KH 36
kcal 279 • kJ 1171

Rezepte

Dinkelschrotauflauf mit Gemüse

Für Muskelaufbau und Gewichtszunahme. Eiweißreich.

Zutaten

50 g	Möhren
50 g	Sellerie
3 EL	Dinkelschrot
³/₈ l	Magermilch
1	Ei, getrennt
1 TL	Hefeflocken Vitam
1 EL	Weizenkeime
1 EL	geriebener Käse
	Vitam-Hefeextrakt
	reichlich Petersilie

E 25 • F 10 • KH 48
kcal 408 • kJ 1713

- Gemüse putzen, fein reiben und mit etwas Wasser kurz dünsten. Milch und Dinkelschrot dazugeben, kurz aufkochen und bei kleiner Hitze etwa 15 Minuten quellen lassen.

- Eigelb, Hefeflocken, etwas Hefeextrakt, Weizenkeime und geriebenen Käse verrühren und zum Gemüse geben. Alles gut vermischen. Zuletzt den Eischnee locker unterziehen.

- Masse in eine Auflaufform füllen und bei Mittelhitze im Backofen 20–30 Minuten backen.

- Mit reichlich frischer Petersilie servieren.

Buchweizengrütze mit Tomaten

Für Muskelaufbau und Gewichtszunahme. Eiweißreich.

Zutaten

2 EL	Buchweizengrütze
³/₀ l	Magermilch
200 g	Tomaten
1 TL	Öl
1 EL	Soja, fettarm
	Vitam-Hefeextrakt, körnig
1 EL	Weizenkeime
1	Ei, getrennt
1 EL	geriebener Käse
	frische Kräuter

E 20 • F 15 • KH 33
kcal 392 • kJ 1646

- Buchweizengrütze in Milch kurz aufkochen und 20 Minuten auf kleiner Flamme garen lassen. Tomaten vorbereiten und schälen.

- Öl, Soja, etwas Hefeextrakt, Weizenkeime, Käse und Eigelb unterrühren. Zum Schluss das steif geschlagene Eiweiß locker darunterziehen.

- Schrotmasse und die in Scheiben geschnittenen Tomaten schichtweise in eine Auflaufform geben und 20–30 Minuten im Backofen backen.

- Mit reichlich frischen Kräutern servieren.

Getreide- und Hirsegerichte ▶

Grünkernrisotto mit Cidrekürbis

- Grünkern waschen und über Nacht in Wasser einweichen.

- Zwiebel schälen, fein hacken und in Olivenöl anschwitzen. Grünkerne hinzufügen und mit Wasser bedeckt circa 45 Minuten bei schwacher Hitze ausquellen lassen.

- Kürbis vorbereiten, schälen, Kerne entfernen, in Würfel schneiden.

- Fett im Topf zerlaufen lassen, Kürbisstücke darin andünsten. Mit Cidre oder Apfelmost aufgießen und weitere 10 Minuten garen.

- Gemüse mit naturtrübem Apfelessig, Meersalz und frisch gemahlenem weißem Pfeffer würzen. Mit dem Grünkernrisotto anrichten.

Zutaten

75 g	Grünkern
1	kleine Zwiebel
1 EL	Olivenöl
200 g	Kürbis
10 g	Diätmargarine oder Butter
$1/8$–$1/4$ l	Cidre brut oder Apfelmost
	Hensel-Apfelessig
	Meersalz
	weißer Pfeffer

E 8 • F 12 • KH 46
kcal 240 • kJ 1020

Info Besonders gesunde Form des Weizens

Grünkern ist grüner Dinkel. Die Frucht wird geerntet, wenn sie noch nicht reif, also noch grün ist. Dann wird sie entspelzt und gedörrt. Neben dem hohen Eiweißgehalt ist Grünkern wie Dinkel reich an Vitaminen und Mineralien. Man kann Grünkern als ganzes Korn oder gemahlen genießen. Beliebt ist auch Dinkelbrot.

Rezepte

Hirsebrei

Bei empfindlichem Magen und Bauchbeschwerden. Ballaststoffarm.

Zutaten

$^1/_8$ l	Milch
1 Prise	Salz
2 EL	Hirseflocken

E 8 • F 0 • KH 25
kcal 143 • kJ 600

- Milch mit Salz und Hirseflocken nur kurz aufkochen, damit sie körnig bleiben.

- Ersatzweise können Sie statt der Milch auch Wasser nehmen und mit 2 EL Magermilchpulver mischen.

- Zum Hirsebrei nach Belieben Obstsaft reichen.

Hirserisotto

Für Muskelaufbau und Gewichtszunahme. Eiweißreich.

Zutaten

50 g	Hirse, geschält
1 TL	Öl
1	kleine Zwiebel
	Hefe-Gemüsebrühe
5	frische Salbeiblätter
2 EL	Parmesan oder Hüttenkäse

E 10 • F 15 • KH 38
kcal 345 • kJ 1449

- Die Hirse heiß abwaschen. Zwiebel schälen und fein hacken.

- Öl im Topf zerlaufen lassen, Zwiebeln kurz andünsten, Hirse dazugeben und mit Hefebrühe und 100 ml Wasser aufgießen. 20 Minuten ausquellen lassen.

- Unter das fertige Hirserisotto fein geschnittenen Salbei mischen, ersatzweise 1 Teelöffel getrockneten Salbei.

- Anrichten und fein geriebenen Parmesan oder Hüttenkäse darübergeben.

Getreide- und Hirsegerichte ▶

Hirseflockenauflauf mit Gemüse

Bei empfindlichem Magen und Bauchbeschwerden. Für Muskelaufbau und Gewichtszunahme. Ballaststoffarm und eiweißreich.

- Sellerie, Möhren und Brokkoli waschen, putzen und auf der Bircher-Raffel reiben.

- Gemüse in einen Topf geben, mit ungefähr $3/8$ l Wasser auffüllen und 15 Minuten kochen lassen.

- Hirseflocken dazugeben und kurz aufkochen lassen. Mit Hefeflocken und Hefeextrakt, Käse, Salz und Öl abschmecken. Eigelb verrühren und hinzufügen, zuletzt den Eischnee unterziehen.

- In eine Auflaufform füllen und 25–30 Minuten im Ofen backen. Dazu passt gut Tomatensoße.

Zutaten

3 EL	Hirseflocken (aus dem Reformhaus)
je 50 g	Sellerie, Möhren und Brokkoli
1 TL	Hefeflocken Hefeextrakt, körnig
1 EL	geriebener Käse
1 EL	Rapskernöl
	etwas Salz
1	Ei, getrennt
	reichlich Petersilie

**E 17 • F 9 • KH 35
kcal 299 • kJ 1255**

Hirseklöße

Bei Appetitlosigkeit, empfindlichem Magen und Bauchbeschwerden. Für Muskelaufbau und Gewichtszunahme. Ballaststoffarm und eiweißreich.

- Die Hirseflocken in ¼ Liter kochendes Wasser geben und kurz aufwallen lassen. Mit Hefeflocken, Hefeextrakt, Öl und dem Eigelb vermischen. Zum Schluss den Eischnee locker unterziehen.

- Wasser zum Kochen bringen. Aus der Masse kleine Klöße formen und ins kochende Wasser geben. Bei kleiner Flamme 10 Minuten ziehen lassen.

- Dazu Tomatensoße oder gedünstete Zucchini reichen.

Zutaten

4–5 EL	Hirseflocken
1 TL	Hefeflocken Hefeextrakt, körnig
1 TL	Öl
1	Ei, getrennt
	reichlich Petersilie
	evtl. Salz

**E 13 • F 11 • KH 30
kcal 291 • kJ 1222**

Rezepte

Hirseflockenauflauf mit Äpfeln

Bei Entzündungen in Mund oder Speiseröhre, Kau- und Schluckbeschwerden. Für Muskelaufbau und Gewichtszunahme. Eiweißreich.

Zutaten

- 3 EL Hirseflocken
- ¼ l Voll- oder Magermilch
- 1 Prise Salz
- 100 g mürber Apfel
- 1 Ei, getrennt
- 1 TL Ursüße

E 21 • F 6 • KH 49
kcal 356 • kJ 1495

- Hirseflocken in die kochende Milch schütten und kurz aufkochen, mit einer Prise Salz würzen.

- Apfel schälen, Kerne entfernen und in dünne Scheiben schneiden.

- Eigelb und den locker geschlagenen Eischnee unter den Hirsebrei ziehen.

- Den Hirsebrei mit den Apfelscheiben in eine gefettete Auflaufform schichten, obenauf noch einmal Hirsebrei geben.

- Mit Ursüße überstreuen und bei Mittelhitze 20 Minuten im Ofen backen.

Gut zu wissen
Hirse – gut für das Immunsystem

In der Vollwerternährung wird Hirse als hochwertiges Getreide geschätzt. Sie ist sehr eiweißreich, enthält viele Vitamine und Nährstoffe und zählt daher zu den Getreiden mit dem höchsten ernährungsphysiologischen Wert. Hirsegerichte stärken das Immunsystem und die Schleimhäute. Das Getreide ist überaus vielseitig einsetzbar und leicht verdaulich. Gleiches gilt für Buchweizen. Alle Hirse-Rezepte können mit Buchweizen bereitet werden.

Hirseflocken-Quark-Auflauf mit Kirschen

Für Muskelaufbau und Gewichtszunahme. Eiweißreich.

- Quark mit etwas Wasser glatt rühren. Ein Eigelb und die Hirseflocken unterrühren.

- Die entsteinten Kirschen hinzufügen und das Ganze mit Ursüße abschmecken.

- Eiweiß steif schlagen und Eischnee locker unter die Masse heben.

- Die Masse in eine Auflaufform füllen. Im Ofen 20 Minuten backen.

Zutaten

100 g	Magerquark
2 EL	Hirseflocken
1	Ei, getrennt
100 g	Kirschen
1 TL	Ursüße

E 26 • F 6 • KH 33
kcal 318 • kJ 1335

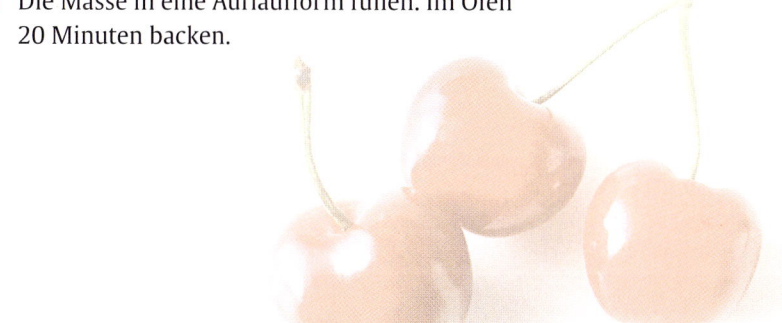

Reisgerichte

Entscheiden Sie sich beim Einkauf möglichst für Naturreis – denn nur dieser enthält die für unseren Körper wertvollen Mineralstoffe und Keime und entwässert durch seine ballaststoffhaltige Schale. Die Auswahl an Reissorten ist vielfältig.

Zudem ist Reis leicht verträglich und sollte daher regelmäßig auf unserem Speiseplan stehen. Egal, ob als Beilage – statt Kartoffeln – oder als eigenständiges Hauptgericht.

Reis lässt sich leicht und schnell zubereiten. Der nachfolgende Tipp mit einem Grundrezept hilft Ihnen dabei und Sie können sicher sein, dass Sie Ihr Reisgericht immer schön locker und körnig auf den Tisch bringen.

»Reiskörner müssen nach dem Kochen wie Perlen auseinanderfallen und leicht sein wie Blütenschnee vom Pflaumenbaum.«

So sagte der chinesische Dichter Tsiu-Lin über die Kunst der Reiszubereitung. Also versuchen Sie's!

Grundrezept – für gutes Gelingen

Diese beiden Rezeptvarianten versprechen eine erfolgreiche Zubereitung Ihres Reisgerichtes:

Naturreis ungewaschen in viel Wasser 22 bis 25 Minuten springend kochen. Auf ein Sieb schütten und mit kaltem Wasser abspülen. 10 Minuten zum Abtropfen stehen lassen. Bei Bedarf anschließend auf ein Mulltuch legen. So ist der Reis trocken und körnig.

So geht's aber auch: Hier nehmen Sie pro 1 Tasse Naturreis immer 2 Tassen Wasser. Naturreis gut waschen. Wasser oder Gemüsebrühe in einem Topf zum Kochen bringen. Den Reis dazugeben und bei kleiner Hitze 30–35 Minuten ausquellen lassen.

Reisgerichte ▶

Curryreis mit Petersilie

- Reis nach Grundrezept kochen.

- Gekochten Reis in eine Grillpfanne geben, Öl. Salz, Curry und Hefeflocken hinzufügen und alles langsam erwärmen.

- Zum Schluss mit reichlich fein gewiegter frischer Petersilie bestreuen.

- Als Beilage für Gemüse und Salate geeignet.

Zutaten

50 g	Naturreis
1 TL	Öl
	etwas Salz und Curry
1 TL	Hefeflocken
	frische Petersilie

E 6 • F 6 • KH 40
kcal 249 • kJ 1045

Tomatenreis

- Reis nach Grundrezept zubereiten.

- Mit Tomatenmark, Würzpaste und Hefeextrakt nach Geschmack vermischen. Öl dazugeben und in einer Pfanne erwärmen.

- Nach Wahl Petersilie oder Basilikum fein hacken und darüber streuen.

Zutaten

50 g	Naturreis
1 TL	Öl
2 EL	Tomatenmark
	Hefeextrakt, körnig
	Vitam-Würzpaste
	Tomate
	frische Petersilie oder Basilikum

E 4 • F 6 • KH 40
kcal 242 • kJ 1016

Rezepte

Käsereisrand

Zutaten

- 50 g Naturreis
- 1 TL Öl
- 1 Eigelb
- 1 EL geriebener Käse
  Hefeextrakt
  etwas Salz

E 10 • F 15 • KH 38
kcal 345 • kJ 1449

▎ Reis nach Grundrezept kochen.

▎ Das Öl in der Grillpfanne erwärmen und den fertigen Reis hineingeben.

▎ Eigelb etwas verrühren, zusammen mit dem geriebenen Käse, Hefeextrakt und Salz unter den Reis mischen und abschmecken. Die Masse in der Grillpfanne erhitzen, aber nicht kochen.

▎ In einen Reisrand füllen und auf eine angewärmte Platte stürzen. Mit Gemüse garnieren.

Gemüsereis

Zutaten

- je 50 g Möhren, Sellerie, feine Erbsen
- 50 g Tomaten
- 3 EL Natur-, Wild- oder roter Camarguereis
- 1 TL Öl
  reichlich Petersilie
  etwas Hefeextrakt
  Salz

E 7 • F 5 • KH 36
kcal 232 • kJ 974

▎ Gemüse putzen, waschen, klein schneiden und in etwas Flüssigkeit in 20–25 Minuten gar dünsten.

▎ Je nach Wahl Natur-, Wild- oder roten Camarguereis nach Grundrezept zubereiten.

▎ Das gegarte Gemüse mit dem Reis vermischen und mit den übrigen Zutaten abschmecken.

▎ Reichlich frisch gehackte Petersilie darüberstreuen.

Reisgerichte ▶

Reis-Paprika-Salat

- Reis nach Grundrezept zubereiten und auskühlen lassen.

- Gewürzgurke würfeln, Apfel und Paprika vorbereiten und klein würfeln. Mit den übrigen Zutaten zu dem Reis geben.

- Mit Öl, Zitronensaft und Paprikapulver nach Geschmack würzen und abschmecken.

- Mit Zitronenmelisse garnieren.

Zutaten

3 EL	Naturreis
50 g	Gewürzgurke
50 g	Apfel
100 g	frische rote, gelbe oder grüne Paprika
1 EL	gehackte Mandeln
1 TL	Sonnenblumenöl
	Zitronensaft
	Paprikapulver
	Zitronenmelisse

**E 5 • F 10 • KH 33
kcal 259 • kJ 1087**

Curryreis mit Mandeln oder Pinienkernen

- Reis nach Grundrezept kochen.

- Mit Öl, Curry, Salz und gehackten Mandeln oder Pinienkernen vermischen.

- Reis in der Grillpfanne kurz erwärmen.

Zutaten

50 g	Naturreis
1 TL	Öl
	Curry nach Geschmack
1 EL	gehackte Mandeln oder Pinienkerne
	etwas Salz

**E 6 • F 11 • KH 40
kcal 297 • kJ 1247**

Rezepte

Obstreis

Zutaten

- 3 EL Naturreis
- 3 EL getrocknete Aprikosen
- 50 g Apfel
- 50 g Orangen oder Früchte der Jahreszeit
- 1 EL Sanddorn (mit Fruchtdicksaft gesüßt)

E 3 • F 0 • KH 47
kcal 224 • kJ 940

- Naturreis nach Grundrezept kochen.
- Aprikosen klein schneiden und in reichlich Flüssigkeit in 10 Minuten weich kochen.
- Das übrige Obst vorbereiten und ebenfalls klein schneiden.
- Obst mit dem garen Reis sowie den gekochten Aprikosen und dem Sanddorn vermischen.

Quark-Obst-Reis

Für Reisfreaks.

Zutaten

- 3 EL Naturreis
- 3 EL getrocknete Aprikosen
- 50 g Magerquark
- 50 ml Milch
- 50 g Orangen
- 1 EL Ahornsirup

E 14 • F 0 • KH 52
kcal 287 • kJ 1205

- Naturreis nach Grundrezept kochen.
- Aprikosen klein schneiden und in etwas Flüssigkeit 10 Minuten dünsten, bis sie weich sind. Unter den fertigen Reis mischen.
- Den Quark mit der Milch glatt rühren, unter die Reismasse ziehen und mit den klein geschnittenen Orangen vermischen.
- Mit Ahornsirup süßen.

Reisauflauf mit Quark

- Eigelb und Ursüße schaumig rühren, Magerquark unterziehen.

- Den Reis in der Milch gemäß Packungsanleitung weich kochen und unter die Ei-Quark-Masse geben. Eine Prise Salz und etwas geriebene Schale einer unbehandelten Zitrone dazugeben. Zum Schluss den Eischnee locker unterheben.

- Das Ganze in die mit Öl gefettete Auflaufform füllen und 30 Minuten im Ofen backen.

- Gekochtes Obst oder Fruchtsaft dazu reichen je nach Verträglichkeit.

Zutaten

35 g	Natur-Milchreis
$1/_8$ l	Milch
1	Ei, getrennt
50 g	Magerquark
1 TL	Ursüße
1 TL	Öl
1 Prise	Salz
	Zitronenschale unbehandelt

E 25 • F 11 • KH 41
kcal 395 • kJ 1659

Teigwaren

Verwenden Sie am besten nur Teigwaren, die aus Vollkorn, Sechskorn, eventuell auch mit Sojamehl oder Hartweizen, Dinkel oder Haferkleie – ohne Ei und Milch – hergestellt sind. Auch glutenfreie Teigwaren aus Mais und Buchweizen sind erhältlich.

Vollkorn-Teigwaren enthalten Vitamine und Mineralstoffe, vor allem aber die für den Körper wichtigen Ballaststoffe. Sie bekommen diese Produkte, zum Beispiel von Hensel, im Reformhaus oder auch im Bioladen. Vollkorn-Teigwaren sind immer geeignet für die leichte, schnelle Küche.

Auf Teigwaren, die nur aus weißem Mehl hergestellt sind, sollten Sie verzichten, weil Vital- und Ballaststoffe darin nicht mehr enthalten sind, sondern nur noch Stärke.

Fertigsoßen

Sie müssen Soßen nicht immer selbst herstellen. Gerade wenn es mal schnell gehen soll, können Sie auch gerne auf eine Fertigsoße zurückgreifen. Wählen Sie aber gut aus und achten Sie darauf, Fertigsoßen ohne Geschmacksverstärker und synthetische Haltbarmacher, sprich Konservierungsstoffe, zu verwenden. Es gibt sie im Reformhaus, beispielsweise von Vitam.

Teigwaren ▶

Nudelauflauf mit Tomaten

- Spätzle gemäß Packungsanleitung kochen und kalt abspülen.

- Tomaten heiß überbrühen, häuten und würfeln. Spätzle und Tomatenwürfel schichtweise in eine Auflaufform geben.

- Eigelb mit Bioghurt und fein geriebenem Käse verquirlen. Eischnee unterziehen und Ei-Quark-Masse über dem Auflauf verteilen.

- Zum Schluss die Hefeflocken darüberstreuen. 25–30 Minuten im Backofen backen.

Zutaten

60 g	Biosoja- oder Dinkelspätzle (Hensel)
100 g	Tomaten
1	Ei, getrennt
50 g	Bioghurt
1 EL	geriebener Käse
1 EL	Hefeflocken
	Salz

E 26 • F 12 • KH 49
kcal 312 • kJ 1310

Vollkorn-Spaghetti mit Basilikum

Bei empfindlichem Magen und Bauchbeschwerden. Ballaststoffarm.

- Die Vollkorn-Spaghetti aus Hartweizengrieß nicht brechen. Vorsichtig in reichlich kochendes Salzwasser geben und in 12–15 Minuten bissfest garen. Nach dem Kochen in ein Sieb schütten und kalt abspülen.

- Die gekochten Nudeln in eine Pfanne geben, anwärmen, Öl dazugeben und gehacktes Basilikum untermischen. Mit Parmesan überstreuen.

- Mit Tomatensoße und Salat servieren.

Zutaten

60 g	Vollkorn-Spaghetti
1 TL	Öl
1 EL	geriebener Parmesan
	frisches Basilikum

E 12 • F 11 • KH 40
kcal 201 • kJ 844

Rezepte

Tomaten-Tortellini

Zutaten

- 60 g Tortellini
- 100 g Tomaten
- 1 EL Tomatenmark
- 1 TL Öl
- Salz
- 1 TL Hefeflocken Vitam
- 1 EL geriebener Käse

E 15 • F 11 • KH 42
kcal 242 • kJ 1016

- Tortellini nach Packungsanleitung kochen. Anschließend kalt abspülen.

- Inzwischen die Tomaten heiß überbrühen, abziehen und in Stücke schneiden.

- Tomaten in einer Pfanne 5 Minuten dünsten, Tomatenmark und gekochte Tortellini dazugeben, ebenso das Öl. Mit wenig Salz würzen.

- Mit Hefeflocken und geriebenem Käse bestreuen.

Makkaronisalat

Zutaten

- 50 g Makkaroni
- 50 g Zucchini
- je 50 g Apfel und Banane
- 1 kleine Gewürzgurke
- Zitrone
- 1 TL Öl
- Gewürze und Kräuter nach Wahl

E 7 • F 7 • KH 56
kcal 330 • kJ 1386

- Makkaroni brechen, in kochendem Salzwasser ungefähr 15 Minuten kochen, bis sie bissfest sind. Danach kalt abspülen.

- Obst und Gemüse in feine Würfel schneiden und unter die Makkaroni mischen.

- Öl hinzufügen und mit Gewürzen und Kräutern nach Ihrer Wahl abschmecken.

Fleischgerichte

Grundsätzlich steht heute die lakto-vegetabile Ernährung im Vordergrund. Diese weist auch nach Prof. Leitzmann eine höhere Sozial- und Umweltverträglichkeit auf. Zudem hat sich gezeigt, dass den meisten eine Ernährung ohne Fleisch mit geringerem Fett- und höherem Ballaststoffgehalt auch besser bekommt.

Jedoch ist Fleisch in kleinen Mengen – ein- bis dreimal in der Woche – bei persönlicher Verträglichkeit natürlich erlaubt.

Wichtig ist allerdings, das Fleisch sorgfältig auszuwählen. Es sollte weißes Fleisch und fettarm sein und aus artgerechter, natürlicher Tierhaltung stammen. Fleisch von jungen Tieren ist wegen der geringeren Schadstoffbelastung zu bevorzugen.

Wählen Sie zwischen Hähnchen, Pute, Kalb, Lamm, Taube oder auch Wild.

Die Zubereitung sollte so fettarm wie möglich erfolgen. Sie können das Fleisch kochen, grillen oder in Folie zubereiten. Als Brotauflage ist ab und zu eine Scheibe Roastbeef, kalter Braten, Lachsschinken oder auch roher Schinken (ohne Fettrand) möglich.

Bunter Gemüseeintopf mit Fleisch

Für Muskelaufbau und Gewichtszunahme. Eiweißreich.

- Fleisch in Würfel schneiden und in ½ l Wasser mit etwas Bohnenkraut halb weich kochen.

- Nach circa 15 Minuten das geputzte und geschnittene Gemüse dazugeben und mit dem Fleisch weich dünsten.

- Zum Schluss mit Hefepaste abschmecken und das Öl zugeben. Vor dem Anrichten die gehackte Petersilie darüberstreuen.

Zutaten

100 g	zartes, mageres Rindfleisch
je 50 g	Möhren, Bohnen, Kohlrabi, Blumenkohl
	etwas Hefepaste
	etwas Bohnenkraut
1 TL	Öl
	frische Petersilie

E 25 • F 6 • KH 11
kcal 195 • kJ 819

Rezepte

Kalbsteak mit Ananas

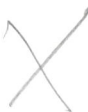

Bei empfindlichem Magen und Bauchbeschwerden. Für Muskelaufbau und Gewichtszunahme. Ballaststoffarm und eiweißreich.

Zutaten

- 150 g Kalbsteak
- etwas Mehl
- 1 TL Olivenöl
- 50 g frische Ananas

E 31 • F 12 • KH 6
kcal 288 • kJ 1209

- Kalbsteak in Mehl wenden. Grillpfanne mit Öl bestreichen, anwärmen und das Kalbsteak auf beiden Seiten grillen.

- Die vorbereitete Ananasscheibe auf beiden Seiten in der Grillpfanne kurz erwärmen und mit dem fertig gegrillten Steak anrichten.

Tipp
Enzyme fördern die Verdauung

Ananas sind nicht nur eine erfrischende Köstlichkeit, sondern noch dazu sehr gesund. Sie enthalten als einzige Frucht das Enzym Bromelain, das im Magen eiweißspaltend wirkt und somit die Verdauungsleistung des menschlichen Körpers unterstützt. Fleisch wird somit leichter bekömmlich. Außerdem sind Ananas sehr kalorienarm und haben viele Vitamine.

Schnitzel – in der Folie gegart

Bei empfindlichem Magen und Bauchbeschwerden. Für Muskelaufbau und Gewichtszunahme. Ballaststoffarm und eiweißreich.

Zutaten

- 100 g Kalb- oder Putenschnitzel
- 1 Prise Salz
- gehackte Kräuter wie Estragon, Salbei

E 21 • F 5 • KH 0
kcal 142 • kJ 596

- Das Fleisch leicht salzen, auf die Alufolie geben und die Enden der Folie nach oben einschlagen. Auf dem Rost im Backofen 10–15 Minuten garen.

- Nach Ende der Garzeit die Alufolie vorsichtig lösen, damit der Fleischsaft nicht verloren geht. Mit frisch gehackten Kräutern nach Belieben bestreuen.

Fleischgerichte

Fleischklößchen

Bei Appetitlosigkeit, Entzündungen in Mund oder Speiseröhre, Kau- und Schluckbeschwerden, empfindlichem Magen und Bauchbeschwerden. Für Muskelaufbau und Gewichtszunahme. Ballaststoffarm und eiweißreich.

- Das durchgedrehte Kalbfleisch mit den Haferflocken, ½ Eigelb, Zwiebelpulver, Hefeextrakt und etwas Schale einer unbehandelten Zitrone vermischen.

- Aus der Masse kleine Klößchen formen.

- 150 ml Wasser zum Kochen bringen und Klößchen 10 Minuten darin ziehen lassen, dann herausnehmen.

- Mehl in etwas Wasser anrühren, in das Kochwasser einlaufen lassen und kurz durchkochen. Restliches Eigelb mit Öl und Bioghurt anrühren und ebenfalls hinzufügen.

- Die Soße mit Wein, Zitronensaft, Kapern und Hefeextrakt abschmecken. Die Klößchen hineinlegen und kurz erwärmen. Nicht mehr kochen!

Zutaten

100 g	ganz mageres Kalbshack
3 TL	feine Haferflocken
1	Eigelb
	Zwiebelpulver
	Hefeextrakt
	Zitronenschale
10 g	Vollmehl
2 EL	Bioghurt
1 TL	Öl
	Zitronensaft
1 TL	Wein
	Kapern

E 29 • F 16 • KH 27
kcal 433 • kJ 1818

Rezepte

Hühnerfrikassee

Bei Appetitlosigkeit, empfindlichem Magen und Bauchbeschwerden.
Für Muskelaufbau und Gewichtszunahme. Ballaststoffarm und eiweißreich.

Zutaten

- 150 g Hühnerbrust
- ½ Bund Wurzelgemüse
- 1 EL Mehl
- 1 TL Öl oder Butter
- 2 EL Bioghurt oder Sauerrahm
- 1 Eigelb
-   Zitronensaft
-   Weißwein
-   etwas Hefeextrakt
- 1 TL Kapern

E 37 • F 11 • KH 12
kcal 359 • kJ 1507

- Hühnerbrust mit etwas Wurzelgemüse in $1/8$ l Wasser circa 10 Minuten gar kochen.

- Brühe abgießen. Das Mehl darin auflösen und aufkochen.

- Öl, Bioghurt und Eigelb verrühren und dazugeben, die Soße damit legieren. Mit Zitronensaft, Wein, Hefeextrakt und Kapern abschmecken.

- Die in Würfel geschnittene Brust dazugeben und servieren.

Rehsteak

Für Muskelaufbau und Gewichtszunahme. Eiweißreich.

Zutaten

- 150 g Rehsteak
-   etwas Öl
-   etwas Salz
- 50 g Banane
-   etwas Mehl
- 1 EL Preiselbeeren, ungesüßt

E 41 • F 2 • KH 10
kcal 204 • kJ 856

- Rehsteak in wenig Mehl wenden.

- Grillpfanne leicht einfetten, das Fleisch auf beiden Seiten grillen. Herausnehmen und salzen.

- Danach die geschälte Banane in der Pfanne grillen, dabei einmal wenden. Auf das fertige Steak legen. Nach Bedarf 1 Scheibchen Butter obenauf.

- Preiselbeeren dazu reichen.

Tomaten mit Fleischfüllung

Bei Appetitlosigkeit, Entzündungen in Mund oder Speiseröhre, Kau- und Schluckbeschwerden, empfindlichem Magen und Bauchbeschwerden. Für Muskelaufbau und Gewichtszunahme. Ballaststoffarm und eiweißreich.

▎ Kalb-Hackfleisch mit den Haferflocken, Eigelb, Hefeextrakt, Salz und einem EL fein gehackter Zwiebel gut vermischen. Ersatzweise können Sie auch Zwiebelpulver nehmen.

▎ Tomaten waschen, Deckel abschneiden und aushöhlen. Mit der Fleischmasse füllen und die Tomatendeckel daraufsetzen.

▎ Die gefüllten Tomaten in die geölte Grillpfanne setzen, etwas Wasser dazugießen und das ausgehöhlte Tomatenfruchtfleisch hinzufügen. Das Ganze bei geschlossenem Deckel 20 Minuten dünsten.

▎ Den Gemüsefond mit Kräutern nach Wahl und Hefewürze abschmecken.

Zutaten

75 g	Kalb-Hackfleisch
10 g	feine Haferflocken
1	Eigelb
	etwas Hefeextrakt
	etwas Salz
	Zwiebel
300 g	Tomaten
1 TL	Öl
	Dill oder Basilikum
	etwas Hefewürze

E 20 • F 14 • KH 17
kcal 325 • kJ 1365

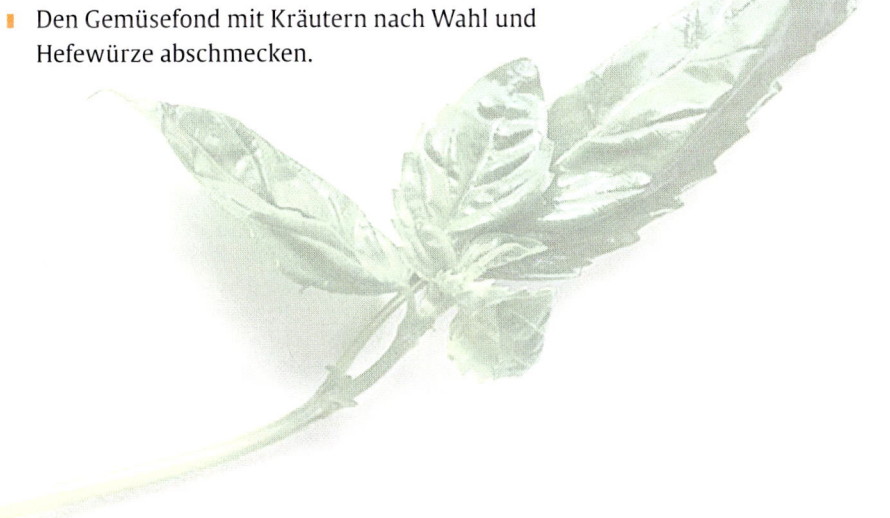

Rezepte

Gegrillte Kalbsleber mit Apfel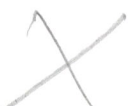

Für Muskelaufbau und Gewichtszunahme. Eiweißreich.

Zutaten

150 g	Kalbsleber (vom Milchkalb)
	etwas Mehl
1 Prise	Salz
100 g	Apfel
	etwas Butter

E 29 • F 6 • KH 18
kcal 267 • kJ 1121

▎ Die Grillpfanne mit Öl bestreichen.

▎ Die in Mehl gehüllte Leber hineinlegen und 2–3 Minuten auf jeder Seite grillen. Dabei eventuell ein paar Tropfen Wasser hinzugeben. Herausnehmen und mit einer Prise Salz bestreuen.

▎ Den geschälten und in Scheiben geschnittenen Apfel kurz auf beiden Seiten in der Grillpfanne dünsten und auf die fertige Leber schichten.

▎ Bei Wunsch etwas Butter darübergeben.

Geflügelreis

Bei Appetitlosigkeit, Entzündungen in Mund oder Speiseröhre, Kau- und Schluckbeschwerden, empfindlichem Magen und Bauchbeschwerden. Für Muskelaufbau und Gewichtszunahme. Ballaststoffarm und eiweißreich.

Zutaten

100 g	Hühnerbrust
je 50 g	Möhren und Sellerie
40 g	Naturreis
50 g	Spargel, frisch oder aus der Dose
	Hefeextrakt
	frische Petersilie
	Vitam-Würzpaste
	Koriander
1 TL	Öl

E 28 • F 5 • KH 40
kcal 350 • kJ 1470

▎ Gemüse putzen und klein schneiden. Mit dem Hühnerfleisch in 200 ml Flüssigkeit circa 15 Minuten kochen.

▎ Den Reis in der selbst hergestellten Hühnerbrühe 25 Minuten gar dünsten.

▎ Das Hühnerfleisch klein schneiden und mit dem Gemüse zum Reis dazugeben. Mit Hefeextrakt und gehackter Petersilie abschmecken.

▎ Nach Belieben Würzpaste verwenden. Zum Schluss Öl dazugeben.

Fleischgerichte

Lammfleisch, gedünstet

Bei empfindlichem Magen und Bauchbeschwerden. Für Muskelaufbau und Gewichtszunahme. Ballaststoffarm und eiweißreich.

- Lammfleisch in Würfel schneiden. Möhren putzen, fein reiben, Champignons in Scheiben schneiden, Zwiebel klein hacken.

- Das geputzte Gemüse in Öl andünsten, das Fleisch dazugeben und mit etwas Wasser 20 Minuten garen.

- Die Gewürze hinzufügen. Zum Schluss das in Bioghurt angerührte Mehl darunterziehen und kurz aufkochen lassen. Mit Zitronensaft abschmecken.

Zutaten

150 g	ganz mageres Lammfleisch
50 g	Möhren
100 g	Champignons
	Zwiebelpulver oder Zwiebel
	Thymian
	Hefeextrakt
3 EL	Bioghurt oder Kefir
1 EL	Vollmehl
1 EL	Öl
	etwas Zitronensaft

E 33 • F 12 • KH 16
kcal 342 • kJ 1436

Rezepte

Fischgerichte

Fisch ist leicht verdaulich und auch das Angebot an magerem Fisch ist vielfältig. Sie können wählen zwischen Kabeljau, Goldbarsch, Schellfisch, Scholle, Lachs, Forelle, Renke, Waller und Zander. Alle Fischarten liefern dem Körper eine Vielzahl von Mineralstoffen und Spurenelementen. Meeresfisch schätzen wir vor allem wegen seines Jodgehaltes.

Zudem enthalten alle Fischgerichte leicht verdauliches Eiweiß, liefern uns Energie und verbessern rasch den Eiweißstatus in allen Körperzellen.

Sie finden in diesem Rezeptteil Anregungen, wie man Fisch mit wenig oder ohne Fett zubereiten kann. Um nach einer Operation oder Therapie allerdings wieder zu Kräften zu kommen, gehen Sie üppiger mit Butter oder Sahne um.

Sollten Sie Tiefkühlfisch verwenden, diesen immer nur unaufgetaut erhitzen.

Fisch, in Wein gedünstet

Bei Appetitlosigkeit, empfindlichem Magen und Bauchbeschwerden.
Für Muskelaufbau und Gewichtszunahme. Ballaststoffarm und eiweißreich.

Zutaten

200 g	Fischfilet
½ Tasse	Wein
	etwas Salz
	Tomatenmark
	grüne Kräuter
5 g	Diätmargarine oder Butter

E 34 • F 4 • KH 0
kcal 190 • kJ 798

- Fischfilet in eine Jena-Glasform legen, mit Wein begießen und in 10 Minuten gar dünsten.

- Zum Schluss salzen, etwas Tomatenmark zugeben und mit reichlich frischen gehackten Kräutern nach Wahl bestreuen.

- Margarine oder Butter darübergeben und servieren.

Fischgerichte ▶

Fischfilet mit Gemüse

Bei Appetitlosigkeit, empfindlichem Magen und Bauchbeschwerden.
Für Muskelaufbau und Gewichtszunahme. Ballaststoffarm und eiweißreich.

- Möhren und Sellerie waschen, putzen und fein raffeln. Gemüse in einer feuerfesten Form mit etwas Wasser andünsten.

- Fischfilet mit Zitronensaft beträufeln und mit Senf bestreichen. Auf das gedünstete Gemüse legen und 10 Minuten im Backofen garen.

- Zum Schluss Öl darüber träufeln und mit Hefeextrakt abschmecken.

Zutaten

200 g	Fischfilet
50 g	Möhren
50 g	Sellerie
	Zitronensaft
	Leinölsenf
1 TL	Öl
1 TL	Hefeextrakt

E 35 • F 5 • KH 8
kcal 239 • kJ 1003

Forelle blau

Bei Appetitlosigkeit, Entzündungen in Mund oder Speiseröhre, Kau- und Schluckbeschwerden, empfindlichem Magen und Bauchbeschwerden.
Für Muskelaufbau und Gewichtszunahme. Ballaststoffarm und eiweißreich.

- Bachforelle ausnehmen, waschen, innen etwas salzen und von außen mit heißem Apfelessig übergießen.

- ³/₄ l Wasser mit Gewürzen, Zwiebel oder Schalotte und Essig kurz aufkochen. Die Forelle einlegen und 10–12 Minuten ziehen lassen. Nicht kochen!

- Die Petersilie fein hacken, mit der Margarine oder Butter vermischen und über die Forelle geben.

Zutaten

200 g	Bachforelle
50 ml	Hensel-Apfelessig
	Pfefferkörner
	Nelken
1	Zwiebel oder Schalotte
	Salz
	frische Petersilie
10 g	Diätmargarine oder Butter

E 38 • F 12 • KH 0
kcal 281 • kJ 1180

Rezepte

Fisch mit Tomaten

Bei Appetitlosigkeit, empfindlichem Magen und Bauchbeschwerden.
Für Muskelaufbau und Gewichtszunahme. Ballaststoffarm und eiweißreich.

Zutaten

200 g	Fischfilet
	Zitronensaft
	Hefeextrakt, körnig
1	kleine Schalotte
2 EL	Wein
100 g	Tomaten
1 TL	Öl

E 34 • F 5 • KH 3
kcal 222 • kJ 932

▍ Fischfilet mit Zitronensaft und Hefeextrakt bestreuen und in eine feuerfeste Glasform geben.

▍ Die Schalotte fein hacken und zum Fisch geben. Mit Wein übergießen.

▍ Tomaten überbrühen, häuten und in Scheiben schneiden. Tomatenscheiben auf dem Fisch verteilen. Im Backofen 10 Minuten garen.

▍ Zum Schluss mit Öl abschmecken.

Fischfrikassee

Bei empfindlichem Magen und Bauchbeschwerden. Für Muskelaufbau und Gewichtszunahme. Ballaststoffarm und eiweißreich.

Zutaten

150 g	Fischfilet
	Zitronensaft
1 EL	Vollmehl
1	Eigelb
1 EL	Sauerrahm
1 TL	Öl
1 EL	Wein
	etwas Salz
	etwas Schnittlauch
1 EL	Kapern

E 29 • F 11 • KH 10
kcal 313 • kJ 1314

▍ Fischfilet in Würfel schneiden und mit Zitronensaft beträufeln.

▍ $1/8$ l Wasser zum Kochen bringen, das in Wasser angerührte Mehl einlaufen lassen und kurz auf kochen. Fischstücke einlegen und 10 Minuten ziehen lassen.

▍ Eigelb mit Sauerrahm, Öl und Wein gut verrühren und die Soße damit legieren.

▍ Zum Schluss mit Salz abschmecken, fein gehackten Schnittlauch und Kapern darüberstreuen.

Fischgerichte ◀

Gedünstetes Schollenfilet

Bei empfindlichem Magen und Bauchbeschwerden. Für Muskelaufbau und Gewichtszunahme. Ballaststoffarm und eiweißreich.

- ½ Tasse Wasser mit Apfelessig in der Grillpfanne zum Kochen bringen.

- Schollenfilet mit etwas Zitronensaft beträufeln, unbehandelte Zitronenscheibe darauflegen und 10 Minuten in der Flüssigkeit garen lassen.

- Kräuter nach Wahl wie Estragon oder Petersilie fein hacken und über das fertige Schollenfilet streuen.

- Mit Salz und Pfeffer würzen. Zuletzt Öl darübergeben.

Zutaten

200 g	Schollenfilet
1 TL	Apfelessig
	Zitronensaft
1	Scheibe Zitrone
	frische grüne Kräuter
	etwas Salz
	Pfeffer
1 TL	Öl

E 34 • F 5 • KH 0
kcal 203 • kJ 852

Tipp: Soßen verfeinern

Je nach Belieben und Geschmack lassen sich Soßen leicht verfeinern und variieren. Durch die Zugabe von Kapern, Schalotten und frischen Kräutern wie Petersilie, Dill, Basilikum, Schnittlauch oder Estragon. Und wenn Sie die Soße gerne etwas reichhaltiger und kalorienreicher möchten, fügen Sie Milch, Sahne, Weißwein, Butter oder Vollöl-Margarine hinzu.

Vegetarische Speisen

Gerichte ohne Fleisch können immer eine vollwertige Mahlzeit ergeben, bringen viel Abwechslung in unseren Speiseplan und sollten bei der Zubereitung unsere Fantasie beflügeln. Die Möglichkeiten zum Kombinieren sind unbegrenzt. Wichtig ist nur, dass Sie auf eine ausgewogene Zusammenstellung der Zutaten achten, damit Ihr Körper auch alle wichtigen Nährstoffe erhält.

Eine Reihe von vollwertigen Mahlzeiten finden Sie ebenfalls bei den Gemüse-, Kartoffel-, Getreide- sowie Hirse-, Reis- und Nudelgerichten, wie beispielsweise Zucchini in geröstetem Dinkel, Kartoffel-Sellerie-Nest oder Grünkernrisotto mit Cidre-Kürbis.

Und mit Soßen lassen sich viele Gerichte immer wieder variieren oder verfeinern. Sie finden hier ein Grundrezept, das kalorienarm und schonend zubereitet ist, aber dennoch delikat schmeckt. Bei Bedarf lässt es sich mit Sahne oder Butter zusätzlich nahrhafter gestalten und vielfältig variieren. Soßen passen natürlich nicht nur zu vegetarischen Gerichten, sondern sind auch eine ideale Ergänzung zu einer Vielzahl von Fisch-, Fleisch- oder Gemüsegerichten.

Vegetarische Speisen ▶

Grundrezept für Soßen

Für Muskelaufbau und Gewichtszunahme. Eiweißreich.

- Gemüsebrühe oder Milch zum Kochen bringen.

- Das in etwas Wasser angerührte Mehl hinzufügen und aufkochen lassen.

- Mit Hefeextrakt, Zitronensaft nach Geschmack und etwas Muskatnuss abschmecken.

- Öl und Eigelb verrühren und die Soße legieren.

Zutaten

1/8 l	Gemüsebrühe oder Milch
2 EL	Vollmehl
1	Eigelb
1 TL	Öl
	etwas Hefeextrakt
	Zitronensaft
	Muskatnuss

E 8 • F 11 • KH 25
kcal 269 • kJ 1129

Tipp
Soße – passt zu vielem
Diese Soße schmeckt sehr gut zu Gemüse wie Brokkoli, Spargel oder Schwarzwurzel. Außerdem dient sie als Basis für Tomaten-, Kräuter- oder Meerrettichsoße. Natürlich können Sie die Soße auch als Grundsoße für Fisch- und Fleischgerichte, Hühnerfrikassee oder zu mageren Kalbfleischklößchen verwenden und nach Belieben etwas verfeinern und anreichern.

Rohe Tomatensoße

- Die pürierten Tomaten oder den Tomatensaft im Wasserbad erwärmen.

- Mit Hefeextrakt und Balsamessig oder Zitronensaft abschmecken. Die fein gehackte Petersilie und das Öl dazugeben.

Zutaten

250 g	Tomaten oder 1 Tasse Tomatensaft
	etwas Hefeextrakt
1	Spritzer Balsamico oder Zitronensaft
	frische Petersilie
1 EL	Öl

E 0 • F 5 • KH 13
kcal 131 • kJ 550

Rezepte

Vegetarisches Frikassee

Bei Appetitlosigkeit, empfindlichem Magen und Bauchbeschwerden.
Für Muskelaufbau und Gewichtszunahme. Ballaststoffarm und eiweißreich.

Zutaten

100 ml	Tofu-Gemüsebrühe
1 EL	Vollmehl
100 g	Tofu
	Zitronensaft
	etwas Wein
	Hefeextrakt
1 TL	Kapern
1 TL	Öl
1	Eigelb
2 EL	Bioghurt
	frische Kräuter wie Dill, Salbei oder Kerbel

E 19 • F 25 • KH 32
kcal 392 • kJ 1646

- Tofu-Gemüsebrühe zum Kochen bringen. Mehl mit wenig Wasser anrühren, in die Gemüsebrühe geben und kurz aufkochen lassen.

- Tofu in Würfel schneiden, in der Soße erwärmen. Mit Zitronensaft, Wein, Hefeextrakt und Kapern abschmecken.

- Öl, Eigelb und Bioghurt anrühren und die Soße damit legieren.

- Zum Schluss die frischen Kräuter klein hacken und darüberstreuen.

Buchweizengnocchi

Zutaten

30 g	Buchweizengrütze
1	Eigelb
	Hefestreuwürze

E 7 • F 5 • KH 23
kcal 165 • kJ 685

- 1 Tasse Wasser zum Kochen bringen, Buchweizen hineinrieseln lassen und zu dickem Brei kochen. Das Eigelb darunterrühren, würzen.

- Aus der Masse mit nassem Löffel kleine Gnocchi abstechen und diese in leicht kochendem Salzwasser 10 Minuten gar ziehen lassen.

- Dazu passt sehr gut Radicchio in Gorgonzolasoße, siehe nachfolgendes Rezept.

Vegetarische Speisen ▶

Radicchio in Gorgonzolasoße

- Radicchio halbieren und die Hälften in wenig kochendem Salzwasser 5 Minuten blanchieren. Herausnehmen und warm stellen.

- Bioghurt erwärmen, den Gorgonzola in kleinen Stücken dazugeben und alles sämig verrühren. Mit Muskat, Meersalz und etwas weißem Pfeffer abschmecken.

- Pinienkerne in der Pfanne leicht anrösten. Die fertige Soße über den Radicchio gießen. Mit den gerösteten Pinienkernen bestreuen.

Zutaten

1	Radicchio
125 g	Bioghurt
50 g	Gorgonzola
	Meersalz
	Muskat
	weißer Pfeffer
1 EL	Pinienkerne

E 17 • F 22 • KH 11
kcal 297 • kJ 1307

Pizza mit Tomaten

- Den Blätterteig auf dem Backpapier ausrollen und in kleine Mürbeteigförmchen legen.

- Tomaten heiß überbrühen, häuten, in Scheiben schneiden und auf dem Blätterteig gleichmäßig verteilen.

- Kapern und Gewürze darüberstreuen, zum Schluss den geriebenen Käse.

- Im Ofen 15–20 Minuten backen.

Zutaten

50 g	Blätterteig
100 g	Tomaten
1 EL	Kapern
	Oregano, Rosmarin, Thymian
2 EL	geriebener Käse

E 7 • F 20 • KH 20
kcal 292 • kJ 1226

Rezepte

Gebackener Käsetoast mit Tomaten

Zutaten

1	Scheibe Vollkorntoast
1 EL	geriebener Käse
1	Ei
1 TL	Vollmehl
	etwas Milch
100 g	Tomaten

- Geriebenen Käse, Ei, Mehl und etwas Milch gut verrühren und die Masse auf das Vollkorntoastbrot streichen.

- Mit Tomatenscheiben belegen und im Ofen bei Mittelhitze 8–10 Minuten überbacken.

E 13 • F 10 • KH 17
kcal 224 • kJ 940

Überbackener Käsetoast mit Ananas

Zutaten

1	Scheibe Vollkorntoast (30 g)
5 g	Margarine oder Butter
1	Scheibe frische Ananas
30 g	Emmentaler Käse

- Toastbrot mit Margarine oder Butter bestreichen. Mit der Ananas und einer Scheibe Käse belegen.

- Im vorgeheizten Ofen in Mittelhitze 8–10 Minuten überbacken.

E 12 • F 14 • KH 17
kcal 232 • kJ 974

Vegetarische Speisen

Sojawürstchen in Blätterteig

- Sojawürstchen in den aufgetauten und ausgerollten Blätterteig einhüllen.

- Im Backofen 10–15 Minuten backen.

Zutaten

1	Sojawürstchen
50 g	Tiefkühl-Blätterteig

E 7 • F 23 • KH 20
kcal 298 • kJ 1251

Tipp
Schmackhaftes Sojawürstchen
Sojawürstchen schmecken auch als Beilage zu Kartoffelsuppe oder Spinat. Würstchen einfach in heißes Wasser legen und kurz erwärmen – sie sind eine sehr angenehme Abwechslung. Sojawürstchen sind im Reformhaus erhältlich, Sie können die Würstchen auf Vorrat einkaufen, denn sie lassen sich gut einfrieren.

Ei im Förmchen

Bei Appetitlosigkeit, empfindlichem Magen und Bauchbeschwerden.
Für Muskelaufbau und Gewichtszunahme. Ballaststoffarm und eiweißreich.

- Ein nicht zu kleines Auflaufförmchen ausfetten und mit etwas geriebenem Käse ausstreuen.

- Das Ei hineinschlagen und darüber den restlichen Käse geben. Die Milch darübergießen.

- Im Backofen 8 Minuten überbacken.

Zutaten

1	Ei
	etwas Öl
3 EL	geriebener Käse
1 EL	Milch

E 16 • F 15 • KH 0
kcal 201 • kJ 884

Rezepte

Ei in Tomate

Zutaten

1	große Fleischtomate (150 g)
1 Prise	Salz
1	Ei
1 EL	geriebener Käse

E 9 • F 8 • KH 5
kcal 135 • kJ 567

▍ Tomate waschen, Deckel abschneiden und aushöhlen. Wenig salzen und etwas von dem geriebenen Käse einstreuen.

▍ Das rohe Ei und das Tomatenfruchtfleisch einfüllen, den restlichen Käse obenauf streuen.

▍ Tomate in den vorgeheizten Backofen setzen, bis das Ei stockt.

Rührei mit Tomaten

Bei Appetitlosigkeit, empfindlichem Magen und Bauchbeschwerden.
Für Muskelaufbau und Gewichtszunahme. Ballaststoffarm und eiweißreich.

Zutaten

100 g	Tomaten
2	Eier
	etwas Salz
	frische Petersilie

E 14 • F 12 • KH 3
kcal 193 • kJ 810

▍ Tomaten in heißem Wasser kurz brühen. Die Schale abziehen und in Würfel schneiden. In der Grillpfanne kurz dünsten.

▍ Die Eier verschlagen und unter die Tomaten geben, stocken lassen. Mit frisch gehackter Petersilie anrichten.

Vegetarische Speisen

Käseomelett

Bei empfindlichem Magen und Bauchbeschwerden. Ballaststoffarm.

- Eigelb, Mehl, Salz und geriebenen Käse mit 2 EL Wasser verrühren. Eiweiß steif schlagen und Eischnee locker unterziehen.

- Pfanne leicht einfetten. Masse hineingießen und auf beiden Seiten goldgelb backen.

Zutaten

2	Eier, getrennt
1 TL	Vollmehl
3 EL	geriebener Käse
1 Prise	Salz
5 g	Öl oder Butter

E 23 • F 21 • KH 4
kcal 306 • kJ 1285

Verlorene Eier

Bei empfindlichem Magen und Bauchbeschwerden. Ballaststoffarm.

- Das rohe Ei in kochendes Essigwasser gleiten lassen. 2 ½ bis 3 Minuten ziehen lassen. Mit einer Schöpfkelle vorsichtig herausnehmen.

- Dazu schmecken Tomaten- oder Senfsoße und Reis oder Kartoffelbrei.

Zutaten

1	Ei
50 ml	Apfelessig
	Salz

E 7 • F 6 • KH 0
kcal 87 • kJ 365

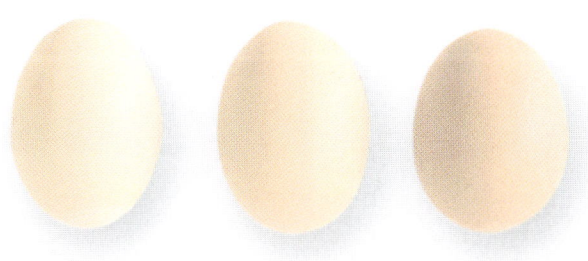

Rezepte

Geschnetzelter Tofu mit Gemüse

Zutaten

- 70 g Tofu
- 1 TL Vitam-Steinpilz-Hefebrühe
- 70 g Champignons
- 70 g Frühlingszwiebeln
- 70 g Tomaten
- 1 TL kalt gepresstes Sonnenblumenöl
- weißer Pfeffer
- Kerbel oder Petersilie

E 11 • F 11 • KH 4
kcal 152 • kJ 638

▪ Den abgetropften Tofu in Streifen schneiden. Hefebrühe in 2 EL heißem Wasser auflösen, über den Tofu gießen und ziehen lassen.

▪ Inzwischen Champignons putzen und blättrig schneiden. Frühlingszwiebeln waschen, in ½ cm breite Ringe schneiden. Tomaten in kochendes Wasser tauchen, Schale abziehen und würfeln.

▪ Das Öl in der Pfanne erhitzen, Tofu darin kurz andünsten. Dann das vorbereitete Gemüse, die restliche Hefebrühe und etwas weißen Pfeffer zugeben, kurz aufkochen lassen. Mit wenig Öl abschmecken.

▪ Mit frisch gehacktem Kerbel oder Petersilie anrichten.

▪ Dazu Naturreis oder Hirse reichen.

Gut zu wissen
Rundum gesund
Tofu ist Sojaquark und wird aus Sojabohnen hergestellt. Vor allem in der vegetarischen Küche ist Tofu sehr beliebt, weil er rein pflanzliches Eiweiß liefert. Auch enthält er die für uns lebensnotwendigen essenziellen Aminosäuren, die der Körper braucht. Zudem ist Tofu relativ kalorienarm und cholesterinfrei.

Vegetarische Speisen ◂

Kartoffelgratin mit Frühlingszwiebeln

- Die Kartoffeln gut putzen und in dünne Scheiben schneiden oder hobeln. Die Zwiebeln schälen und in dicke Ringe schneiden.

- Eine Gratinform ausbuttern. Frühlingszwiebeln und Kartoffeln lagenweise anordnen, jede Schicht würzen.

- Die Milch heiß über das Gemüse gießen.

- Das Gratin 30 Minuten im Backofen garen. Mit fein gehackter frischer Petersilie bestreut anrichten.

Zutaten

200 g	Kartoffeln
100 g	Frühlingszwiebeln
5 g	Margarine oder Butter
	Meersalz
	weißer Pfeffer
	Muskatnuss
1/8 l	Milch, evtl. Sahne
	frische Petersilie

E 10 • F 7 • KH 42
kcal 275 • kJ 1162

Käseauflauf

Bei Entzündungen in Mund oder Speiseröhre, Kau- und Schluckbeschwerden. Bei Durchfällen. Für Muskelaufbau und Gewichtszunahme. Eiweißreich.

- Eigelb mit Öl oder Butter und Milch verrühren.

- Mehl, fein geriebenen Käse und Salz daruntermischen. Zum Schluss den Eischnee locker unterziehen.

- Die Masse in Auflaufförmchen füllen und im Backofen bei Mittelhitze 10–15 Minuten überbacken.

Zutaten

1 Ei	getrennt
1 TL	Öl oder Butter
1 EL	Milch
1 EL	Vollmehl
30 g	geriebener Käse
	etwas Salz

E 17 • F 20 • KH 7
kcal 280 • kJ 1176

Rezepte

Suppen und Fruchtsuppen

Suppen sollten nicht Bestandteil des täglichen Speiseplans sein – da bei einer modernen Ernährung Säfte oder Frischkost zweckmäßiger sind. Bei manchen Kranken, die Kost fast nur in flüssiger Form zu sich nehmen können, sind sie allerdings oft notwendig beziehungsweise unerlässlich.

Fruchtsuppen können warm oder kalt gegessen werden – aber bitte nicht zu kalt. Fruchtsuppen sind Rohkost in gebundener flüssiger Form. Sie eignen sich zur Pflege von gereizten Schleimhäuten.

Haferschleimsuppe

Bei Appetitlosigkeit, Entzündungen in Mund oder Speiseröhre, Kau- und Schluckbeschwerden, empfindlichem Magen, Bauchbeschwerden und Durchfällen. Ballaststoffarm.

Zutaten

- 20 g feinste Haferflocken
- 1 nussgroßes Stück Butter

E 3 • F 1 • KH 13
kcal 80 • kJ 336

- Haferflocken in 150 ml Wasser ungefähr 5 Minuten kochen. Nach Wunsch mit ein klein wenig Butter abschmecken.

- Haferschleimsuppe eignet sich gut zum Binden von Säften.

Tipp
Hafer einmal anders – aber immer gut!
Nehmen Sie doch statt der Haferflocken einmal feinst gemahlenen Sprießkornhafer (Nackthafer). Haferprodukte enthalten allgemein viel Eisen und Vitamin E. Eisen braucht der Körper zur Blutbildung. Auch zum Binden von Säften eignen sich Haferschleimsuppen gut, genauso wie Weizendiätbrei. Probieren Sie es einfach aus.

Suppen und Fruchtsuppen ▶

Weizendiätbrei

Bei Appetitlosigkeit, Entzündungen in Mund oder Speiseröhre, Kau- und Schluckbeschwerden, empfindlichem Magen und Bauchbeschwerden. Ballaststoffarm.

- ¼ l Wasser abkochen.
- Flocken in eine Tasse geben und nach und nach das Wasser darübergießen.
- Ideal zum Binden von Säften geeignet.

Zutaten

5 EL   Weizendiät

E 4 • F 0 • KH 18
kcal 94 • kJ 394

Haferflockensuppe

Bei Appetitlosigkeit, Entzündungen in Mund oder Speiseröhre, Kau- und Schluckbeschwerden, empfindlichem Magen, Bauchbeschwerden und Durchfällen. Ballaststoffarm.

- Haferflocken in ¼ l Wasser geben und 5 Minuten kochen.
- Zum Schluss Vollsojamehl unterziehen und mit Weizenkeimen bestreuen.
- Nach Wunsch Frischsaft dazugießen oder mit Sahne abschmecken. Bei Bedarf ein nussgroßes Stück Butter untermengen.
- Diese Haferflockensuppe ist eine besonders eiweiß- und vitaminreiche Zubereitung.

Zutaten

20 g   feine Haferflocken
2 EL   Vollsojamehl
1 TL   Weizenkeime

E 16 • F 5 • KH 25
kcal 192 • kJ 806

Rezepte

Kartoffelsuppe mit Kresse

Bei Appetitlosigkeit, Entzündungen in Mund oder Speiseröhre, Kau- und Schluckbeschwerden, empfindlichem Magen und Bauchbeschwerden. Ballaststoffarm.

Zutaten

150 g	Kartoffeln
1	kleine Zwiebel
½ TL	Hefebrühe
1	Eigelb
1 TL	Hefeflocken Vitam
	etwas Salz
1 TL	Leinöl
	Kresse

E 7 • F 11 • KH 21
kcal 259 • kJ 1087

- Kartoffeln und Zwiebel schälen und in Würfel schneiden. In ¼ l Wasser mit Hefebrühe 15 Minuten kochen.

- Eigelb mit etwas Wasser anrühren, die Suppe damit legieren.

- Mit Hefeflocken abschmecken und zum Schluss Öl hinzufügen.

- Die Suppe auf dem Teller anrichten und in die Mitte eine Kresseinsel setzen.

info Kresse – für die leichte Küche

Frische Küchenkräuter wie Kresse sind das ganze Jahr über eine optimale Ergänzung und Bereicherung von Speisen. Sie schmecken nicht nur und sehen hübsch aus zum Garnieren, sondern sie sind auch sehr gesund. Kresse beispielsweise liefert Vitamin C, Magnesium und Eisen. Schon die Heilkundigen des Orients setzten sie vor Jahrtausenden zur Verbesserung des Stoffwechsels ein. Sie können Kresse übrigens mühelos selbst heranziehen.

Suppen und Fruchtsuppen

Tomatensuppe

▎ Tomaten in etwas Wasser kochen und durchpürieren. Wenn Sie keine Tomaten zu Hause haben, können Sie ersatzweise auch ¼ l Wasser und 2 Esslöffel Tomatenmark nehmen.

▎ Tomatenpüree kurz aufkochen lassen. Mit Zwiebelpulver und Hefeextrakt würzen.

▎ Weizendiät mit etwas Öl und Wasser verrühren und die Suppe damit legieren.

▎ Mit gehacktem Dill garnieren.

Zutaten

200 g	Tomaten
	etwas Zwiebelpulver
	Hefeextrakt (Vitam)
1 EL	Weizendiät
1 TL	Öl
	Dill

E 5 • F 5 • KH 18
kcal 159 • kJ 667

Grießklößchensuppe

Bei Appetitlosigkeit, Entzündungen in Mund oder Speiseröhre, Kau- und Schluckbeschwerden, empfindlichem Magen und Bauchbeschwerden. Ballaststoffarm.

▎ Ei und Margarine schaumig rühren, Grieß unterziehen, mit Muskat, Hefeextrakt und etwas fein gehackter Petersilie abschmecken.

▎ Kleine Klößchen formen.

▎ 200 ml Wasser zum Kochen bringen, Gemüsebrühe hinzufügen. Klößchen in die kochende Brühe geben und 10 Minuten ziehen lassen.

▎ Zum Schluss reichlich gehackte Petersilie einstreuen.

Zutaten

1	Ei
10 g	Diätmargarine
3 TL	Grieß
	Muskat
	Hefeextrakt
	reichlich Petersilie
1 TL	Vitam-Gemüsebrühe

E 8 • F 14 • KH 10
kcal 239 • kJ 1003

Blumenkohlcremesuppe

Bei Appetitlosigkeit, Entzündungen in Mund oder Speiseröhre, Kau- und Schluckbeschwerden, empfindlichem Magen und Bauchbeschwerden. Ballaststoffarm.

Zutaten

150 g	Blumenkohl
	Hefeextrakt
1	Eigelb
2 EL	Bioghurt
	Muskat
	frische Petersilie

E 10 • F 6 • KH 11
kcal 154 • kJ 646

▪ Blumenkohl putzen und Röschen trennen.

▪ In ¼ l Wasser weich kochen und pürieren. Mit Hefeextrakt abschmecken.

▪ Eigelb mit Bioghurt verrühren und die Suppe damit legieren.

▪ Zum Schluss mit etwas Muskat würzen und mit fein gehackter Petersilie bestreuen.

Käsecremesuppe

Zutaten

1 Ecke	Weichkäse Ihrer Wahl
2 EL	Bioghurt oder Milch
2 EL	Holo-Haferwunder
	Hefeextrakt
	gehackte Petersilie

E 17 • F 7 • KH 30
kcal 270 • kJ 1134

▪ ¼ l Wasser zum Kochen bringen.

▪ Weichkäse in kleine Stücke schneiden, ins Wasser geben und mit dem Schneebesen glatt schlagen, bis der Käse geschmolzen ist.

▪ Bioghurt oder Milch und feinst gemahlenes Hafermehl hinzufügen.

▪ Mit Hefeextrakt und gehackter Petersilie abschmecken.

Käseklößchensuppe

Bei Appetitlosigkeit, empfindlichem Magen und Bauchbeschwerden. Ballaststoffarm.

- Eigelb und Margarine oder Butter schaumig rühren, geriebenen Käse und Mehl unterziehen. Mit Muskat und Salz würzen.

- ¼ l Wasser zum Kochen bringen und die Gemüsebrühe darin auflösen.

- Klößchen abstechen und in der Gemüsebrühe 10 Minuten garen lassen.

- Zum Schluss gehackte Kresse einstreuen.

Zutaten

1	Eigelb
1 EL	Diätmargarine oder Butter
1 EL	geriebener Käse
1 EL	Vollmehl
	etwas Muskat
	Salz
1 TL	Vitam-Gemüsebrühe
	reichlich frische Kresse

E 11 • F 17 • KH 7
kcal 122 • kJ 512

Hirseflockensuppe

Bei Appetitlosigkeit, Entzündungen in Mund oder Speiseröhre, Kau- und Schluckbeschwerden, empfindlichem Magen und Bauchbeschwerden. Ballaststoffarm.

- ¼ l Wasser zum Kochen bringen, Hefeextrakt darin auflösen. Hirseflocken einschütten und 5 Minuten kochen lassen.

- Ei verschlagen und einlaufen lassen, bis es leicht flockt.

- Nach Geschmack etwas Salz zugeben und reichlich mit frischer, gehackter Petersilie würzen.

Zutaten

1 EL	Hirseflocken
	Hefeextrakt
1	Ei
	Salz
	frische Petersilie

E 8 • F 6 • KH 7
kcal 122 • kJ 512

Rezepte

Grießsuppe

Bei Appetitlosigkeit, Entzündungen in Mund oder Speiseröhre, Kau- und Schluckbeschwerden, empfindlichem Magen und Bauchbeschwerden. Ballaststoffarm.

Zutaten

- 1 TL Vitam-Gemüsebrühe
- 1 EL Grieß
- 1 Ei
- Petersilie

E 8 • F 6 • KH 8
kcal 147 • kJ 617

- $1/4$ l Wasser zum Kochen bringen, Gemüsebrühe dazugeben, den Grieß einstreuen und unter Umrühren 5 Minuten kochen lassen.

- Ei verquirlen und einlaufen lassen.

- Zum Schluss frische, gehackte Petersilie zugeben.

Tipp: Schnelle Gemüsebrühe

Kochen Sie $1/4$ l Wasser auf und geben Sie 1 EL Vitam-Gemüsebrühe dazu. Mit einem Ei legieren und mit frisch gehackter Petersilie bestreuen. Fertig! Diese Gemüsebrühe ist ballaststoffarm und empfiehlt sich bei Appetitlosigkeit, Entzündungen in Mund und Speiseröhre sowie bei empfindlichem Magen.

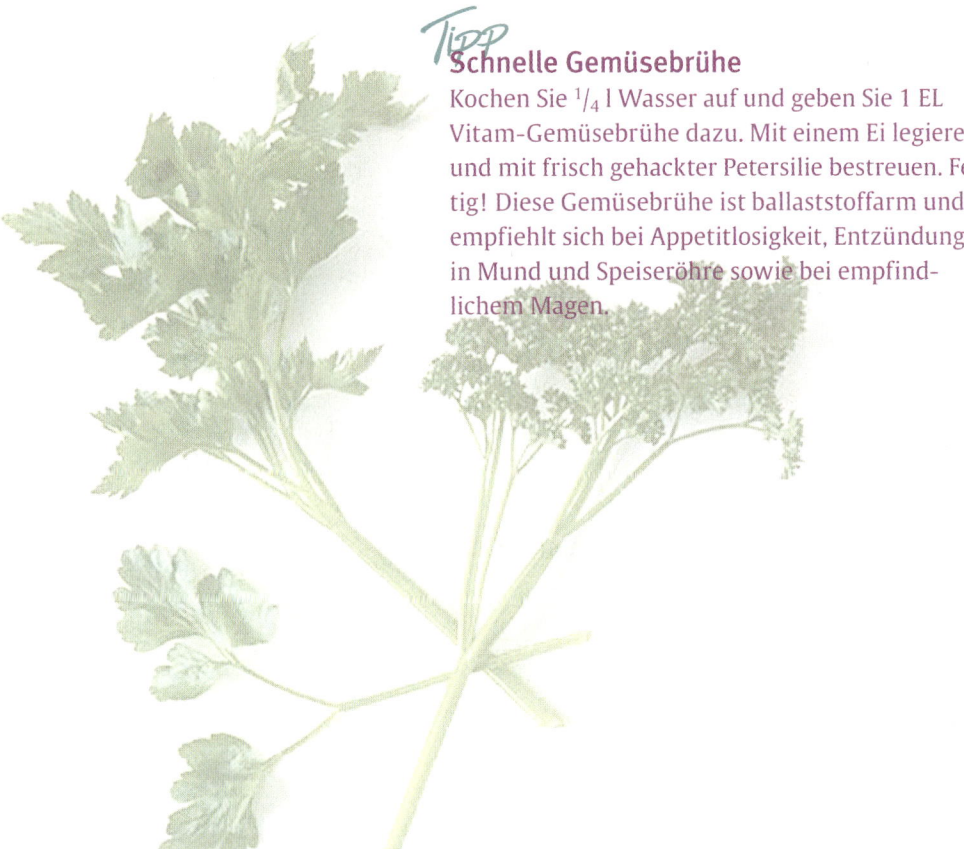

Aprikosenkaltschale

Bei empfindlichem Magen und Bauchbeschwerden. Für Muskelaufbau und Gewichtszunahme. Ballaststoffarm und eiweißreich.

- Den Aprikosensaft im Wasserbad leicht anwärmen und mit Vollsojamehl glatt rühren.

- Auf einen Teller geben und mit Weizenkeimen bestreuen.

Zutaten

300 ml Aprikosensaft
1 EL Vollsojamehl
1 TL Weizenkeime

E 9 • F 0 • KH 39
kcal 176 • kJ 739

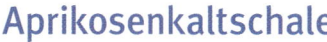

Fruchtsuppen

Fruchtsuppen werden im Sommer gerne als Erfrischung kalt gegessen, können aber bei extremer Empfindlichkeit natürlich auch warm genossen werden.

Erdbeer- oder Himbeerkaltschale

Bei empfindlichem Magen und Bauchbeschwerden. Für Muskelaufbau und Gewichtszunahme. Ballaststoffarm und eiweißreich.

- Die Hälfte der Erdbeeren oder Himbeeren mit Bioghurt und Birnendicksaft vermixen. Wenn keine Beerenzeit ist, können Sie auch 1 Tasse Tiefkühl-Erdbeeren- oder TK-Himbeeren nehmen.

- Fruchtpüree auf einen Teller geben und mit Lecithin anreichern.

- Wenn gewünscht, mit Leinsamen bestreuen oder Leinsamen unters Püree mischen. Zuletzt die restlichen Beeren ganz auf die Kaltschale geben.

Zutaten

100 g frische Erdbeeren oder Himbeeren
175 g Bioghurt
1 TL Birnendicksaft
1 EL Hansa-Lecithin
1 TL Leinsamen Gold

E 14 • F 9 • KH 26
kcal 169 • kJ 709

Rezepte

Kirschkaltschale

Bei empfindlichem Magen und Bauchbeschwerden. Ballaststoffarm.

Zutaten

300 ml   Kirschsaft
4 EL   Holo-Haferwunder

E 2 • F 2 • KH 59
kcal 265 • kJ 1113

- Feinst gemahlenes Hafermehl in den Kirschsaft einstreuen.
- Auf einem Suppenteller anrichten.

Schwarze-Johannisbeer-Kaltschale

Zutaten

200 ml   Schwarzer Johannis-
         beersaft
4 EL   Holo-Haferwunder

E 2 • F 2 • KH 42
kcal 196 • kJ 823

- Johannisbeersaft mit 5 EL Wasser vermischen, feinst gemahlenes Hafermehl einstreuen.
- Kaltschale auf einem Suppenteller anrichten.

Apfelsuppe, warm oder kalt

Bei Appetitlosigkeit, empfindlichem Magen und Bauchbeschwerden. Ballaststoffarm.

Zutaten

200 g   Äpfel
1 Stück   Zimt
1 TL   Apfeldicksaft
       Zitronensaft
2 EL   Holo-Haferwunder

E 1 • F 1 • KH 36
kcal 165 • kJ 693

- Äpfel eventuell schälen und in Scheiben schneiden. Mit einem Stück Zimt in wenig Wasser gar dünsten.
- Anschließend mit Apfeldicksaft süßen. Nach Geschmack Zitronensaft hinzufügen, feinst gemahlenes Hafermehl darüberstreuen und untermischen.

Suppen und Fruchtsuppen

Heidelbeerkaltschale

Bei empfindlichem Magen und Bauchbeschwerden. Ballaststoffarm.

- Saft und 5 EL Wasser vermischen. Sojamalt einstreuen.

- Auf einem Suppenteller anrichten.

Zutaten

200 ml Heidelbeersaft
4 EL Sojamalt

E 2 • F 2 • KH 42
kcal 202 • kJ 848

Gut zu wissen
Wohltuend für Magen und Darm
Heidelbeeren helfen bei Durchfall und anderen Darmstörungen. Die Anthozyane (Farbstoff) schützen das Immunsystem und die Körperzellen gegen schädliche Bakterien und freie Radikale. Auch das Tannin wirkt Schleimhaut bildend, beugt Entzündungen vor und tötet schädliche Bakterien ab. Bei besonders darmempfindlichen Patienten sind Heidelbeeren oder Heidelbeer-Dicksaft wegen der spezifischen Wirkstoffe der Beeren zu empfehlen. Der blaue Farbstoff dringt in die Darmschleimhaut ein und bildet dort eine Schutzschicht. So wird das Wachstum von Krankheitserregern im Darm behindert.

Buttermilchkaltschale

- Buttermilch mit Sojamalt vermischen.

- Die Banane in Scheiben schneiden und dazugeben. Mit Weizenkeimen bestreuen.

Zutaten

$\frac{1}{4}$ l Buttermilch
2 EL Sojamalt
50 g Banane
1 TL Weizenkeime

E 13 • F 2 • KH 29
kcal 196 • kJ 823

Rezepte

Nachtische aus Obst

Nachfolgend finden Sie nur einige Vorschläge für Nachtische aus rohem Obst. Frisches Obst lässt sich darüber hinaus auch gut in den vielen Quarkspeisen verarbeiten, weil es dann erfahrungsgemäß meist besser vertragen wird. Hierzu gibt's im nächsten Abschnitt eine Reihe von Rezepten.

Vielleicht wundert es Sie, dass nirgends gekochtes Obst verwendet wird – aber die wertvollste Form ist immer, das Obst roh zu verzehren. Und am besten mit Schale. Denn die Wertstoffe, die zum Beispiel auch in der Schale des Apfels enthalten sind, werden im Stoffwechsel voll verwertet.

Nur in besonderen Fällen ist es ratsam, Obst auch einmal leicht zu dünsten – beispielsweise bei Patienten mit Anus praeter –, weil rohes Obst oder Säfte in diesem Fall häufig nicht vertragen werden. Hier entscheiden immer die persönliche Verträglichkeit und die Empfehlung des Arztes.

Apfel, gerieben

Bei empfindlichem Magen, Bauchbeschwerden und Durchfällen. Ballaststoffarm.

Zutaten

- 150 g Apfel
- 1 TL Zitronensaft
- 1 TL Weizenkeime
- 1 TL Milchzucker

E 1 • F 0 • KH 25
kcal 110 • kJ 493

- Apfel gut waschen, Blüte und Stiel sorgfältig entfernen. Auf der Bircher-Raffel reiben und mit Zitronensaft beträufeln.

- Die Weizenkeime und den Milchzucker untermischen.

Nachtische aus Obst

Obstsalat

- Obst vorbereiten und klein schneiden.

- Mit Zitronensaft und Ahornsirup vermischen.

- Mandelmus mit etwas Wasser glatt rühren und unter den Obstsalat ziehen.

Zutaten

je 50 g Ananas, Banane, Orange und Kiwi
1 TL Ahornsirup
 etwas Zitronensaft
1 EL Mandelmus

**E 3 • F 5 • KH 34
kcal 213 • kJ 894**

Mango-Dessert

- Die Mango halbieren, schälen und in Würfel schneiden.

- Nach Wunsch Banane in Scheiben schneiden und dazugeben. Mit Zitronensaft beträufeln.

- Schmeckt zum Frühstück oder als Dessert.

Zutaten

½ Mango
 etwas Banane
 wenig Zitronensaft

**100 g Mango:
E 1 • F 0 • KH 12
kcal 58 • kJ 247**

Gut zu wissen
Subtropischer Leckerbissen
Achten Sie beim Kauf von Mangos wie bei allen exotischen Früchten darauf, dass sie reif geerntet und rasch versandt wurden (Bioware). Nur dann stimuliert diese Frucht sehr rasch Ihren Stoffwechsel, panzert Ihre Körperzellen gegen freie Radikale und andere zellschädigende Substanzen. Außerdem pflegt sie angegriffene Schleimhäute. Das Vitamin C und andere bioaktive Inhaltsstoffe der Mango festigen das Zahnfleisch und das Bindegewebe des Körpers.

Rezepte

Ananassalat

Zutaten

- 150 g frische Ananas
- 50 g Bioghurt
- etwas Zitronensaft
- etwas Zimt
- 1 TL Ursüße

E 2 • F 0 • KH 26
kcal 116 • kJ 487

- Bioghurt mit Zitronensaft und etwas Zimt abschmecken.

- Ananas schälen und in Scheiben in die Soße schneiden. Bei Bedarf mit Ursüße süßen.

Papaya-Dessert

Zutaten

- 150 g Papaya
- 50 Bioghurt
- 1 EL Honig
- etwas Zitronensaft

100 g Papaya:
E 1 • F 0 • KH 2
kcal 12 • kJ 52

- Papaya halbieren, Kerne mit einem Löffel entfernen. Die Frucht schälen, in Würfel schneiden und auf einem Teller anrichten.

- Honig und Zitronensaft mit Bioghurt anrühren und über die Frucht gießen.

Info
Gesunder Genuss

Bei der Papaya gilt Ähnliches wie bei der Mango. Papayas sind ebenfalls sehr gesund und reich an Vitaminen. Durch den Verzehr dieser Früchte verbessert sich die Eiweißsynthese in allen Körperzellen. Zudem werden das Immunsystem, die Schleimhäute und Ihre Vitalität gestärkt.

Nachtische aus Obst

Orangenfilets an Mandelmus

- Die Orange schälen und in dünne Scheiben schneiden. Auf einem Teller anrichten und etwas zuckern.

- Nach Belieben etwas frisch geriebenen Ingwer oder Kürbiskerne darüberstreuen.

- Mandelmus mit Zitronensaft glatt rühren und an die Orangenscheiben geben.

Zutaten

- 1 Orange
- 1 TL Ursüße wahlweise Ingwer oder Kürbiskerne
- 1 EL Mandelmus Zitronensaft

**E 3 • F 5 • KH 30
kcal 211 • kJ 844**

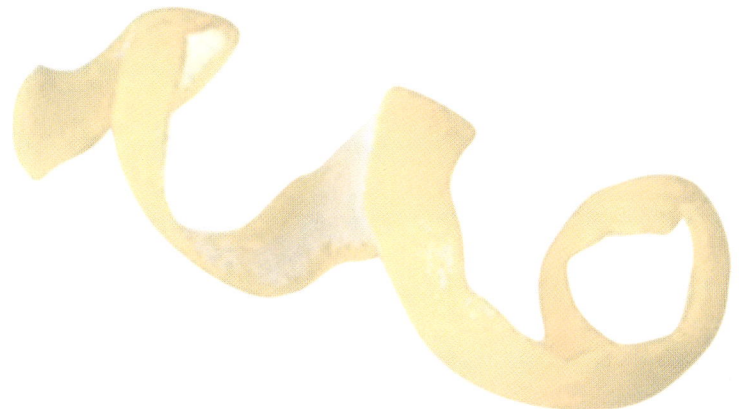

Rezepte

Quarkspeisen und Quarkgetränke

Quark ist ein hochwertiger Eiweißträger, besonders leicht verdaulich und vielseitig zu verwenden.

Mit einiger Fantasie kann man Quark sehr abwechslungsreich und schmackhaft zubereiten. Da bei der Quarkherstellung wichtige Stoffe der Milch wie Orotsäure, ein Leberschutzstoff, sowie Albumin in der Molke zurückbleiben, sollten Sie den Quark immer mit Buttermilch oder Bioghurt aufbereiten.

Am besten eignet sich Magerquark, wenn Sie Fett sparen wollen. Der mildeste und geschmeidigste von allen ist der Sahnequark.

So viel Fettgehalt hat Quark:	
Magerquark	0 Gramm Fettgehalt
Quark 20 %	5 Gramm Fettgehalt
Quark 40 %	10 Gramm Fettgehalt

Quark können Sie gut anreichern. Wenn Sie mehr Nährstoffe wollen, geben Sie Hansa-Lecithin hinzu. Braucht Ihr Körper mehr Eiweiß, fügen Sie Vollsojamehl oder Sojamalt hinzu. Wollen Sie an Körpergewicht zunehmen, wählen Sie Sahnequark oder reichern Sie den Quark mit Sahne an.

Bananenquarkcreme

Bei empfindlichem Magen und Bauchbeschwerden. Ballaststoffarm.

Zutaten

- 100 g Magerquark
- 50 g Bioghurt oder Buttermilch
- 100 g Banane
- 1 TL Ahornsirup
- Zitronenschale

E 20 • F 0 • KH 30
kcal 216 • kJ 907

▎ Quark mit Bioghurt oder Buttermilch sahnig rühren.

▎ Die Banane schälen, mit der Gabel zerdrücken und mit der Schale einer unbehandelten Zitrone fein gerieben dazugeben.

▎ Mit Ahornsirup süßen.

Orangenquarkcreme

▌ Orange auspressen und Quark mit dem Orangensaft sahnig rühren. Apfeldicksaft darunterziehen.

▌ Beim Anrichten Weizenkeime darüberstreuen.

Zutaten

100 g	Magerquark
200 ml	Saft einer Orange
1 TL	Apfeldicksaft Friate
5 g	Weizenkeime

E 18 • F 0 • KH 18
kcal 182 • kJ 764

Obstsalat mit Quark

Für Muskelaufbau und Gewichtszunahme. Eiweißreich.

▌ Obst schälen, vorbereiten und in kleine Stücke schneiden. Mit Zitronensaft beträufeln und vermischen.

▌ Quark mit Bioghurt glatt rühren und über den Obstsalat geben.

▌ Sesam in der Pfanne rösten und darüberstreuen.

Zutaten

je 50 g	Mango, Apfel, Orange und Ananas
	Zitronensaft
50 g	Magerquark
50 g	Bioghurt
1 TL	Sesam

E 19 • F 0 • KH 36
kcal 208 • kJ 873

Hinweis
Immer saisongemäß
Sie können für den Obstsalat jedes andere beliebige Obst nehmen. Machen Sie es von der Jahreszeit abhängig, was Sie verwenden – und natürlich von Ihrer Verträglichkeit. Variieren Sie mit Beeren und auch exotischen Früchten wie Mango und Papaya. Letztere sind besonders enzymreich.

Rezepte

Heidelbeerquarkcreme

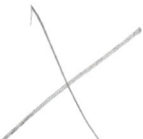

Bei empfindlichem Magen und Bauchbeschwerden. Für Muskelaufbau und Gewichtszunahme. Ballaststoffarm und eiweißreich.

Zutaten

100 g	Magerquark
50 g	Bioghurt oder Buttermilch
2 EL	frische Heidelbeeren oder Heidelbeer-Vollfrucht
	Zitronensaft und Honig
1 TL	Weizenkeime

- Quark mit der Bioghurt oder Buttermilch und Heidelbeeren sahnig rühren. Sie können die frischen Früchte auch durch Heidelbeer-Vollfrucht ersetzen.

- Creme mit etwas Zitronensaft und Honig abschmecken. Mit Weizenkeimen bestreuen.

E 20 • F 0 • KH 15
kcal 146 • kJ 613

Ananasquarkcreme

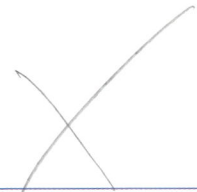

Bei empfindlichem Magen und Bauchbeschwerden. Für Muskelaufbau und Gewichtszunahme. Ballaststoffarm und eiweißreich.

Zutaten

100 g	Magerquark
50 g	Bioghurt oder Buttermilch
40 g	ungesüßte Ananas
1 TL	Apfel- oder Birnendicksaft
1	Pfefferminzblatt

- Quark, Bioghurt oder Buttermilch und Dicksaft miteinander vermischen.

- Ananas vorbereiten, in Stückchen schneiden und unter die Quarkmasse geben.

- Hübsch anrichten mit Pfefferminzblatt.

E 19 • F 0 • KH 14
kcal 149 • kJ 625

Sanddornquarkcreme

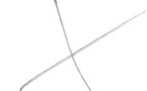

Für Muskelaufbau und Gewichtszunahme. Eiweißreich.

- Quark mit Bioghurt oder Buttermilch sahnig rühren.

- Wildfrucht-Sanddorn Tropic hinzufügen. Beim Anrichten Weizenkeime darüberstreuen.

Zutaten

100 g	Magerquark
50 g	Bioghurt oder Buttermilch
2 EL	Wildfrucht-Sanddorn Tropic
1 TL	Weizenkeime

E 20 • F 0 • KH 12
kcal 152 • kJ 638

Aprikosenquarkcreme

Bei empfindlichem Magen und Bauchbeschwerden. Für Muskelaufbau und Gewichtszunahme. Ballaststoffarm und eiweißreich.

- Nach Belieben frische oder getrocknete Aprikose klein schneiden.

- Magerquark mit Bioghurt, 2 EL Wasser und dem Saft einer unbehandelten Zitrone oder etwas Zitronenschale mischen.

- Hübsch anrichten und genießen.

Zutaten

100 g	Magerquark
75 g	Aprikose
25 g	Bioghurt Zitronensaft oder -schale

E 21 • F 0 • KH 21
kcal 186 • kJ 781

Rezepte

Kakaoquarkcreme

Zutaten

100 g Magerquark
1 EL   Kakao
1 TL   Honig

E 18 • F 0 • KH 6
kcal 102 • kJ 428

- Magerquark mit 4 EL Wasser und Kakaopulver glatt rühren.
- Mit Honig süßen.

Mokkaquarkcreme

Zutaten

100 g Magerquark
1 EL   Pulverkaffee (Getreidekaffee)
1 TL   Ahornsirup

E 17 • F 0 • KH 8
kcal 105 • kJ 441

- Pulverkaffee in 4 EL heißem Wasser lösen.
- Mit dem Quark verrühren und mit Ahornsirup abschmecken.

Hinweis
Kaffee aus Getreide

Kaffee aus gerösteten und gemahlenen Getreidekörnern ist für den Magen bekömmlicher als Bohnenkaffee und frei von dem Aufputschmittel Koffein. Ursprünglich wurde Getreidekaffee aus Gerste hergestellt, inzwischen werden weitere Sorten verwendet. Eine Auswahl finden Sie beispielsweise bei Neuroca. Wenn Sie auf Bohnenkaffee nicht verzichten möchten, dann nehmen Sie bitte nur Sorten, die durch den Entzug der Reiz- und Bitterstoffe besonders magenschonend sind.

Erdbeerquarkcreme

- Erdbeeren vorbereiten und halbieren.

- Magerquark mit den Früchten, Weizendiät und 3 EL Wasser mischen.

- Frisch geriebenen Ingwer dazugeben und bei Bedarf süßen.

Zutaten

100 g Magerquark
75 g Erdbeeren
1 EL Weizendiät
1 TL Ursüße
     etwas Ingwer

E 25 • F 0 • KH 18
kcal 174 • kJ 730

Himbeeren auf Dattelcreme

Bei empfindlichem Magen und Bauchbeschwerden. Für Muskelaufbau und Gewichtszunahme. Ballaststoffarm und eiweißreich.

- Datteln fein schneiden, mit Quark und 3 EL Wasser zu einer Creme verrühren. Mit Zitronensaft und Vanille abschmecken.

- Himbeeren obenauflegen. Wenn es keine frischen Beeren gibt, können Sie auch Tiefkühl-Himbeeren verwenden.

- Mit Zitronenmelisse verzieren.

Zutaten

100 g Magerquark
3 getrocknete Datteln
75 g frische Himbeeren
     Zitronensaft
     Vanilleschote
     Zitronenmelisse

E 21 • F 0 • KH 18
kcal 174 • kJ 730

Rezepte

Joghurtbecher mit Früchten

Zutaten

1	Becher Bioghurt (175 g)
1 EL	Preiselbeeren im Glas
50 g	Ananas
50 g	Kiwi
1 EL	geriebene Haselnüsse

E 8 • F 6 • KH 31
kcal 224 • kJ 940

- Früchte schälen. Ananas in kleine Stücke schneiden, Kiwi in Scheiben schneiden.

- Bioghurt und die verschiedenen klein geschnittenen Obstsorten mit den Preiselbeeren schichtweise in ein Weinglas geben.

- Haselnüsse nach Belieben rösten und darüberstreuen.

Quarkauflauf mit Kirschen

Zutaten

100 g	Magerquark
2 EL	Bioghurt
1	Ei, getrennt
100 g	Kirschen
1 EL	Grieß
1 TL	Ursüße
1 TL	Weizenkeime

E 31 • F 6 • KH 42
kcal 379 • kJ 1591

- Quark mit etwas Wasser und nach Belieben 2 EL Bioghurt glatt rühren. Eigelb, entsteinte Kirschen, Grieß und Ursüße untermischen.

- Das Eiweiß steif schlagen und Eischnee locker unter die Quarkmasse unterheben.

- Eine Auflaufform ölen, mit Weizenkeimen ausstreuen. Die Quarkmasse hineinfüllen und im Ofen 30 Minuten backen.

Quarkspeisen und Quarkgetränke ▶

Quarkklöße süß

Bei empfindlichem Magen und Bauchbeschwerden. Für Muskelaufbau und Gewichtszunahme. Ballaststoffarm und eiweißreich.

- Quark mit Hirseflocken, Eigelb und etwas Schale einer unbehandelten Zitrone vermischen. Zum Schluss das Eiweiß vorsichtig unterziehen.

- Kleine Klößchen ausstechen und in kochendem Wasser 10 Minuten ziehen lassen.

- Mit Ahornsirup beträufeln und nach Belieben mit Zimt bestreuen.

Zutaten

100 g	Magerquark
25 g	Hirseflocken
1	Ei, getrennt
	Zitronenschale
1 TL	Ahornsirup
	Zimt

E 27 • F 6 • KH 25
kcal 285 • kJ 1197

Quarkklöße pikant

Bei empfindlichem Magen und Bauchbeschwerden. Für Muskelaufbau und Gewichtszunahme. Ballaststoffarm und eiweißreich.

- Öl mit dem Eigelb schaumig rühren. Den Magerquark, Salz, Grieß und reichlich frisch gehackte Kräuter nach Wahl daruntermischen. Das Sojamehl unterziehen und zum Schluss den geschlagenen Eischnee unterheben.

- Mit einem in kochendes Wasser getauchten Löffel Klöße formen oder ausstechen und in kochendes Salzwasser einlegen.

- 10 bis 15 Minuten ziehen lassen, bis sie an der Oberfläche schwimmen. Klöße vorsichtig mit einem Schöpflöffel aus dem Sud nehmen.

- Dazu passen Tomatensoße und Blattsalat oder gedünstete Zucchini.

Zutaten

1 TL	Öl
1	Ei, getrennt
100 g	Magerquark
1 Prise	Salz
2 EL	Grieß
1 EL	Sojamehl, fettarm
	frische Kräuter

E 30 • F 11 • KH 12
kcal 299 • kJ 1255

Rezepte

Quarksoße

Für Muskelaufbau und Gewichtszunahme. Eiweißreich.

Zutaten

100 g	Magerquark
100 g	Bioghurt
½	Gewürzgurke
50 g	Tomate
50 g	Apfel
	Kümmel oder -pulver
	etwas Hefeextrakt, körnig
	frische Kräuter
	Salz
1 TL	Leinöl

E 21 • F 5 • KH 14
kcal 207 • kJ 869

- Magerquark mit Bioghurt glatt rühren.

- Gewürzgurke fein reiben. Tomate mit kochendem Wasser überbrühen, abziehen und würfeln. Den Apfel klein schneiden. Alles unter den Quark geben.

- Mit Kümmel, Hefeextrakt, Salz und reichlich frisch gehackten Kräutern abschmecken. Zum Schluss Öl hinzufügen.

- Dazu Pellkartoffeln oder Bircher-Kartoffeln und Salat reichen.

Kräuterquark

Bei Verstopfung.

Zutaten

100 g	Magerquark
2 EL	Bioghurt oder Milch
1 TL	Leinöl
	etwas Hefeextrakt
1 Prise	Salz
	Kräutersenf
	frische Kräuter

E 18 • F 5 • KH 2
kcal 135 • kJ 567

- Den Quark mit Bioghurt und Öl glatt rühren. Mit Hefeextrakt, Salz und Senf abschmecken.

- Reichlich frische Kräuter nach Wahl und nach Saison wie Schnittlauch, Pimpernelle oder Rucola fein hacken und unterziehen.

Info
Selbst gemachte Brotaufstriche mit Quark sind völlig ohne Konservierungsstoffe. Sie schmecken gut zu Vollkornbrot oder -toast, Knäcke- oder Knisterbrot, Kartoffeln oder zu gebackenen Auberginenscheiben. Im Reformhaus bekommen Sie Fertigbrotaufstriche von Vitam, die ebenfalls frei von Konservierungsstoffen sind.

Quarkspeisen und Quarkgetränke ▸

Pikanter Quarkaufstrich

Für Muskelaufbau und Gewichtszunahme. Eiweißreich.

- Quark, Bioghurt und Frischkäse miteinander vermischen.
- Frischen Schnittlauch oder Petersilie hacken und dazugeben.

Zutaten

50 g	Magerquark
2 EL	Bioghurt
50 g	Frischkäse
	Schnittlauch oder Petersilie

E 24 • F 5 • KH 1
kcal 159 • kJ 667

Gorgonzolaquarkcreme

- Alle Zutaten gut miteinander vermischen.

Zutaten

100 g	Magerquark
50 g	Gorgonzola
3 EL	Buttermilch

E 31 • F 14 • KH 4
kcal 267 • kJ 1121

Tomatenquarkcreme

Für Muskelaufbau und Gewichtszunahme. Eiweißreich.

- Öl, Tomatenmark, etwas Hefeextrakt oder Würzpaste und Bioghurt zum Magerquark geben und alle Zutaten gut miteinander vermischen.
- Nach Wahl frisch gehackten Dill oder Basilikum unterziehen.

Zutaten

100 g	Magerquark
1 TL	Leinöl
2 EL	Tomatenmark
	Hefeextrakt oder Vitam-Würzpaste
	Tomate
2 EL	Bioghurt
	Dill oder Basilikum

E 18 • F 5 • KH 4
kcal 98 • kJ 411

Quark-Meerrettich-Aufstrich

Bei Verstopfung.

Zutaten

100 g Magerquark
1 TL   Sonnenblumenöl
       etwas Hefeextrakt
2 EL   Bioghurt
       frischer Meerrettich

E 18 • F 5 • KH 5
kcal 150 • kJ 630

- Quark mit Öl, Hefeextrakt und Bioghurt glatt rühren.

- Meerrettich schälen, waschen und fein reiben. Zum Quark geben und vermischen.

Info Meerrettich – der Rachenputzer

Bei der Zubereitung von Speisen findet ausschließlich die Wurzel der Meerrettichpflanze Verwendung – als Gemüse oder Gewürz. Fein gerieben schmeckt der Verwandte des Rettichs zu Fisch, Fleisch, in Soßen und Dips. Meerrettich wird besonders wegen seines hohen Vitamin-C-Gehalts geschätzt, er enthält aber auch Mineralstoffe wie Kalium, Kalzium, Magnesium und Phosphor. Er ist appetitanregend, verdauungsfördernd und regt die Durchblutung der Schleimhäute an. Statt des frischen Meerrettichs können Sie auch 2 EL Vitam-Meerrettich ohne Konservierungsstoffe und ohne Schwefelzusatz nehmen.

Quarkdip mit milchsaurem Gemüse

Bei Verstopfung.

- Quark mit milchsaurem Gemüse nach Wahl vermischen. Mit Öl, Hefeextrakt oder Bärlauchpesto abschmecken.

- Frische Petersilie fein hacken und dazugeben.

Zutaten

100 g	Magerquark
3 EL	milchsaures Gemüse
1 TL	Hefeextrakt oder Bärlauchpesto
	frische Petersilie
1 TL	Leinöl

E 17 • F 5 • KH 5
kcal 98 • kJ 411

Quarkdip mit Gewürzgurke

- Gewürzgurke fein reiben, gekochtes Ei fein hacken.

- Ei, Gurke, Senf, Hefeflocken und Bioghurt mit dem Magerquark vermischen.

- Frisch gemahlenen weißen Pfeffer und fein geschnittenen Schnittlauch hinzufügen.

- Statt des Schnittlauchs können Sie wahlweise auch eine fein gehackte Schalotte dazugeben.

Zutaten

100 g	Magerquark
1	Ei, gekocht
1	kleine Gewürzgurke
	etwas Kräutersenf
$^1/_2$ TL	Hefeflocken
3 EL	Bioghurt
	frischer Schnittlauch
	weißer Pfeffer

E 21 • F 6 • KH 3
kcal 171 • kJ 718

Rezepte

Hirtencreme

Bei Verstopfung.

Zutaten

- 100 g Magerquark
- 80 g Schafskäse
- 1 EL Milch
- 1 TL Sesamöl Vitaquell
- 1 Knoblauchzehe
- 1 kleine Schalotte
- reichlich Petersilie
- reichlich Schnittlauch
- Vollmeersalz
- Thymian, Pfeffer
- Paprika

▎ Quark mit Schafskäse, Milch und Öl mit dem Handmixer vermischen.

▎ Knoblauch und Schalotte schälen und fein hacken. Zusammen mit den ebenfalls frisch gehackten Kräutern unterziehen und mit den Gewürzen abschmecken.

E 31 • F 27 • KH 6
kcal 71 • kJ 1559

Eigelb-Quark-Dip

Für Muskelaufbau und Gewichtszunahme. Eiweißreich.

Zutaten

- 50 g Magerquark
- 1 Eigelb, gekocht
- reichlich Senf
- 1 TL Kürbiskernöl
- Hefeextrakt
- Paprikapulver
- frische Kräuter

▎ Quark mit dem Eigelb gut verrühren und die übrigen Zutaten dazugeben.

▎ Nach Belieben mit frischen Kräutern wie Dill, Kresse oder Rucola verzieren.

E 11 • F 11 • KH 1
kcal 166 • kJ 697

Quarkspeisen und Quarkgetränke ▶

Paprikaquark

- Magerquark, Paprika-Spread und Öl gut miteinander verrühren. Mit Hefeextrakt abschmecken.

- Reichlich frische Petersilie oder Kerbel hacken und dazugeben.

Zutaten

100 g Magerquark
2 EL Vitam-Paprika-Spread
1 TL Öl
etwas Hefeextrakt
frische Petersilie oder Kerbel

E 17 • F 5 • KH 4
kcal 149 • kJ 625

Kümmelquark

- Magerquark und Bioghurt mit allen übrigen Zutaten gut verrühren.

- Hübsch anrichten und servieren.

Zutaten

100 g Magerquark
2 EL Bioghurt
Kümmel oder Kümmel-Hefewürze
1 TL Öl
etwas Zwiebelpulver

E 17 • F 5 • KH 2
kcal 135 • kJ 567

Gut zu wissen
Auf Konservierungsstoffe verzichten
Konservierungsstoffe dienen dazu, Lebensmittel länger haltbar zu machen. Sie sind in vielen Fertigprodukten, Marinaden, Gemüse- und Obstkonserven, Mayonnaise, gepökeltem Fleisch und auch den Schalen von Zitrusfrüchten enthalten. Versuchen Sie weitgehend, auf solche Produkte zu verzichten – denn Sie leben weitaus gesünder mit natürlichen Lebensmitteln. Konservierungsstoffe können allergische Reaktionen hervorrufen, zu Übelkeit und Erbrechen führen und die Krebs erregenden Nitrosamine bilden.

Rezepte

Pikanter Quarktrunk

Für Muskelaufbau und Gewichtszunahme. Eiweißreich.

Zutaten

- 3 EL Magerquark
- 125 g Bioghurt oder Buttermilch
- 50 g Tomate
- 1 TL Leinöl Vitaquell
- 1 TL Hefeflocken

E 12 • F 5 • KH 9
kcal 145 • kJ 609

▎ Quark mit Bioghurt oder Buttermilch glatt rühren.

▎ Tomate häuten und pürieren, ersatzweise können Sie auch Tomatensaft verwenden. Mit dem Öl und den Hefeflocken zum Quark geben.

▎ Alle Zutaten miteinander verquirlen.

Quarktrunk mit Erdbeeren

Bei Appetitlosigkeit, Entzündungen in Mund oder Speiseröhre, Kau- und Schluckbeschwerden, empfindlichem Magen und Bauchbeschwerden. Ballaststoffarm.

Zutaten

- 3 EL Magerquark
- 125 g Bioghurt oder Buttermilch
- 75 g Erdbeeren
- 1 TL Birnendicksaft
- etwas Zitronensaft

E 10 • F 0 • KH 16
kcal 117 • kJ 491

▎ Magerquark, Bioghurt oder Buttermilch und Birnendicksaft mit den Erdbeeren verquirlen.

▎ Mit etwas Zitronensaft abschmecken.

Tipp
Fruchtiger Genuss
Statt der Erdbeeren können Sie den Quarktrunk genauso gut mit Himbeeren, Heidelbeeren, Brombeeren oder Schwarzen Johannisbeeren zubereiten. Wenn gerade keine Beerenzeit ist, verwenden Sie anstelle frischer Beeren ungesüßte Tiefkühlfrüchte.

Quarktrunk mit Banane

Bei Appetitlosigkeit, empfindlichem Magen und Bauchbeschwerden. Ballaststoffarm.

- Banane schälen und mit der Gabel zerdrücken.

- Mit Magerquark, Bioghurt oder Buttermilch und Wildfrucht-Sanddorn Tropic ungesüßt verquirlen.

- Mit Zitronensaft abschmecken.

Zutaten

3 EL	Magerquark
125 g	Bioghurt oder Buttermilch
50 g	Banane
1 TL	Wildfrucht Sanddorn Tropic
1 TL	Zitronensaft

E 10 • F 0 • KH 21
kcal 136 • kJ 571

Quarktrunk mit Heidelbeer-Vollfrucht

Bei empfindlichem Magen und Bauchbeschwerden. Ballaststoffarm.

- Alle Zutaten miteinander verquirlen.

Zutaten

3 EL	Magerquark
125 g	Bioghurt oder Buttermilch
2 EL	Heidelbeer-Vollfrucht
1 TL	Ursüße
1 TL	Zitronensaft

E 10 • F 0 • KH 14
kcal 108 • kJ 453

Rezepte

Quarktrunk mit Sanddorn

Bei Appetitlosigkeit.

Zutaten

- 3 EL Magerquark
- 125 g Bioghurt oder Buttermilch
- 1 EL Wildfrucht Sanddorn Tropic
- 1 TL Zitronensaft

E 10 • F 0 • KH 11
kcal 99 • kJ 415

▌ Magerquark und Bioghurt mit den restlichen Zutaten verquirlen.

▌ Mit Zitronensaft abschmecken.

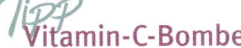

Vitamin-C-Bombe

Die Früchte des Sanddorns sind ein regelrechtes Paket aus Vitaminen. Allein der Gehalt an Vitamin C dieser kleinen orangefarbenen Beeren ist enorm – er übertrifft den der Zitrone um ein Vielfaches. So soll Sanddorn vor Erkältungen schützen und das Immunsystem stärken – am besten in Form von Saft. Denn roh sind die säuerlich schmeckenden Früchte kaum genießbar.

Top-Vital-Kurdrink plus

Für Muskelaufbau und Gewichtszunahme. Eiweißreich.

Zutaten

- 1 EL Granatapfel-Muttersaft (Schoenenberger)
- 150 ml Top-Vital-Kurdrink
- 3 EL Magerquark
- 1 EL Hansa-Lecithin
- 1 EL Sojamalt

E 29 • F 3 • KH 18
kcal 116 • kJ 487

▌ Alle Zutaten miteinander verquirlen.

▌ In kleinen Schlucken genießen.

Milchgetränke

Milch ist ein besonders hochwertiger Eiweißträger und spielt daher bei der Ernährung während einer Erkrankung oder Therapiephase eine wichtige Rolle. Alle aus Milch und Milchprodukten hergestellten Milchgetränke sind leicht verträglich und in Verbindung mit Quark besonders eiweißreich.

Durch die Vielfalt an Kombinationsmöglichkeit bei den Rezepten ist für reichlich geschmackliche Abwechslung gesorgt. Milchgetränke eignen sich vor allem als Zwischenmahlzeit, um den Proteinbedarf zu ergänzen, können aber genauso als Nachtisch gereicht werden. Sie regen den Appetit an, sind eine Kraftquelle und bauen Kräfte – gerade nach einer Krankheit – wieder auf.

Wenn Sie keine Frischmilch mögen oder Ihnen diese nicht bekömmlich ist, versuchen Sie es mit Bioghurt, Kefir, Sauermilch oder Buttermilch. Und natürlich können Sie nach Belieben bei allen Milchmixgetränken auch Kurmolke verwenden.

Bei Laktose-Unverträglichkeit wählen Sie Hafer-Drink, Sojamilch (Fauser Vitaquell) oder Sojaprodukte (Hensel) – sie bieten die gleiche Wirkung. Alle Milchmischgetränke lassen sich ganz einfach mit dem Mixer oder Handpürierstab herstellen.

Pfirsichmixgetränk

Bei empfindlichem Magen und Bauchbeschwerden. Für Muskelaufbau und Gewichtszunahme. Ballaststoffarm und eiweißreich.

- Pfirsiche mit heißem Wasser abbrühen, Schale abziehen und Kern herauslösen. In Viertel schneiden und mit der Buttermilch vermixen.

- Apfel- oder Birnendicksaft und Weizenkeime dazugeben.

Zutaten

$1/8$ l	Buttermilch oder Kefir
100 g	frische Pfirsiche
1 TL	Apfel- oder Birnendicksaft
1 TL	Weizenkeime

E 6 • F 0 • KH 23
kcal 131 • kJ 550

Rezepte

Bananenmixgetränk

Bei empfindlichem Magen und Bauchbeschwerden. Für Muskelaufbau und Gewichtszunahme. Ballaststoffarm und eiweißreich.

Zutaten

$1/8$ l Buttermilch oder Kefir
100 g reife Banane
etwas Zitronenschale

- Banane schälen und mit dem Mixer pürieren.
- Buttermilch oder Kefir und etwas abgeriebene Schale einer unbehandelten Zitrone dazugeben und vermischen.

E 6 • F 0 • KH 26
kcal 135 • kJ 567

Himbeermixgetränk

Zutaten

$1/8$ l Buttermilch oder Kefir
100 g frische Himbeeren
1 TL Ahornsirup
1 TL Zitronensaft

- Alle Zutaten miteinander vermixen.
- Wahlweise können Sie statt der Himbeeren auch Erdbeeren nehmen. Wenn Sie Tiefkühlware verwenden, unbedingt darauf achten, dass die Früchte ungesüßt sind.

E 6 • F 0 • KH 18
kcal 105 • kJ 441

Johannisbeermixgetränk

Zutaten

$1/8$ l Buttermilch
100 ml Schwarzer Johannisbeersaft

- Buttermilch und Johannisbeersaft gut miteinander vermischen.

E 5 • F 0 • KH 19
kcal 102 • kJ 428

Milchgetränke ▶

Diät-Kurmolke

Damit der Eiweißhaushalt stimmt

Molke fällt bei der Käseherstellung an. Sie ist arm an Kalorien, praktisch fett- und cholesterinfrei, jedoch reich an biologisch aktiven Substanzen. Ernährungsphysiologisch wertvollste Bestandteile sind höchstwertige Albumin- und Globulinproteine (Eiweiß), wasserlösliche Milchvitamine, Mineralstoffe, Spurenelemente, Milchzucker und Milchsäure.

Die Wirkung der Molke, beispielsweise bei Gicht und Leberleiden, vor allem auch in Verbindung mit bestimmten Arzneikräutern, hatte man bereits in der Antike erkannt. Richtige, medizinisch überwachte Kuren wurden schon damals durchgeführt. Vom 17. bis Anfang des 20. Jahrhunderts waren Molke-Kuren auch in ganz Europa weit verbreitet.

im Eiweiß- bzw. Stickstoffgleichgewicht zu halten.

Kurmolke kann sehr gut mit naturreinen Heilpflanzensäften gemischt werden.

Bei Milchunverträglichkeit erreichen Sie die gleiche Wirkung mit milchsauer vergorenen Säften, mehr dazu lesen Sie auf Seite 56. Nehmen Sie dann beispielsweise 150 ml Karottenmost, gemischt mit 1 EL Weizeneiweiß Glidine oder Vollsojamehl.

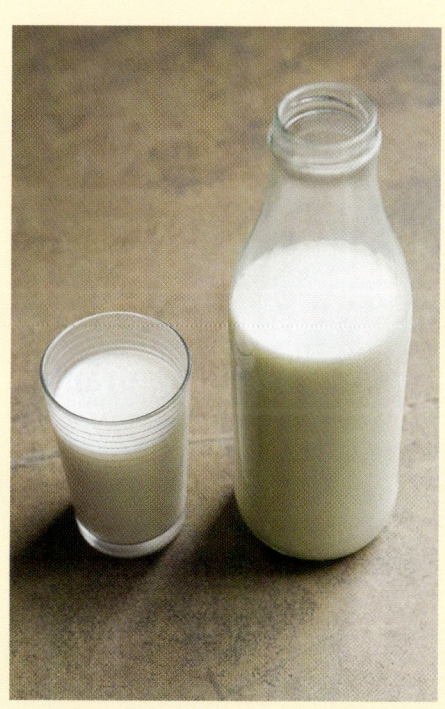

Rechtsdrehende L(+)-Milchsäure

Seit einiger Zeit gibt es Diät-Kurmolke. Ihre besonderen Vorteile liegen darin, dass der Milchsäureanteil praktisch ausschließlich aus der rechtsdrehenden L(+)-Milchsäure besteht und eine Anreicherung mit den Milchproteinen Albumin-Globulin auf ungefähr 30 Gramm je Liter erfolgt. »Normale« Molke hat einen Eiweißgehalt von etwa 8 Gramm pro Liter. Bei der hohen biologischen Wertigkeit des Molkeeiweißes – höher als die von Volleiprotein – bedeutet dies, dass nur geringe Mengen notwendig sind, um den menschlichen Organismus

Rezepte

Joghurt-Orangen oder -Mango-Mix

Zutaten

- 1 Becher Bioghurt
- 150 ml Saft einer Orange
- 1 TL Honig

E 7 • F 0 • KH 24
kcal 136 • kJ 571

- Für den Orangen-Mix Orange auspressen.
- Orangensaft, Bioghurt und Honig gut miteinander verrühren.
- Variante: Je nach Belieben tauschen Sie den Orangensaft durch 2 EL Mango-Vollfrucht und lassen den Honig weg.

Joghurt-Heidelbeer-Vollfrucht-Mix

Zutaten

- 1 Becher Bioghurt
- 2 EL Heidelbeer-Vollfrucht
- 1 TL Zitronensaft
- 1 TL Honig

E 7 • F 0 • KH 18
kcal 100 • kJ 420

- Bioghurt, Heidelbeer-Vollfrucht, Zitronensaft und Honig gut miteinander verquirlen.

Joghurt-Bananen-Mix

Zutaten

- 1 Becher Bioghurt
- 100 g Banane
- 1 EL Wildfrucht Sanddorn Tropic
- 1 TL Zitronensaft
- 1 TL Weizenkeime

E 9 • F 0 • KH 35
kcal 185 • kJ 777

- Banane mit der Gabel zerdrücken und mit Zitronensaft beträufeln.
- Bananenpüree mit Bioghurt und den übrigen Zutaten vermixen.

Teegetränke

Der Gesunde soll pro Tag 1½ bis 2 Liter Flüssigkeit trinken. Als Faustregel rechnet man 30 ml Flüssigkeit pro Kilogramm Körpergewicht. Erst recht gilt dies für den Krebsgefährdeten oder den Krebskranken. Denn eine ausreichende Flüssigkeitsaufnahme hilft dem Organismus Schlackenstoffe, Giftstoffe oder Umweltgifte auszuscheiden. Die Leber wird durch das Trinken zur Entgiftung angeregt und die Nieren können Harnstoffe besser ausscheiden. Bei guter Verträglichkeit oder nach ärztlicher Empfehlung kann auch leicht fermentierter schwarzer Tee getrunken werden.

Teevielfalt

Grüner Tee wird genau wie schwarzer Tee aus den jungen Trieben des Teestrauchs gewonnen. Die Blätter werden nicht fermentiert, sondern mit heißem Dampf behandelt. Grüner Tee wirkt sanft anregend, vielfältig gesundheitsfördernd, antioxidativ, als Radikalenfänger und schützt vor Krebs und Arteriosklerose.

Einen sehr feinen, milden Geschmack hat beispielsweise grüner Roibuschtee, der sich gut als Heiß- und Kaltgetränk eignet. Roibusch enthält Vitamin C, Mineralstoffe und Spurenelemente. In Südamerika ist Mate-Tee das Volksgetränk Nummer eins. Grüner Mate-Tee besitzt nicht nur eine leicht anregende Wirkung, sondern kann durch seine vielfältigen Inhaltsstoffe, vor allem den hohen Gehalt an sekundären Pflanzenstoffen, auch unsere Gesundheit fördern.

Generelle Zubereitung

1–2 TL Tee mit $^1/_4$ l kochendem Wasser überbrühen und 5–10 Minuten ziehen lassen, dann abgießen. Tee können Sie immer mit etwas Honig, Ursüße, Vollzucker, Birnen- oder Apfeldicksaft süßen, nach Belieben mit Zitrone würzen oder manche Sorten auch mit Milch genießen.

Heilpflanzentees

Heilpflanzentees sind immer wie leichte Arzneimittel zu betrachten und sollten daher niemals ständig, sondern stets im Wechsel mit anderen Getränken getrunken werden. Zu beachten ist hier auch, dass sie nicht zu lange gelagert werden. Beste Qualität erhalten Sie in der Apotheke, im Reformhaus und im Naturkost- oder Teeladen.

Rezepte

Milde Heiltees
Eine Reihe von sehr milden Heiltees hat sich gut bei Erkrankungen bewährt. So schaffen Kamillenblütentee, Fencheltee und Kümmeltee Linderung bei Magen- und Darmbeschwerden. Ebenso Fencheltee, der zudem noch eine entblähende und entgiftende Wirkung besitzt. Pfefferminztee hilft in der Regel bei Übelkeit. Fagorutin oder Buchweizentee sorgt für eine gute Durchblutung und Anserine, das Gänsefingerkraut, entkrampft dem Darm und die Niere.

Bitter-aromatische Heiltees
Andere Heiltees zeichnen sich besonders durch ihren bitter-aromatischen Geschmack aus. Hierzu gehören beispielsweise Tausendgüldenkraut-, Kalmus- und Wermuttee, die appetitanregend wirken, indem sie Magen und Darm zu einer erhöhten Produktion von Verdauungssäften anregen. Grüner Hafertee schafft Linderung bei Nervosität und Erschöpfung. Löwenzahntee reinigt das Blut und regt den Leberstoffwechsel an. Brennnesseltee wirkt blutreinigend und ausschwemmend. Lindenblüten-, Holunder- und Fliedertee stärken die körpereigenen Abwehrkräfte. Und Lavendelblütentee hat sich als zarter Schlaftee überaus bewährt.

Einen detaillierten Überblick über die vielfältige Wirkung einzelner Teesorten zeigt die »Heilpflanzen-Hausapotheke nach Apotheker Pahlow« auf S. 250.

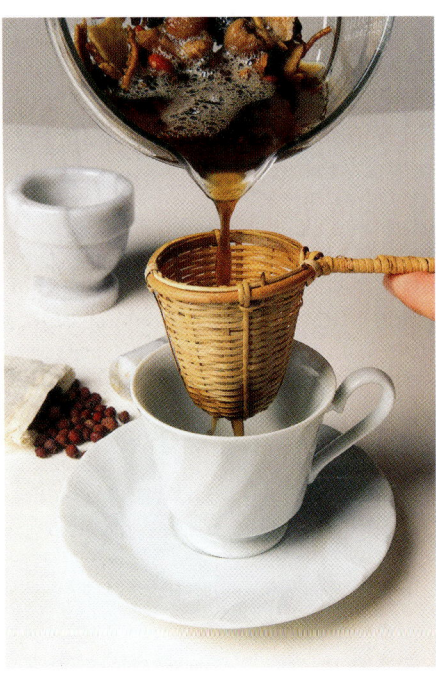

Tee – eine Quelle der Gesundheit

Leinsamentee

- Leinsamentee mit ¼ l kochendem Wasser übergießen, unter gelegentlichem Umrühren 10 Minuten ziehen lassen, dann absieben.

- Die sich entwickelnden Schleimstoffe heilen gereizten Magen und Darm.

- Der Tee lässt sich besonders wirkungsvoll mit Kamille mischen.

Zutaten

1–2 TL   Frema Leinsamen Gold, evtl. im Beutel

Basica heiß und kalt

- 1–2 Beutel Basica in ¼ l heißem oder kaltem Wasser auflösen. Sie können auch Basica Instant verwenden. Dann nehmen Sie 2 Messlöffel auf ¼ l Wasser, um das Getränkepulver aufzulösen.

- Egal, ob heiß oder kalt genossen – dieses basische Teegetränk sorgt für einen ausgeglichenen Säure-Basen-Haushalt.

Zutaten

Basica heiß und kalt

Frühstückstee – einmal anders

- Teeblätter zu gleichen Teilen gemischt und mit heißem Wasser übergießen, ziehen lassen.

- Diese Mischung empfiehlt sich gut als Morgengetränk.

- Durch die Zugabe von Hagebuttenfrüchten, Hibiskus, Roter Malve und Pfefferminze lässt sich dieser Genuss geschmacklich noch verbessern.

Zutaten

1 TL   Himbeerblätter
1 TL   Brombeerblätter
1 TL   Erdbeerblätter

SPEZIAL

Rezepte

Heilpflanzen-Apotheke nach Apotheker Pahlow

Heilpflanze (Tee)	Hilft bei
Bärentraube (Blätter) 75 g*	Nieren- und Blasenbeschwerden; zur Desinfektion der ableitenden Harnwege
Blutwurz (Wurzel) 75 g*	Durchfällen verschiedener Ursache; bei Entzündungen am Zahnfleisch, in Mund, Hals und Rachen, als Spül- und Gurgelmittel
Eichenrinde 100 g*	Akuten und chronischen Frostschäden, Hämorrhoiden, Durchfällen; schlecht heilenden Wunden
Heidelbeere (getrocknete Früchte) 75 g*	Durchfällen verschiedener Ursache; besonders für Kinder geeignet bei Entzündungen am Zahnfleisch, in Mund, Hals und Rachen als Spül- und Gurgelmittel
Isländisches Moos 75 g*	Husten, Reizhusten, Verschleimung, Asthma, Staublunge, Lungenemphysem
Kamille (Blüten) 50 g*	Akuten und chronischen Magen- und Darmbeschwerden, Magengeschwüren; Entzündungen am Zahnfleisch, in Mund, Hals und Rachen als Spül- und Gurgelmittel; für Inhalationen, Dampf- und Sitzbäder, zur Wundbehandlung
Linde (Blüten) 50 g*	Erkältungskrankheiten verschiedener Art (besonders zur Vorbeugung), bei Infektionskrankheiten; als Schwitztee
Melisse (Blätter) 50 g*	Nervöser Unruhe, nervösen Herzbeschwerden, nervösen Verdauungsbeschwerden (Magen); Erkältungskrankheiten
Pfefferminze (Blätter) 50 g*	Übelkeit; Erbrechen; Magen-, Darm-, Galle- und Leberbeschwerden
Tausendgüldenkraut (Kraut) 50 g*	Appetitlosigkeit, Magen- und Darmbeschwerden durch mangelnde Saftproduktion; bei unruhiger Steingalle
Thymian (Kraut) 50 g*	Husten, Krampfhusten (auch Keuchhusten, Bronchitis; Magen- und Darmbeschwerden
Weißdorn (Blüten und Blätter) 50 g*	Hetze, Herzschwäche, Überanstrengung; Altersbeschwerden

* Höchstmenge bei Vorratseinkauf

Teegetränke

...bereitung	Dosierung
...gehäuften TL Blätter pro Tasse mit kaltem Wasser ...nsetzen, nach 8 bis 12 Stunden abseihen, trink-...arm erhitzen	3- bis 5-mal täglich 1 Tasse Tee trinken, der jeweils eine große Messerspitze voll Natron beigegeben wird
...TL Wurzeln pro Tasse mit kaltem Wasser übergie-...en, zum Sieden erhitzen, etwa 15 Minuten kochen, ...bseihen	Innerlich: 2 bis 3 Tassen Tee pro Tag; zum Gurgeln und Spülen 3- bis 5-mal täglich anwenden
...TL voll Rinde mit $1/4$ Liter Wasser übergießen, ...um Sieden bringen, 3 bis 5 Minuten lang kochen, ...bseihen	Innerlich: 1 bis 2 Tassen Tee pro Tag. Äußerlich: für Umschläge lauwarm verwenden
...gehäufte EL getrocknete Heidelbeeren pro $1/2$ ...ter; mit kaltem Wasser übergießen, zum Sieden ...ringen, etwa 10 Minuten kochen, abseihen	Säuglinge mehrmals täglich 1 bis 2 TL voll, Kinder und Erwachsene 1 bis 2 EL voll; zum Gurgeln und Spülen 2 EL für 1 Glas Wasser, 3- bis 5-mal täglich
...TL Blätter pro Tasse mit siedendem Wasser über-...eßen, 10 Minuten ziehen lassen, abseihen	3-mal täglich 1 Tasse Tee trinken, mit Honig süßen (Ausnahme Diabetiker!)
...bis 2 TL Blätter pro Tasse mit sprudelndem ...asser übergießen, 10 Minuten ziehen lassen, ...bseihen	3-mal täglich 1 Tasse Tee trinken; zum Gurgeln mehrmals täglich anwenden, Rollkur bei Magenschleimhautentzündung 2-mal täglich
...gehäuften TL Blüten pro Tasse mit kochendem ...asser übergießen, 10 Minuten ziehen lassen, ...bseihen. Als Schwitztee die doppelte Menge ...indenblüten nehmen	Bei Erkältungen 2- bis 3-mal täglich 1 Tasse Tee trinken, mit Honig gesüßt (Ausnahme Diabetiker!), als Schwitztee bei Bedarf 2 Tassen Tee sehr heiß trinken
...bis 2 TL Blätter pro Tasse mit kochendem Wasser ...bergießen, 10 Minuten ziehen lasen, abseihen	Bei Bedarf oder 3-mal täglich 1 Tasse Tee trinken; auch am Abend als Einschlafhilfe geeignet
...bis 2 TL Blätter pro Tasse mit kochendem Wasser ...bergießen, 10 Minuten ziehen lasen, abseihen	Bei Bedarf oder 3-mal täglich 1 Tasse Tee trinken
...TL Kraut pro Tasse mit kaltem Wasser ansetzen, ...Stunden ziehen lassen, abseihen, trinkwarm ...hitzen	Bei Bedarf 1 Tasse Tee gut warm und schluckweise trinken. Gegen Appetitlosigkeit $1/2$ Stunde vor den Mahlzeiten einige Schlucke
...TL Kraut pro Tasse mit kaltem Wasser übergießen, ...gedeckt zum Sieden erhitzen, abseihen	3-mal täglich 1 Tasse Tee mit Honig gesüßt trinken. Ausnahme: Diabetiker und bei Magen- und Darmbeschwerden nicht süßen
...bis 2 TL pro Tasse mit kochendem Wasser über-...eßen, 10 Minuten ausziehen	2- bis 3-mal täglich eine Tasse Tee trinken

SPEZIAL

Rezepte

Wohl erprobte Abendtee-Mischung

▎ Teemischung in der Apotheke mischen lassen.

▎ 1-2 TL der Teemischung mit kochendem Wasser übergießen und 10 Minuten ziehen lassen, abgießen.

▎ Gut für den Magen-Darm-Trakt, hilft gut gegen Blähungen, wirkt entkrampfend und nervenberuhigend. Mischung nach R.F. Weiß.

Zutaten

3 EL   Gänsefingerkraut
3 TL   Kamille
1 EL   Löwenzahn
1 EL   Fenchel
1 TL   Schafgarbe

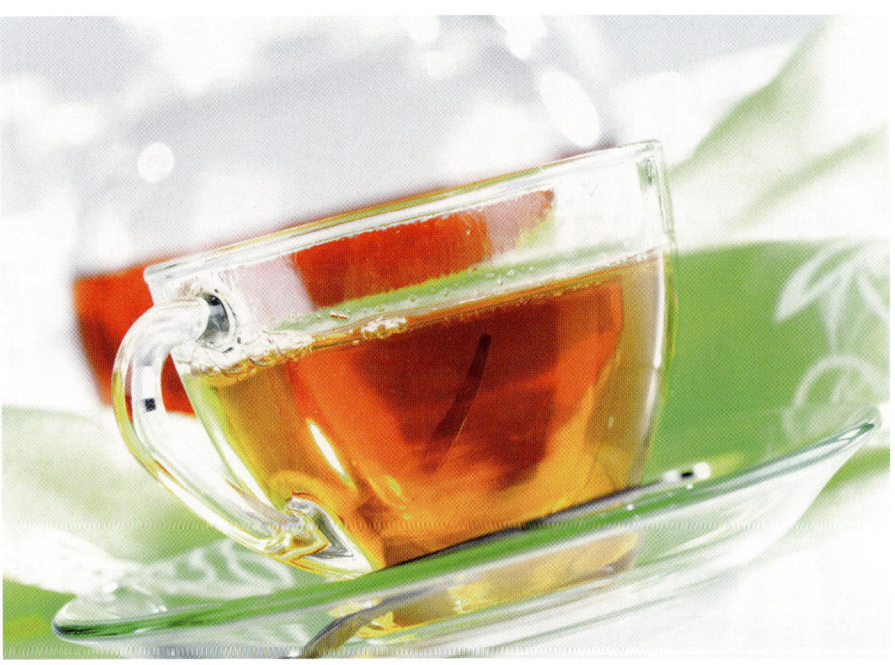

Ernährungscheck ▶

Essen Sie gesund?

Eine Krebserkrankung können Sie durch Ihre Lebensform und Ihre Ernährung beeinflussen. Durch gesundes, genussvolles Essen und Trinken, Bewegung und Entspannung aktivieren Sie die Selbstheilungskräfte Ihres Körpers. Auf diese Weise verbessern sich Lebensqualität und Lebensfreude und Sie machen sich Mut, der Krankheit zu begegnen.

Prüfen Sie anhand dieses Ernährungschecks Ihr persönliches Essverhalten und finden Sie – falls dies erforderlich ist – mithilfe dieses Buches einen Weg zur Umstellung und Verbesserung Ihrer Gewohnheiten.

		Punkte
1.	**Wann und wie essen Sie?**	
a)	Während der Arbeit, neben dem Zeitunglesen, beim Fernsehen	0
b)	Wenn Sie der Hunger überkommt, Snack nach Bedarf	4
c)	In ruhiger, angenehmer Atmosphäre – morgens, mittags und abends	10
2.	**Was frühstücken Sie?**	
a)	Gar nicht	0
b)	Buttersemmel mit Honig, Marmelade, Wurst und Kaffee	2
c)	Porridge, Vollkornbrot mit Quark oder Käse, Tee nach Wahl	8
d)	Obstsalat mit Dinkel- oder Hirseflocken, Leinsamen oder Haferkleie und Bioghurt, Tee nach Wahl	10
3.	**Wie ernähren Sie sich über den Tag?**	
a)	Sie essen regelmäßig Fast Food.	0
b)	Sie essen Fast Food und/oder regelmäßig in der Kantine.	4
c)	Sie essen oft Fast Food, aber auch Salate und Obst zwischendurch.	6
d)	Sie kochen hauptsächlich oder werden bekocht im Sinne einer gesundheitsbewussten Ernährung.	10
4.	**Was essen Sie?**	
a)	Fleisch täglich, wenig Gemüse oder Rohkost	0
b)	Nicht täglich Fleisch, Fisch 2-mal wöchentlich, regelmäßig Gemüse und Salat	8
c)	Betont vegetarische Gerichte, Rohkost, Frischkost, Gemüse – zubereitet mit hochwertigem Öl	10

Ernährungscheck

TEST

	Punkte
5. Wie oft verwenden Sie hochwertiges kalt gepresstes Oliven-, Raps-, Lein-, Walnuss- oder Weizenkeimöl?	
a) Nie	0
b) Gelegentlich	4
c) Häufig	7
d) Regelmäßig	10
6. Wie bereiten Sie Ihre Speisen zu?	
a) Sie braten mit viel Fett scharf an oder frittieren Kartoffeln, Gemüse und Fleisch?	2
b) Sie erhitzen weniger, braten sparsam mit Fett und nutzen hochwertige Fette?	6
c) Sie bereiten alles frisch und schonend zu, dünsten Gemüse nur kurz und mit wenig Wasser, garen Fleisch in Folie ohne Fett	10
7. Ist Ihre Ernährung ausgewogen? Essen Sie mit Appetit und Freude?	
a) Sie kaufen Fertiggerichte aus der Dose und wärmen Reste erneut auf.	0
b) Sie kaufen Fertig- und Tiefkühlgerichte, ergänzen diese mit frischem Salat oder Kräutern.	5
c) Sie wählen die besten frischen Lebensmittel, natürlich gewachsen und möglichst wenig behandelt, essen Pellkartoffeln vor Bratkartoffeln und öfter auch Soja oder Tofu.	10
8. Wie wichtig sind für Sie Obst, Salate und Gemüse roh und gekocht? Wie häufig verwenden Sie diese?	
a) Gelegentlich	2
b) Täglich 1- bis 2-mal	5
c) Täglich mehrmals, 3- bis 6-mal	10
9. Essen Sie, falls bekömmlich, auch Hülsenfrüchte? Wie bereiten Sie diese zu?	
a) Ess ich so gut wie nie.	0
b) Sie kochen Hülsenfrüchte, ohne sie einzuweichen.	3
c) Sie weichen sie kurz ein, kochen sie kurz auf und lassen sie bei sanfter Hitze weich werden.	8
d) Sie weichen Hülsenfrüchte über Nacht ein, lassen sie nach dem Garen eine Stunde nachquellen.	10

Ernährungscheck

	Punkte
10. Wie wichtig ist für Sie die Qualität unserer Lebensmittel?	
a) Qualität ist nicht wichtig, Hauptsache der Preis stimmt.	0
b) Ich achte auf möglichst frische Markenprodukte.	6
c) Ich achte auf frische Qualität, wenn möglich aus kontrolliert-biologischem Anbau, und bereite frisch zu.	10
11. Naschen Sie oft Süßes?	
a) Häufig Eis, Pudding, sonstige Süßspeisen und Schokoriegel	2
b) Hochwertige Früchteriegel, eventuell Bitterschokolade ab 70 % Kakaomasse	6
c) Nur natursüße Ananas, Mangos, Papayas, Bananen, frisches Obst der Saison oder Trockenfrüchte ohne Schwefel und Zucker	10

Auswertung

6 bis 40 Punkte
Der Alltag macht es Ihnen schwer, sich regelmäßig bewusst und kontrolliert zu ernähren. In diesem Buch finden Sie die notwendigen Anregungen neben vielen Hinweisen und Tipps, wie Sie ansetzen können, um Ihr »ungesundes« Essverhalten in eine positive Richtung zu verändern.

40 bis 80 Punkte
Sie haben bereits eine gute Basis geschaffen. Der Weg zu einer gesunden Ernährung ist gut vorbereitet. Jedoch sind Sie nicht ganz gefeit gegen herkömmliche und süße Verführungen. Sie tun zwar schon einiges für Ihren Stoffwechsel und Ihr Immunsystem, mit ein paar kleinen Schritten ließe sich dies noch fördern.

80 bis 110 Punkte
Ihre Lebensweise steht auf festen Säulen. Sie können mit sich zufrieden sein, denn Ihnen sind positive Ernährungsgrundsätze vertraut. Durch die für Sie richtige Ernährung verbessern Sie Ihr Wohlbefinden und tragen auf diese Weise selbst viel zu Ihrer Behandlung bei.

Anhang

Adressen – zur Information, Beratung und Therapie

Gesellschaft für Biologische Krebsabwehr e. V.
Hauptstraße 44
D-69117 Heidelberg
Tel. 06221/13802-0,
Internet: www.biokrebs.de

Mit Arbeitskreisen/Beratungsstellen in Hamburg, Berlin, Dresden, Chemnitz, Nordrhein Erkrath, Wiesbaden und München. Bei der GfBK erhalten Sie Infos und Broschüren zu ganzheitlichen Therapien bei Krebs und komplementären (biologischen) Therapien. Es werden Arzt- und Klinik-Adressen genannt. Hilfen bei der Kostenerstattung.

Krebsinformationsdienst Heidelberg (KiD)
Deutsches Krebsforschungszentrum
Tumorzentrum Heidelberg/Mannheim
Im Neuenheimer Feld 280
D-69120 Heidelberg
Büro: Tel. 06221/422890,
Internet: www.krebsinformation.de

Infodienst für krebsbezogene Anfragen: unter 0800-4203040 (Anrufe aus dem deutschen Festnetz sind gebührenfrei).

Deutsche Krebshilfe
Buschstraße 32
D-53113 Bonn
Tel. 0228/72990-0,
Internet: www.krebshilfe.de

Info- und Beratungsdienst unter
Tel. 0228/72990-95

Berät zu sozialen Fragen und psychosozialer Nachbetreuung, vermittelt Selbsthilfegruppen und hat Informationsbroschüren über Behandlung, Vorsorge und Nachsorge.

Deutsche Krebsgesellschaft e. V.
Steinlestraße 6
D-60596 Frankfurt/Main
Tel. 069/630096-0,
Internet: www.krebsgesellschaft.de

Mit Stellen in Berlin, Stuttgart, Potsdam, Bremen, Hamburg, Marburg, Schwerin, Hannover, Düsseldorf und Koblenz.

Bayerische Krebsgesellschaft
Nymphenburger Straße 21a,
D-80335 München
Tel. 089/548840-, -45 und -46,
Internet: www.bayerische-krebsgesellschaft.de

Berät zu sozialen Fragen und zur psychosozialen Nachbetreuung, vermittelt Selbsthilfegruppen und hat Informationsbroschüren zur Behandlung, Vorsorge und Nachsorge.

Deutsche ILCO e.V.
(Deutsche Ileostomie-Colostomie-Urostomie-Vereinigung)
Thomas-Mann-Straße 40
D-53111 Bonn
Tel. 0228/338894-50,
Internet: www.ilco.de

Adressen – zur Information, Beratung und Therapie

Die ILCO hilft Menschen mit künstlichem Darmausgang oder künstlicher Harnableitung. 280 Selbsthilfegruppen im gesamten Bundesgebiet vermitteln Erfahrungsaustausch, Rat und Vorträge, Zeitschrift »ILCO-Praxis«.

Nationale Kontakt- und Informationsstelle zur Anregung und Unterstützung von Selbsthilfegruppen (NAKOS)
Wilmersdorfer Straße 39
D-10627 Berlin
Tel. 0 30/31 01 89 60,
Internet: www.nakos.de

Österreichische Krebshilfe-Krebsgesellschaft
Wolfengasse 4
A-1010 Wien
Tel. 00 43/01/7 96 64 50,
Internet: www.krebshilfe.net

Schweizerische Krebsliga
Effinger Straße 40
CH-3001 Bern
Telefon 08 00 11 88 11
Internet: www.krebsforum.ch

Arbeitsgemeinschaft Ökologischer Landbau – anerkannte Verbände der ökologischen Landwirtschaft in Deutschland

Demeter Marktforum e.V.
Brandschneise 7
D-64295 Darmstadt
Tel. 0 61 55/84 69-0,
Internet: www.demeter.de

Bioland-Verband für organisch-biologischen Landbau e.V.
Kaiserstraße 18
D-55116 Mainz
Tel. 0 61 31/2 39 79-12,
Internet: www.bioland.de

Naturland – Verband für naturgemäßen Landbau e.V.
Kleinhaderner Weg 1
D-82166 Gräfelfing
Tel. 0 89/89 80 82-70,
Internet: www.naturland.de

Gäa e.V. – Vereinigung ökologischer Landbau
Arndtstraße 11
D-01099 Dresden
Tel. 03 51/4 01 23 89,
Internet: www.gaea.de

Arbeitsgemeinschaft Ökologischer Landbau e.V.
D-73728 Esslingen
Tel. 07 11/55 09 39 69
Internet: www.organic-europe.net

Bundesverband Ökologischer Weinbau e.V. (BÖW)
Wormser Straße 162
D-55276 Oppenheim
Tel. 0 61 33/16 40,
Internet: www.ecovin.de

Anhang

Literatur

Aign/Elmadfa/Fritzsche: GU Kompass Nährwerte. Gräfe und Unzer Verlag München.

Aign/Elmadfa/Fritzsche/Muskat: Die große GU Nährwert-Kalorien-Tabelle, Neuausgabe 2006/07. Gräfe und Unzer Verlag München.

Biesalski/Kasper: Ernährungsmedizin. Thieme Verlag, Stuttgart, 3., überarbeitete und erweiterte Auflage, 2004.

Delbrück: Ernährung für Krebserkrankte, Rat und Hilfe für Betroffene und Angehörige. W. Kohlhammer Verlag, 2. Auflage, 2006.

DGE: Ernährungsbericht 2004. Deutsche Gesellschaft für Ernährung.

Koerber/Männle/Leitzmann: Vollwert-Ernährung, Konzeption einer zeitgemäßen und nachhaltigen Ernährungsweise. Karl F. Haug Verlag, 10. vollständig neu bearbeitete Auflage, 2004.

Watzl/Leitzmann: Bioaktive Substanzen in Lebensmitteln. Hippokrates 2005, 3. unv. Auflage.

Nöcker: Das große Buch der Sprossen und Keime. Heyne Verlag

Oberbeil/Dr. Lentz: Obst und Gemüse als Medizin, Südwest Verlag, 9. Auflage, 2006.

Souci/Fachmann/Kraut: Die Lebensmitteltabelle für die Praxis, WVG, Stuttgart.

Broschüren
Bundesministerium für Gesundheit: Gesamtprogramm zur Krebsbekämpfung – Krebs in Deutschland – Häufigkeiten und Trend.

Deutsche Krebshilfe: Ernährung bei Krebs, Ratgeber nicht nur für Betroffene.

Deutsche Krebshilfe: Wertvoll. Gesunde Ernährung, Präventionsratgeber.

Deutsches Institut für Ernährungsforschung (DIFE), Potsdam – Rehbrücke: Krebsprävention durch Ernährung.

Gesellschaft für biologische Krebsabwehr: Ernährung und Krebs.

Zentralverband der Ärzte für Naturheilverfahren e.V. (ZÄN): Ratgeber Krebserkrankungen, Reform-Verlag.

Zentralverband der Ärzte für Naturheilverfahren e.V. (ZÄN): Ratgeber Vitamine und Mineralstoffe, Reform-Verlag.

Zeitschrift »Signal – Leben mit Krebs«, Karl F. Haug Verlag.

Stichwortregister

Aflatoxine 16
Alkohol 16 ff., 39, 50, 77, 79, 107
Aminosäuren 44, 70 ff., 73
Antioxidanzien 14, 31 ff., 36, 82
Apfelessig 68, 94
Appetitlosigkeit 47, 81, 83, 93, 95 ff.
Astronautenkost 97 ff.
Aufstoßen 38

Bakterien 13, 54 ff.
Ballaststoffe 16, 27, 33, 35, 38, 43, 56 ff., 68 ff., 94
Basenspender 58
Bauchspeicheldrüse 15, 37, 89 ff.
Bauchspeicheldrüsenkrebs 18, 77, 89
Bekömmlichkeit 40, 46, 63 ff., 69 ff., 90 ff.
Benzpyrene 16, 30
Bestrahlung 15, 72, 74 ff., 81 ff., 85 ff., 94, 96
Betacarotin 31 ff, 34, 37, 72
Blähungen 16, 38, 56, 71, 86 ff., 89, 95
Blutzucker 21, 53, 55, 57, 90
Brustkrebs 17 ff., 36, 76 ff., 80

Carotinoide 8, 36, 52, 54
Chemotherapie 15, 74 ff., 79, 81 ff., 86, 94
Cholesterin 21, 53, 57, 68

Darm 14 ff., 27, 87 ff., 92 ff.
Darmausgang, künstlicher 91
Darmbakterien 15 ff., 27, 43, 56, 68, 95 ff.
Darmkrebs 16, 18, 25, 36, 86 ff.

Darmschleimhaut 14 ff., 18, 27, 37, 84
Dickdarmkrebs 36, 52, 54
Durchfall 81 ff., 84, 86 ff., 95 ff.

Eisen 53, 71, 89, 102, 104
Eiweiß 40, 44 ff., 65, 69 ff., 71, 97 ff., 106
Eiweißmangel 25, 101 ff.
Energiebedarf 40, 42
Entgiftung 17, 21, 68, 79
Entgiftungsorgan 29, 38, 90
Enzyme 13, 17, 37, 53, 69, 71
Ernährung
 - ballaststoffarm 18, 21, 84
 - ballaststoffreich 31, 44, 56, 92 ff.
 - laktovegetabile 7, 102 ff., 106
Ernährungsumstellung 7, 62 ff., 85, 88

Fasten 24, 80, 97
Fast Food 20, 27, 73, 105
Fette 29 ff., 40, 46 ff., 58, 60 ff., 65 ff., 97
 - MCT-Fette 47, 60, 90
Fettsäuren 46 ff., 98
 - gesättigte 29, 47 ff.
 - ungesättigte 48 ff., 70
Flavonoide 8, 36, 55
Flüssigkeitsverlust 39, 96
Folsäure 70, 89
Formuladiät 70, 72, 98 ff.

Gallensäure 46 ff., 52, 57, 68
Gebärmutterkrebs 36
Gebärmutterhalskrebs 19, 52
Geschmacksstörungen 86, 93
Gewichtsabnahme 87, 96 ff., 99, 101

Glukose 42, 78
Glucosinolate 36, 55

Haarausfall 81
Harnblasenkrebs 18
Haut 12, 52, 81
Hautkrebs 13, 52
Hefe 44, 49, 60, 65 ff., 70, 92
Heilfasten 21, 103
Heilfastenplan 22 ff.

Immunsystem 14 ff., 19, 36, 52 ff., 70, 79 ff., 101 ff.
Infusionstherapie 83, 96

Kalium 52 ff., 101
Kalorien 25 ff., 40, 96 ff., 106
Kalzium 25, 52, 71, 80, 89
Karzinogene 16, 18
Kauen 38, 63, 85, 92, 105
Keimlinge 68 ff.
Koffein 50, 57 ff., 78
Kohlenhydrate 26, 40, 42 ff., 65
Konservierungsstoffe 73
Krebsdiäten 78, 100 ff.
Krebsentstehung 12 ff., 16 ff., 30 ff., 53 ff., 77
Krebsrisiko 12 ff., 16 ff., 30 ff., 51 ff., 72, 76, 106
Krebszellen 12, 14, 78 ff.

Laktose-Unverträglichkeit 56, 71
Landwirtschaft, biologische 28, 30, 50, 56, 69
Lebensmittel, milchsauer vergoren 55 ff., 64, 71, 95
 - gentechnisch manipulierte 73
 - bestrahlte 13, 73
Leber 14, 52, 70 ff., 91
Leberkrebs 13, 18, 36, 90

Stichwortverzeichnis

Lecithin 46, 71, 98
Lungenkrebs 72, 77

Magenkrebs 16, 18, 30, 36, 52, 76 ff., 87 ff., 90
Magensäure 37, 78, 87
Magnesium 52 ff., 70
Mangelzustände 25, 72, 101 ff.
Metastasen 12, 80, 90
Milchsäurebakterien 56
Mineralstoffe 33, 35, 50 ff., 68 ff.
Mineralstoffpräparate 72, 76
Mundtrockenheit 82, 85
Mundschleimhaut 84
Muskelaufbau 25, 82, 106
Muskelschwund 25, 44, 75, 96, 98

Nährstoffe 37, 40, 42 ff., 49 ff., 68 ff.
Nahrungsergänzung 68, 70 ff., 76
Nikotin 15, 57
Nitrosamine 30, 51, 78

Operation 42, 63, 72, 74 ff., 79, 87 ff., 91

Pflanzenstoffe, sekundäre 32 ff., 35 ff., 53 ff.
Phytosterine 36, 46, 54
Prostatakrebs 86
Proteine siehe Eiweiß
Protease Inhibitoren 55
Provitamin A 46, 52

Radikale, freie 13, 14, 31, 51, 53 ff., 56
Radikalenfänger 53, 69, 71

Rohkost 30, 62, 64, 67, 92, 103
Rückfallrisiko 20, 75 ff., 78, 106

Sättigungsgefühl 21, 26 ff., 37 ff., 46
Saponine 36, 54
Säure-Basen-Haushalt 42, 57 ff., 71
Säurespender 58
Schadstoffe 18, 29, 53, 55
Schluckstörungen 85, 92
Schmerzbekämpfung 94 ff.
Schmerzmittel 94 ff.
Schwächegefühl 75, 83, 87, 101
Selen 31, 33, 35, 51, 53, 68, 70
Sodbrennen 78, 87 ff.
Speiseröhrenkrebs 16, 18, 52, 77, 85 ff.
Sport 19, 77, 81 ff., 98, 106
Spurenelemente 33, 35 ff., 50 ff., 72, 105
Stoffwechsel 21, 42 ff., 50 ff., 58, 62, 70, 102 ff.
Stress 13, 15, 50, 57, 105
Substanzen, bioaktive 25, 32 ff., 36 ff., 46, 50, 56
Sulfide 55

Transfettsäuren 46
Trinken 27, 38 ff., 53, 57, 62, 83 ff., 92 ff., 96

Übelkeit 81, 83 ff.
Übergewicht 18 ff., 26, 29, 31, 46, 76
Übersäuerung 57 ff., 71
Umweltbelastung 13, 16, 57
Umweltgifte 50

Veranlagung 14, 16 ff.
Verdauung 14, 27, 37 ff., 57, 90 ff., 94
Verdauungsstörung 16, 63, 75 ff., 82, 85 ff.
Verstopfung 27, 38, 56 ff., 93 ff.
Vitalstoffe 42, 49, 69 ff.
Vitamine 26, 30 ff., 36, 50 ff., 56, 76, 102 ff.
Vitamin A 31 ff., 42, 51 ff.
Vitamin B 26, 32, 51, 68 ff., 70, 89
Vitamin C 31 ff., 51, 54, 68 ff., 73
Vitamin D 42, 52, 89
Vitamin E 31, 33, 42, 51 ff., 69 ff., 84
Vitamin K 42, 51
Vitamin-Mangel 89
Vitaminpräparate 72
Vitaminverlust 27, 66
Völlegefühl 37, 63, 75, 87, 90
Vollwert 28, 50, 57, 59, 63, 104

Wein 39, 55, 61, 64, 79
Wertigkeit, biologische 25, 44 ff., 60

Zellen 12, 44, 53, 71, 81
Zellschutz 51, 53, 71
Zink 53, 68, 70
Zubereitung, Speisen 30, 45, 59, 66, 75, 92
Zucker 31, 42 ff., 58 ff., 64, 78 ff., 105
Zuckerkrankheit 21, 90

Rezeptregister

Abendtee-Mischung 252
Ananasquarkcreme 228
Ananassalat 224
Apfel, gerieben 222
Apfelsuppe, warm oder kalt 220
Aprikosenkaltschale 219
Aprikosenquarkcreme 229
Auberginen-Tomaten-Gemüse 146
Avocado-Dip 136

Backofen-Kartoffeln 168
Bananenmixgetränk 244
Bananenquarkcreme 226
Basica heiß und kalt 249
Blumenkohlcremesuppe 216
Blumenkohlrohkost mit Alfalfasprossen 132
Bohnengemüse 149
Bohnengemüse, milchsauer 154
Bohnensalat mit Ei 153
Bohnensalat mit Tomate 153
Bohnensalat, weißer 161
Bohnen-Tomaten-Gemüse 150
Bohnen, weiße, mit Tomaten 162
Brokkoli, blanchiert 158
Buchweizengnocchi 204
Buchweizengrütze mit Tomaten 177
Buttermilchkaltschale 221

Chicorée, gratiniert 155
Chicorée mit Ananas und Apfel 124
Chicorée mit Kiwi 124
Chicorée mit Orange 123
Currylinsen mit Ananas 163
Curryreis mit Mandeln oder Pinienkernen 185
Curryreis mit Petersilie 183

Dillkartoffeln 167
Dinkelschrotauflauf mit Gemüse 176

Eichblattsalat mit Tomate 123
Eier, verlorene 209
Eigelb-Quark-Dip 238
Ei im Förmchen 207
Ei in Tomate 208
Endiviengemüse 157
Endiviensalat mit Tomate 122
Erbsen, gedünstet 163
Erdbeerkaltschale 219
Erdbeerquarkcreme 231

Feldsalat 122
Fenchelgemüse 148
Fenchelgemüse pikant 149
Fenchelrohkost 130
Fenchelrohkost mit Orange 130
Fischfilet mit Gemüse 199
Fischfrikassee 200
Fisch, in Wein gedünstet 198
Fisch mit Tomaten 200
Fitness-Kur-Cocktail 118
Fitnesstrunk 112
Fleischklößchen 193
Forelle blau 199
Frikassee, vegetarisches 204
Frühstückstee 249

Geflügelreis 196
Gemüsebrühe 138
Gemüseeintopf, bunter 140
Gemüseeintopf mit Fleisch 191
Gemüseeintopf mit Hirse 140
Gemüse-Kartoffel-Suppe 139
Gemüsereis 184
Gorgonzolaquarkcreme 235
Granatapfel-Muttersaft mit Waldbeeren 120

Grießklößchensuppe 215
Grießsuppe 218
Grünkernrisotto mit Cidrekürbis 177
Gurken-Tomaten-Gemüse 142

Haferbrei (Porridge) 171
Hafer-Drink pikant 116
Haferflockensuppe 213
Haferkleiemüsli 172
Haferschleimsuppe 212
Heidelbeerkaltschale 221
Heidelbeerquarkcreme 228
Himbeeren auf Dattelcreme 231
Himbeerkaltschale 219
Himbeermixgetränk 244
Hirsebrei 178
Hirseflockenauflauf mit Äpfeln 180
Hirseflockenauflauf mit Gemüse 179
Hirseflocken-Quark-Auflauf mit Kirschen 181
Hirseflockensuppe 217
Hirseklöße 179
Hirsemüsli 173
Hirserisotto 178
Hirtencreme 238
Hühnerfrikassee 194

Joghurt-Bananen-Mix 246
Joghurtbecher mit Früchten 232
Joghurt-Heidelbeer-Vollfrucht-Mix 246
Joghurt-Mango-Mix 246
Joghurt-Orangen-Mix 246
Johannisbeerkaltschale, Schwarze 220
Johannisbeermixgetränk 244

261

Rezeptregister

Kakaoquarkcreme 230
Kalbsleber, gegrillt, mit Apfel 196
Kalbsteak mit Ananas 192
Karotten-Apfel-Saft 115
Karottengemüse 139
Karottenmost mit Apfelsaft 117
Karottenmost-Tomaten-Trunk 118
Kartoffelbrei aus Pellkartoffeln 165
Kartoffelbrei aus Salzkartoffeln 166
Kartoffelgratin mit Frühlingszwiebeln 211
Kartoffel-Käse-Auflauf 168
Kartoffelschnee 167
Kartoffel-Sellerie-Nest 169
Kartoffelsuppe mit Kresse 214
Käseauflauf 211
Käsecremesuppe 216
Käseklößchensuppe 217
Käseomelett 209
Käsereisrand 184
Käsetoast mit Ananas 206
Käsetoast mit Tomaten 206
Kirschkaltschale 220
Kohlrabigemüse 145
Kohlrabi-Möhren-Rohkost mit Keimlingen 129
Kopfsalat 122
Kräuterquark 234
Kressesalat 125
Kümmelquark 239

Lammfleisch, gedünstet 197
Lauch, überbacken 146
Leinsamenschleim 113
Leinsamentee 249

Makkaronisalat 190
Mandelmilch 113
Mandelmilch mit Orangensaft 114
Mango-Dessert 223

Möhrenflan mit Kresse- oder Rucolasoße 151
Möhrenrohkost mit Ananas 127
Möhrenrohkost mit Apfel 126
Mokkaquarkcreme 230
Müsli mit gekeimten Getreiden 174
Mungsprossensalat 164
Muttersaft mit Apfelsaft 119
Muttersaft mit Orangensaft 119

Nudelauflauf mit Tomaten 189

Obstreis 186
Obstsalat 223
Obstsalat mit Quark 227
Ofenkartoffel in der Folie 165
Orangenfilets an Mandelmus 225
Orangenquarkcreme 227

Papaya-Dessert 224
Paprika-Gurken-Tomaten-Gemüse 159
Paprikaquark 239
Paprika-Tomaten-Rohkost 132
Petersilienkartoffeln 166
Pfirsichmixgetränk 243
Pizza mit Tomaten 205
Power-Drink 120

Quarkauflauf mit Kirschen 234
Quarkaufstrich, pikant 235
Quarkdip mit Gewürzgurke 237
Quarkdip mit milchsaurem Gemüse 237
Quarkklöße, pikant 233
Quarkklöße, süß 233
Quark-Meerrettich-Aufstrich 236
Quark-Obst-Reis 186

Quark-Remouladensoße 136
Quarksoße 232
Quarktrunk mit Banane 241
Quarktrunk mit Erdbeeren 240
Quarktrunk mit Heidelbeer-Vollfrucht 241
Quarktrunk mit Sanddorn 242
Quarktrunk, pikant 240

Radicchio in Gorgonzolasoße 205
Rehsteak 194
Reisauflauf mit Quark 187
Reis-Grundrezept 182
Reis-Paprika-Salat 185
Rettich-Zucchini-Rohkost 129
Rosenkohlgemüse 158
Rote-Bete-Apfel-Saft 115
Rote-Bete-Gemüse 148
Rote-Bete-Gemüse, milchsauer 154
Rote-Bete-Most mit Apfelsaft 116
Rote-Bete-Rohkost 127
Rote-Bete-Salat, milchsauer 153
Rührei mit Tomaten 208

Salat, gemischt, mit Keimlingen 133
Salatsoße mit Bioghurt 134
Salatsoße mit Buttermilch 135
Salatsoße mit Öl 134
Salatsoße mit Quark 135
Sanddornquarkcreme 229
Sauerkraut mit Ananas 157
Sauerkrautrohkost mit Ananas 131
Sauerkrautrohkost mit Tomate 131
Schnitzel – in der Folie gegart 192
Schollenfilet, gedünstet 201
Schrotbrei 171
Schrotmüsli mit Quark 173

Schwarzwurzelgemüse 145
Sellerie-Apfel-Bananen-
    Rohkost 128
Sellerie-Champignon-Frisch-
    kost 128
Selleriegemüse 141
Selleriegemüse, milchsauer
    154
Selleriemost, gemischt 117
Selleriemost-Tomatensaft 118
Selleriepüree 142
Selleriesalat, herzhaft 152
Selleriesalat mit Ananas 152
Shiitake in Sahnesoße 159
Shiitake-Gericht im Wok 160
Sojawürstchen in Blätterteig
    207
Soßen-Grundrezept 203

Spargelgemüse 144
Spargelsalat, roh 133
Spinat, gehackt 147
Spinat mit Käse 147
Spinatsalat, roh 125
Stangenspargel 143

Tofu, geschnetzelt, mit
    Gemüse 210
Tomaten, gedünstet 143
Tomaten mit Fleischfüllung
    195
Tomatenquarkcreme 235
Tomatenreis 183
Tomatensalat 126
Tomatensoße, roh 203
Tomaten-Spinat-Saft 114
Tomatensuppe 215

Tomaten-Tortellini 190
Top-Vital-Kurdrink plus 242

Vitalmüsli mit Keimlingen 175
Vollkorn-Spaghetti mit
    Basilikum 189

Weizendiätbrei 213
Weizenflockenmüsli 174
Weizenkeim-Müsli 172
Weizenschrotbrei mit Gemüse
    175

Zucchetti mit Tomaten 155
Zucchini mit geröstetem
    Dinkel 156
Zucchini mit Reis gefüllt 141

Impressum

Bibliografische Information
der Deutschen Nationalbibliothek
Die Deutsche Nationalbibliothek verzeichnet diese Publikation in der Deutschen Nationalbibliografie; detaillierte bibliografische Daten sind im Internet über http://dnb.d-nb.de abrufbar.

Programmplanung: Dr. Elvira Weißmann-Orzlowski

Lektorat: Helga Kronthaler

Umschlaggestaltung und Layout:
CYCLUS Visuelle Kommunikation

Bildnachweis:
Umschlagfotos: Stock Food
Fotos im Innenteil: B + S FINNLAND SAUNA, 48249 Dülmen: S. 80; ccvision: S. 4, 10/11, 51 unten, 86, 146; Corbis: S. 248; Dynamic Graphics: S. 72; Fancy Jupiter Images: S. 14, 88, 98, 245; Jupiter Images: S. 39, 76; MEV: S. 20, 78, 252; Photo Alto: S. 28, 101; Photo Disc: S. 18, 25, 38, 41, 47, 62, 82, 114; Isabelle Rozenbaum/Frédéric Cirou/Photo Alto: S. 31, 51 oben, 54, 58, 64, 79, 91, 94, 117, 127, 130, 135, 153, 156, 167, 195, 209, 218; Stock Food: S. 3; Renate Stockinger: S. 70; Fridhelm Volk: S. 5, 44, 66, 108/109

Die abgebildeten Personen haben in keiner Weise etwas mit der Krankheit zu tun.

14., völlig neu bearbeitete Auflage

© 2008 Karl F. Haug Verlag in MVS Medizinverlage Stuttgart GmbH & Co. KG
Oswald-Hesse-Straße 50, 70469 Stuttgart
Internet: www.haug-gesundheit.de

Printed in Germany

Satz: Fotosatz Buck, 84036 Kumhausen
gesetzt in: InDesign CS3
Druck: Westermann Druck Zwickau GmbH, 08058 Zwickau

Gedruckt auf chlorfrei gebleichtem Papier

ISBN 978-3-8304-2264-8   1 2 3 4 5 6

Dank sagen möchten wir:
Auf dem Weg zur Aktualisierung der 14. Auflage Herrn Dr. Irmey für das Geleitwort zu diesem Buch. Des Weiteren der ernährungsmedizinischen Ambulanz, Bereich klinische Diätetik, an der Medizinischen Universitätsklinik und Poliklinik Heidelberg für die ernährungsmedizinische Beratung zu speziellen Fachfragen.

Liebe Leserin, lieber Leser,
hat Ihnen dieses Buch weitergeholfen? Für Anregungen, Kritik, aber auch für Lob sind wir offen. So können wir in Zukunft noch besser auf Ihre Wünsche eingehen. Schreiben Sie uns, denn Ihre Meinung zählt!

Ihr Haug Verlag

E-Mail Leserservice: heike.schmid@medizinverlage.de

Adresse:
Lektorat Haug Verlag, Postfach 30 05 04,
70445 Stuttgart
Fax: 0711 - 8931 - 748

Die Ratschläge und Empfehlungen dieses Buches wurden vom Autor und Verlag nach bestem Wissen und Gewissen erarbeitet und sorgfältig geprüft. Dennoch kann eine Garantie nicht übernommen werden. Eine Haftung des Autors, des Verlages oder seiner Beauftragten für Personen-, Sach- oder Vermögensschäden ist ausgeschlossen.

Geschützte Warennamen (Warenzeichen) werden nicht besonders kenntlich gemacht. Aus dem Fehlen eines solchen Hinweises kann also nicht geschlossen werden, dass es sich um einen freien Warennamen handelt.

Das Werk, einschließlich aller seiner Teile, ist urheberrechtlich geschützt. Jede Verwertung außerhalb der engen Grenzen des Urheberrechtsgesetzes ist ohne Zustimmung des Verlages unzulässig und strafbar. Das gilt insbesondere für Vervielfältigungen, Übersetzungen, Mikroverfilmungen und die Einspeicherung und Verarbeitung in elektronischen Systemen.